U0214243

高等医药院校创新教材

供医学影像技术及相关专业使用

# 医学影像检查技术

**主　编**　刘宗彬　刘海洋

**副主编**　曹　阳

**编　委**（按姓氏汉语拼音排序）

　　　　　敖开忠　襄阳市襄州区人民医院
　　　　　曹　阳　白城医学高等专科学校
　　　　　郝　莹　白城医学高等专科学校
　　　　　黄科峰　中国人民解放军第四七七医院
　　　　　焦德琼　白城医学高等专科学校
　　　　　金德昊　延边大学附属医院
　　　　　蓝天明　白城市中心医院
　　　　　李　锋　襄阳市中心医院
　　　　　刘东辉　白城医学高等专科学校
　　　　　刘海洋　襄阳职业技术学院
　　　　　刘洪鹏　白城医学高等专科学校附属医院
　　　　　刘宗彬　白城医学高等专科学校
　　　　　罗凤媛　江西卫生职业学院
　　　　　邵立军　承德市双滦区人民医院
　　　　　王　飞　襄阳职业技术学院
　　　　　王　勇　襄樊市第一人民医院
　　　　　王吉林　通榆县中医院
　　　　　王江涛　襄阳市中心医院
　　　　　吴　丹　江西卫生职业学院
　　　　　杨义耀　襄阳职业技术学院

科学出版社

北　京

## 内 容 简 介

　　医学影像检查技术是医学影像技术专业的核心课程。本教材共七章，包括绪论、X线摄影条件基本知识、X线摄影检查基本知识及基本概念、X线摄影检查基本操作、X线摄影检查技术、CT检查、磁共振成像检查等。本教材的参考学时130学时，理论与实践比为1∶1.2，各学校可根据教学计划适当调整。

　　本教材可供医学影像技术专业使用。

**图书在版编目（CIP）数据**

医学影像检查技术 / 刘宗彬，刘海洋主编.—北京：科学出版社，2017.6
高等医药院校创新教材
ISBN 978-7-03-053038-7

Ⅰ.①医…　Ⅱ.①刘…②刘…　Ⅲ.①影像诊断–高等学校–教材　Ⅳ.①R445

中国版本图书馆CIP数据核字（2017）第118149号

责任编辑：丁海燕 / 责任校对：彭　涛
责任印制：赵　博 / 封面设计：铭轩堂

科 学 出 版 社 出版
北京东黄城根北街16号
邮政编码：100717
http://www.sciencep.com

涿州市般润文化传播有限公司印刷
科学出版社发行　各地新华书店经销
\*

2017年 6 月第 一 版　开本：787×1092　1/16
2024年 7 月第五次印刷　印张：17
字数：403 000
**定价：79.80元**
（如有印装质量问题，我社负责调换）

# 前　言

党的二十大报告指出："人民健康是民族昌盛和国家强盛的重要标志。把保障人民健康放在优先发展的战略位置，完善人民健康促进政策。"贯彻落实党的二十大决策部署，积极推动健康事业发展，离不开人才队伍建设。党的二十大报告指出："培养造就大批德才兼备的高素质人才，是国家和民族长远发展大计。"教材是教学内容的重要载体，是教学的重要依据、培养人才的重要保障。本次教材修订旨在贯彻党的二十大报告精神和党的教育方针，落实立德树人根本任务，坚持为党育人、为国育才。

《医学影像检查技术》是根据 2014 年 8 月科学出版社在贵阳召开的医学影像技术专业教材主编、副主编会议精神编写的。本教材的编写，依据高等职业教育特点，实用技能型人才的培养目标，注重体现职业素质教育特点，注重"三基"（基本理论、基本知识、基本技能），特别强调培养学生的职业技能，并体现"五性"（思想性、科学性、先进性、启发性、适应性）原则，概括来说就是实用性。

医学影像检查技术是医学影像技术专业的核心课程。在教材编写，本着基础知识、基础理论够用、简单易懂，实践技能操作与临床技师无缝对接，参考相应的《放射技师工作质量标准》，着重培养学生的实践技能。在内容上，本教材与该专业其他内容统一规划，避免重复，对一些临床上应用较少或已经被其他检查取代的检查进行适当取舍。

由于医学影像技术本科学生数及专升本人数的增加，图像管理与质量控制内容未列入本教材。本教材参考学时为 130 学时，理论与实践比为 1：1.2，各学校可根据情况适当调整。本教材在编写过程中得到科学出版社的具体指导和帮助，同时也得到相关医院专家和全国医学影像职业技术教育研究会的各位专家的建议和指导，在此一并感谢。

由于编者水平有限，教材难免存在的不足之处，恳请各位读者多提宝贵意见，以便再版时改进。

刘宗彬　刘海洋
2023 年 8 月

# 目　　录

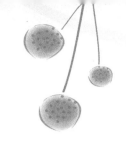

# 概　　论

医学影像检查技术是由多门学科交叉发展而形成的一门边缘学科，它是利用各种成像设备，最大限度地提取人体解剖结构、病理学、生理、生化及代谢信息的影像资料的方法。

医学影像检查技术包括 X 线检查技术、数字 X 线检查技术、CT 检查技术、MRI 检查技术、超声检查技术、影像核医学检查技术。

普通 X 线检查技术：分为普通检查和特殊检查。①普通检查指透视和普通 X 线摄影，适合具有良好的自然对比组织或器官的检查。自 1895 年 11 月伦琴发现 X 线至今，因其操作简便，可多轴位观察被检部位，尤其是观察活动器官的活动情况，结果立即出来及价格低廉而深受基层医院欢迎；但也存在着图像细节不清，图像不能长期保存及辐射较大等缺点，因此临床应用越来越少，目前在一些大型医院已不做为诊断依据，只用于筛查和辅助检查。普通 X 线摄影又称平片，与透视相比，空间分辨力提高，对细节显示较清楚，照片可较长时间保存，用于会诊和对病变动态观察。缺点是一幅照片仅是保留瞬间的影像，与透视具有互补性，可根据情况选用和配套应用。②特殊检查是指特殊摄影可达到某种特殊诊断要求的摄影技术。目前在临床上应用的有高千伏摄影、体层摄影、软 X 线摄影。已淘汰不用的有 X 线记波摄影、荧光缩影、硒静电干板摄影、放大摄影、立体摄影。体层摄影，随着 CT 的发展，应用亦越来越少，国外对数字体层应用有相应的报道，目前国内尚未引入，由于 CT 扫描设备及计算机的快速发展，重建技术应用的便利，国内数字体层摄影发展空间并不大，造影检查是向体内引入造影剂（对比介质）所实施的检查方法，利用对比剂人为地使器官或组织产生密度的差异，适合没有良好自然对比的部位（如胃肠道、血管等），多数对比剂有不良反应，应用时掌握好适应证，并做好急救的准备。

数字 X 线检查技术：包括计算机 X 线摄影（CR）、平板探测器（FPD）成像的数字 X 线摄影（DR）和数字减影血管造影（DSA）。

CT 检查技术：计算机 X 线体层摄影（CT）是英国工程师霍斯费尔德于 1969 年设计成功，1972 年应用于临床。CT 是 X 线束对人体检查部位一定厚度的层面进行扫描。由探测器接受透过该层面的 X 线，转变为可见光后，由光电转换器转变为数字，输入计算机处理，然后重建成解剖图像。1974 年全身 CT 问世；1978 年国内引入 CT，1983 年电子束 CT（EBCT）研制成功；1985 年滑环技术应用于 CT，实现了单方向连续旋转扫描；1989 年螺旋 CT 问世；1993 年双排 CT 问世；1998 年 4 排 CT 问世，每周旋转时间达 0.5 秒；2001 年 16 层 CT 问世；2003 年 64 层 CT 问世，每周旋转时间达 0.33 秒；2005 年双源 CT 问世；2007 年，320 层 CT、256 层 CT、128 层 CT 问世。

随着扫描速度的增快和空间分辨率提高，动态容积扫描能力和心脏冠脉成像功能大大提高，而 CT 灌注成像技术的开发，是 CT 检查技术由单一的形态学诊断向功能性诊断技术发展的重要标志。

MRI 检查技术：1946 年美国哈佛大学的伯塞尔和斯坦福大学的布洛赫各自领导的科研小组独立地发现了磁共振现象并接收到弛豫信号，此后在物理学、化学等方面广泛应用，尤其是对物质结构分析上有较大的贡献，1952 年获得诺贝尔物理奖。此后，达马迪安、劳特布尔、马斯菲尔德等在磁共振成像技术上做出了重要贡献。1977 年世界上第一台 MR 成像装置建成，获取质子密度加权像，1978 年获得头部和腹部的断层图像；1980 年获得了头部矢状位和冠状位图像。近年来随着电子技术、低温技术、超导技术、计算机及成像技术不断发展，场强 1.5T、2.0T、3.0T 相继应用于临床，呼吸门控、心电门控技术的应用扩大了 MRI 检查范围，而磁共振频谱分析（MRS）、磁共振功能成像（fMRI）为临床诊断提供了更多的信息。

除此之外，超声检查技术、核医学检查技术[单光子发射计算机断层成像技术（SPECT）和正电子发射断层成像技术（PET）]都是重要的医学检查技术，这些检查技术与上述各种检查技术共同构成医学影像检查技术体系。

医学影像检查技术是为临床获取有价值的影像信息，这些检查技术各有所长，各有不足，它们相互弥补，选择上遵循简便、安全、费用低廉且能满足诊断需要为原则。技术人员在检查过程中，要严格按照标准进行操作，以获得临床需要的优质图像资料，同时也要在操作过程中对患者表现出人文关怀，提高职业素养，比如语言关心，动作快捷而轻柔，主动做好防护，对患者家属心情给予理解，使患者和家属最大限度地配合，达到检查的目的。

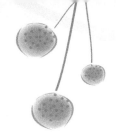

# 第一章　X线摄影条件基本知识

1. 掌握X线感光效应基本概念、影响X线感光效应的主要感光因素；掌握X线摄影条件制订的基础理论知识；掌握优质X线照片的基本标准。

2. 熟悉"自动曝光仪"的应用；熟悉数字化X线摄影CR、DR曝光条件的制订和应用方法。

3. 了解影像噪声的形成因素。

一幅优质合格的X线影像图片，除了严格按照标准人体解剖学要求和X线成像原理设计摄影体位，还需要具备调节最佳的X线摄影条件。

## 第一节　感光效应与其影响因素

感光效应是指X线通过人体被检部位后，使影像接收器系统感应有效的X线信息，并由此产生有价值的影像效果。即X线摄影后的影像效果称为"感光效应"。影像接收器（IR）系统包括透视荧光屏装置、透视影像增强器系统、增感屏与胶片组合装置、IP系统、DR探测器系统等。

感光因素，是指与感光效应有关的因素。可以说：成像过程中所有的环节都是感光因素。无论是模拟X线摄影还是数字X线摄影，还是在暗室进行照片处理，还是用激光打印机及被检体的构造都与感光因素密切相关。

进行X线摄影检查时，X线摄影条件是以指数函数法则为基础理论，即X线束经被检部位不同程度的吸收，透过的不同强度的X线使影像接收器系统（IR）进行"感光"，经过处理用E表示。由于到达影像接收器各个的位置E值都不一样，所以形成影像图片上不同位置的密度值也不尽相同，由此形成临床诊断所需要的影像。X线摄影感光效应与感光因素之间的关系用式（1-1）表示。

$$E = K \cdot \frac{V^n \cdot I \cdot t \cdot S \cdot f \cdot Z}{r^2 \cdot B \cdot D_a} \cdot e^{-\mu d} \qquad （1-1）$$

式中：$V$ 代表管电压（kV）；$n$ 代表管电压指数；$I$ 代表管电流（mA）；$t$ 代表曝光时间；$S$ 代表影像接收器系统的敏感度（X线胶片的感光度、不同探测器的转换率等）；$f$ 代表增感屏的增感率，$Z$ 代表阳极靶物质原子序数；$r$ 代表摄影距离（cm）；$B$ 代表滤线栅曝光量倍数；$D_a$ 代表照射野的面积；$e$ 代表自然对数底（常数）；$\mu$ 代表被检组织X线吸收系数；$d$ 代表被检部位的厚度（cm）；$K$ 代表其余相对固定不变的感光因素（如电源条件、整流方式、X线输出效率、后处理条件等）。

从式（1-1）中我们发现，此公式仅表明"感光效应"与"感光因素"之间的近似关系及影响情况。

由式（1-1）我们发现，影响感光效应的感光因素多而复杂，根据这些因素的变动性，可将其分为两类：即经常变动的因素与相对固定的因素。式中管电压、管电流、曝光时间和摄影距离四个参数是在X线摄影检查过程中，需要随时根据被检者的年龄、体型、生理和病理状况灵活变动的因素；而在一定时期内相对固定的因素，例如增感屏的增感率、滤线栅的曝光量倍数、影像接收器系统的敏感度、阳极靶物质原子序数、电源条件、整流方式、X线机输出效率、后处理条件等。为了方便计算，将相对固定的因素都包含在感光效应公式的K内，又将管电压、管电流、曝光时间和摄影距离这四个感光因素称为狭义上的"X线摄影条件"，又称"曝光参数"。因此，感光效应公式可简化为式（1-2）

$$E = K \cdot \frac{V^n \cdot I \cdot t}{r^2} \qquad (1\text{-}2)$$

在影响感光效应的各种感光因素中，任一因素的变化都将影响感光效应，为保证影像图像效果所需的感光效应不变，在其中一个因素变化后必须相应调整其余参数。

为了获得保证影像效果的感光效应，在X线摄影检查时，影像技师要对被检部位的组织密度类型（如骨骼、肌肉、脂肪和肺等）、组织厚度、病变的病理类型（如增生性、破坏性等）及年龄、体型等情况做出初步判断，再灵活运用曝光参数，即可获得高质量的影像图片。

# 一、管电压与管电流量

在X线检查过程中，管电压代表X线束的穿透能力，不同的管电压决定了被检体吸收X线或透过X线的多少，也就是说决定了影像图像的对比度和层次，可见管电压也是影响光学密度值的重要感光因素。

实验证实，感光效应与管电压的n次方成正比，这一指数函数关系反映了管电压对感光效应的影响程度，同时在摄影检查中起着重要作用。在诊断用X线的能量范围内，n值随着管电压升高而下降，其变化范围在2~6；不用增感屏时，其n值在2以下。由此可见，管电压越高，其产生的X线穿透力越强，影像图片层次越丰富，影像图片信息量就越多，但影像图片对比度相对变小，产生的散射线也增多；反之，管电压越低，其以上影像效果相反。

在模拟X线摄影检查时，影像技师主要是根据临床需要和被检者肢体部位组织、厚薄等因素来选用恰当的管电压（表1-1-1）。另外，对于不同的年龄段、不同的病理情况，也需要在X线摄影时对管电压与管电流量进行恰当地调整（表1-1-2和表1-1-3）。

**表1-1-1　模拟X线摄影各部位管电压选择参考数值**

| 管电压（kV） | 摄影部位 | 管电压（kV） | 摄影部位 |
| --- | --- | --- | --- |
| 25~35 | 乳腺、甲状腺 | 80~120 | 头颅、胸椎、腰椎、腹部 |
| 40~50 | 四肢、肩关节 | 125~150 | 胸部、心脏大血管 |
| 60~70 | 颈椎、乳突、胸部（床边） | | |

**表1-1-2　模拟X线摄影不同年龄段管电压与管电流量选择参考数值**

| 年龄（岁） | 管电压与管电流量占的百分比 | 年龄（岁） | 管电压与管电流量占的百分比 |
| --- | --- | --- | --- |
| 新生儿 | 30 | 8~9 | 70 |
| 1岁以内 | 40 | 10~11 | 80 |
| 2~3 | 50 | 12~14 | 90 |
| 5~4 | 60 | 15~55 | 100 |
| 6~7 | 65 | 55以上 | 因人而异 |

表 1-1-3　　模拟 X 线摄影不同病理情况管电压与管电流量选择参考数值

| 病理情况 | 管电压与管电流量的调整 | 病理情况 | 管电压与管电流量的调整 |
|---|---|---|---|
| 成骨性骨质改变 | 增加 5kV | 溶骨性骨质改变 | 减少 5kV |
| 骨硬化 | 增加 8kV | 骨萎缩 | 减少 30%原管电流量 |
| 脓胸、液气胸、胸腔积液 | 增加 6kV | 骨囊肿 | 减少 5kV |
| 肺实质病变、肺不张 | 增加 5kV | 结核性关节炎、类风湿关节炎 | 减少 5kV |
| 胸廓形成术 | 增加 8kV | 脑积水 | 减少 20%原管电流量 |
| 肺气肿、气胸 | 减少 5kV | 骨质疏松或脱钙病变 | 减少 25%原管电流量 |

管电流量（单位 mAs）为管电流（单位 mA）与曝光时间（单位 s）的乘积，工作中习惯称为毫安秒，主要用来调整影像图片的黑白度，即光学密度。

在其他因素固定的前提下，管电压和管电流量的关系和调整，可用式（1-3）来表示。

$$E=K\cdot V^n\cdot Q=K\cdot V^n\cdot I\cdot t \tag{1-3}$$

式中：$Q$ 代表管电流量；$I$ 代表管电流；$t$ 代表曝光时间。

例如，在其他因素不变的前提下，投照某部位所用的管电压为 $V_1$，管电流量为 $Q_1$，若选用的管电压为 $V_2$，那么所需要的管电流量 $Q_2$ 用式（1-4）表示。

$$Q_2=\frac{V_1^n\cdot Q_1}{V_2^n}=K_v\cdot Q_1 \tag{1-4}$$

式中：$K_v$ 称为管电压系数，在 40～100kV 的管电压指数，$n\approx4$，在 100～150kV 的管电压指数，$n\approx3$，所换算出的管电压系数 $K_v$ 如图 1-1-1 所示。

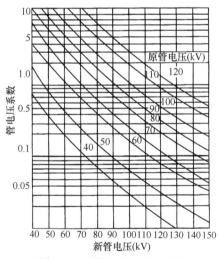

图 1-1-1　管电压系数变化图

【例题】

原用 70kV 的管电压，70mAs 的管电流量进行摄影检查，若改用 90kV 的管电压摄影检查，在其他条件不变的情况时，求新的管电流量值。

解：由上图可知，原 70kV 换成 90kV 的管电压系数约为 0.4，根据式（1-5），将数值代入其内，即管电流量值为 $Q_2=K_v\times Q_1=0.4\times70=28\text{mAs}$

$$Q_2 = \frac{V_1^n \cdot Q_1}{V_2^n} = K_v \cdot Q_1 \qquad (1\text{-}5)$$

此外，管电压波形不同，X线输出量也有差异。例如：单相全波整流方式的 60kV，三相六脉冲式的 55kV 与三相十二脉冲式的 52kV，所获得的感光效应大致相同，但影像图片对比与层次还是有所不同的。

## 二、摄 影 距 离

X线管焦点至影像接收器的距离，简称为焦-片距（Focus-Film Distance，FFD），即摄影距离。在模拟X线摄影中，摄影距离是指X线管焦点至胶片的距离；在CR摄影中，摄影距离是指X线管焦点至IP的距离；在DR摄影中，摄影距离是指X线管焦点至平板探测器的距离。

在感光量计算公式中，摄影距离用 $r$ 来表示。在摄影检查的有效范围内，穿过被检体的X线到达影像接收器，得到的感光量与摄影距离 $r$ 的平方成反比。

（1）当其他条件固定时，摄影距离 $r$ 和管电流量 $Q$ 之间的关系，可用式（1-6）来表示。

$$Q_2 = \left(\frac{r_2}{r_1}\right)^2 \cdot Q_1 \qquad (1\text{-}6)$$

式中：$Q_1$、$r_1$ 分别代表原管电流量与摄影距离；$Q_2$、$r_2$ 分别代表新的管电流量与摄影距离。

（2）当其他条件固定时，摄影距离 $r$ 和管电压 $V$ 之间的关系，可用式（1-7）来表示。

$$\frac{V_1^n}{V_2^n} = \left(\frac{r_1}{r_2}\right)^2 \qquad (1\text{-}7)$$

式中：$V_1$、$r_1$ 分别代表原管电压与摄影距离，$V_2$、$r_2$ 分别代表新的管电压与摄影距离。

【例题】

某部位进行X线摄影，原用管电压 80kV，管电流 300mA。曝光时间为 0.10s，摄影距离 100cm。现将摄影距离调整为 50cm，在其他条件不变的情况下，计算管电流应调整为多少？

解：根据式（1-8）将数值代入公式为

$$Q_2 = \left(\frac{r_2}{r_1}\right)^2 \cdot Q_1 \qquad (1\text{-}8)$$

$$Q_2 = \left(\frac{50cm}{100cm}\right)^2 \cdot 300mA \cdot 0.10s = 7.5mAs$$

$$I_2 = \frac{7.5mAs}{0.10s} = 75mA$$

## 三、影像接收器

射线接收器是个广义的概念。其种类很多，主要用来检测射线的能量分布，也可用来检测射线的强度。而影像成像探测器是专指用于X线摄影接受的装置。其功能是穿透被检体的 X 线到达影像接收器后，通过一系列处理能形成二维的数字矩阵，或形成二维的连续的密度值（灰度值），经过图像处理和显像处理可获得可见影像。

目前影像接收器种类有模拟的和数字的。模拟的影像接收器主要指屏-片系统；数字的影像接收器主要指 CR 系统的 IP 和 DR 系统的 FPD。屏-片系统因增感屏与胶片种类不同，对感光效应公式的 E 值影响较大；IP 和 FPD 因种类和结构不同，对感光效应公式的 E 值影响也较大。所以，在制订 X 线摄影曝光条件时，影像技师必须充分考虑这一点。

# 四、滤 线 栅

X 线摄影时，被照体产生散射线，使照片影像的灰雾度增加、对比度降低。所以在 X 线摄影检查中时，使用滤线栅来消除散射线，改善影像图片的质量。一般认为，肢体厚度超过 15cm、管电压超过 60kV 时就考虑应用滤线栅。

使用滤线栅不仅吸收了散射线，而且还吸收掉一部分原 X 线量。因此，影像技师在 X 线摄影检查时，必须考虑滤线栅的曝光量倍数 B 见式（1-9）。

$$B = \frac{I_1}{I_2} \tag{1-9}$$

式中：$I_1$、$I_2$ 分别表示获得同一密度影像下应用与不应用滤线栅的曝光量。同一性能的滤线栅的 B 值越小越好，B 值一般为 2～6。

滤线栅性能还有很多参量，其中栅比 R 和工艺质量在实际临床 X 线摄影检查中最为重要。栅条高度与栅条间距之间的比称为栅比。栅比小，曝光倍数小；生产工艺质量好，曝光倍数小。例如常见的 R 值有 6∶1、8∶1、12∶1、16∶1 等多种。可见栅比越大，其吸收散射线的能力越强。在 X 线摄影检查中，采用的管电压越高，使用滤线栅的栅比就越大。根据日本放射技术界的研究，所用滤线栅的栅比与摄影管电压的选择可参照如下关系：60kV 时用 6∶1；70kV 时用 7∶1；80kV 时用 8∶1；100kV 时用 10∶1；高电压摄影时用交叉式滤线栅等。

影像技师在日常工作中，使用滤线栅时应注意：①使用聚焦式滤线栅时，不宜将滤线栅反置。因为反置后的滤线栅铅条与原发射线成一定角度，滤线栅边缘部分原发 X 射线被大量吸收，只有中心线周围可通过 X 线，而两边密度小且不均匀；②中心线应对准滤线栅中线，左右不偏移 3cm，否则原发射线与铅条成一定角度而被吸收；③使用聚焦式滤线栅时，焦点至滤线栅的距离在允许的范围内，否则边缘区的原发射线被吸收，影像图片上密度不均；④在倾斜 X 线管时，倾斜方向只能与铅条排列方向相平行，否则 X 线因与铅条成一定角度而被吸收；⑤在使用调速活动式滤线栅时，应调好其运动速度，一般应使运动时间长于曝光时间的 1 / 5，以免照片出现铅条影。

# 五、照 射 野

照射野是指通过 X 线管窗口的 X 线束所投照的范围，照射野的大小，与 X 线照片的对比度、影像密度都有很重要的关系。

被照体是一个散射体，被照体的厚度越大，照射野越大，则被检体产生的散射线就越多。随着 X 线管电压的增高，这个现象就更加明显。据研究，照射野在 $100～200cm^2$ 以上时，散射线含有率急剧增加；照射野在 600～700cm$^2$ 时，散射线含有率趋于饱和。X 线摄影检查时，应将 X 线的照射野减少到被照体部位最小的程度范围，以利于减少对被检者和工作人员的辐射损伤，提高影像图片的清晰度。在一般情况下，X 线摄影检查时照射野范围应比影像接收器稍小，以使胶片周围不接受 X 线，从而达到提高影像图像质量的目的。

## 六、屏-片系统

模拟 X 线摄影检查时，屏-片系统组合情况将影响获得影像图片的影像密度、对比度、清晰度及信息量的多少。首先要考虑屏-片系统的匹配性，即增感屏光谱与胶片感色性的匹配程度。其次，更换屏片组合时，特别是更换增感屏时，要充分注意增感屏的性能，尤其是增感屏的增感率（S）。

更换不同增感率的增感屏后，其曝光量的调整关系为式（1-10）。

$$Q_2 = S_1 \cdot \frac{Q_1}{S_2} \qquad (1\text{-}10)$$

式中：$S_1$、$Q_1$ 分别表示更换前的增感率与曝光量；$S_2$、$Q_2$ 分别表示更换后的增感率与曝光量。

在实际临床应用中，把增感率为 40 的 $CaWO_4$ 中速增感屏，在某管电压下其增感率为基准数，其他增感屏的增感率都用与它的比率来表示，此比率称为相对感度。如稀土类 $GdO_2S$：Tb 屏是中速 $CaWO_4$ 屏的 4.5 倍，常称其相对感度为 450。鉴于近几年来屏-片系统技术的发展，最近国际放射界把原来相对感度为 200 的屏片体系的感度作为感度基准。即相对感度基准提高了。

## 七、胶片冲洗条件

当使用传统暗室冲洗或自动洗片机处理 X 线照片时，由于显影液性能不同，对影响感光效应的效果也略不相同。显影液性能主要取决于溶液的配方、pH 和温度，当然显影时间长短也有关系。一般来说，高浓度配方、高 pH、高液温显影效果好。

## 第二节 摄影条件的制订与应用

制订合适的 X 线摄影检查条件表，首先要综合考虑被检部位的密度、厚度、有效原子序数、病变的病理类型、年龄、体型情况等身体因素，还要考虑增感屏、胶片、滤线栅、显影液、IP 及 FPD 性能等感光因素，其中 X 线摄影检查中需要经常灵活调整的感光因素为管电压、管电流、曝光时间和摄影距离。

X 线摄影检查条件表的制订方法大体可分为四类。

## 一、变动管电压法

变动管电压法是指把摄影或感光因素中除被检肢体厚度、管电压之外所有各种因素相对固定，即作为常数，再根据被检肢体厚度选用相对应管电压的一种 X 线摄影检查方法。

美国 X 线摄影技师 Jermen 在 1926～1947 年介绍了这种摄影检查方法，之后应用广泛，因而也称之为"美国法"。在我国放射界，数字影像设备出现之前也普遍应用该法。其 X 线摄影检查条件的相互关系用式（1-11）表示。

$$V=2d+c \tag{1-11}$$

式中：$V$ 代表管电压，$d$ 代表被照体厚度（cm），c 代表常数。此方法简单易行，被检肢体厚度每增加 1cm，管电压就增加 2kV。c 虽是常数，但不同肢体部位有较大变化，四肢骨的 c 值为 30 左右，腰椎的 c 值为 26 左右，头部的 c 值为 24 左右。

## 二、固定管电压法

在 X 线摄影检查中，为了保证对被检部位有足够穿透力的前提下，将所选的管电压值进行固定，通过管电流量或曝光时间的变化来实现合适的感光效应，称之为"固定管电压法"。固定管电压法 1955 年由 Funchs 提出，并在临床运用。20 世纪 70 年代，许多国家的 X 线工作人员多采用这种方法。在同一管电压下，因为被检体的组织密度、厚度或线性吸收系数不同，则相同管电流量或曝光时间所透过的 X 线量也不同，即感光效应不同。若管电流量或曝光时间随被检体的组织密度、厚度或线性吸收系数不同而相应增减，则可实现对感光效应或影像密度的补偿，即同一管电压下，对不同组织密度、厚度或线性吸收系数的被检体摄影实现基本相同的感光效应。

固定管电压法中所用的管电压有一个前提条件就是必须保证对被检部位有足够的穿透力。若管电压值不足，X 线束无法透过被检部位，管电流量或曝光时间再大对感光效应或光学密度的补偿也无意义。因此，这种方法所选用的管电压值比变动管电压法时同样被检部位一般要高 10～20kV，而所需的 mAs 作相应的降低。例如，头颅侧位摄影检查时管电压值为 65～70kV，100mAs 即可获得合适的感光效应或光学密度，若采用固定管电压法，则管电压值至少达到 80kV，而获得合适的感光效应或光学密度所需的管电流量降为 40mAs 左右。此外，因管电压值较高，在操作时应注意选用合适的滤线栅，以减少散射线引起的异常灰雾。

固定管电压法操作简便而且减少了较厚部位的曝光量，有利于提高工作效率、降低被检者的 X 线剂量，也有利于提高 X 线影像图片质量。现代 X 线机常采用的电离室或光电计自控曝光摄影技术，均属于"固定管电压法"。

## 三、对　数　率　法

对数率法是指通过对数变换恰当地选择、处理 X 线摄影检查时各感光因素的平衡关系，从而使 X 线照片能获得恰到好处的光学密度值和最大信息量的方法。该方法是由西门子公司的 F. Claalen 研究并提出了一份条件表，故又称西门子条件表或点数法。

该方法是利用电子计算机数据存储量大、运算迅速准确的特点，将影响 X 线感光效应 E 的感光因素转换成相应的对数值，即"点数"，然后通过应用程序进行运算得出规范化的摄影条件。由于影响 X 线感光效应 E 的感光因素很多，常把管电压（$r$）、管电流（$I$）、摄影距离（$r$）这三大因素先变换成相对应的对数率点数，而其他感光因素统一用系数 K 的对数率点数表示[式（1-12）]。

$$E = K \cdot \frac{V^n \cdot I \cdot t}{r^2} \qquad (1-12)$$

式中：K 代表常数，$n$ 为随管电压而变化的指数，由实验得出的 $n$ 值在 2～6 变化。对上式两边同时进行常用对数运算，得式（1-13）

$$\lg E = \lg K + n \lg V + \lg (I \cdot t) - 2\lg V \qquad (1-13)$$

式（1-13）将 X 线感光效应 $E$ 看作是管电压（$V$）、管电流（$I$）、摄影距离（$r$）这三大因素和其他感光因素 $K$ 的对数值之和，从而将获得合适 X 线感光效应 $E$ 原需进行的乘、除、指数等复杂运算简化为加减法。因 $\lg K$ 代表了三大因素之外所有的感光因素，因此其中任何感光因素发生变化，尤其是组织病理类型、厚薄、重要器材性能发生变化时，$\lg K$ 必须作相应修正，由此还需要引出一些重要的修正点数。

此法虽考虑了诸多感光因素，并换算成对数点数进行规范化设置，有利于控制合适的感光效应，但因计算复杂，未在实际工作中推广使用。

# 四、自动曝控制的应用

自动曝光控制是指在 X 线摄影检查时，将探测器置于被检部位及影像接收器之间，通过监测透过被检部位到达影像接收器的 X 线量，控制仪通过反馈机制控制 X 线的曝光时间，从而实现对各部位合适 X 线曝光量的控制。从本质上讲，自动曝光技术属于"固定管电压法"。

20 世纪 20 年代发明了自动曝光控制系统，40 年代开始应用于胸部 X 线摄影检查，50 年代已有 X 线机配备通用型自动曝光控制装置，可使自动曝光技术应用于各部位及各体位检查。

根据探测器的种类，自动曝光控制装置分为电离室式和光电计式。光电计式自动装置所使用的探测器为平板荧光材料，X 线在其中产生荧光，荧光经反射后传输给光电管，转化为电信号输出。电离室控制器所使用的探测器为平板电离室，X 线在电离室中使气体电离，产生的电离电荷量被收集放大而产生电信号。一般电离室设定左野、中野、右野三个照射野。X 线摄影检查时，不同的体位就需要选择不同的照射野，同时应合理选择电离室密度补偿值，以保证影像图片的质量。表 1-2-1 为部分不同体位的电离室摄影照射野选择及参考条件。

**表 1-2-1　电离室照射野选择及参考条件**

| 体位 | 照射野选择 | 管电压（kV） | 管电流（mA） | 预置曝光时间（s） | 实际曝光时间（s） | 密度补偿值 |
|---|---|---|---|---|---|---|
| 胸部正位 | 双侧野 | 126 | 200 | 0.01 | 0.01 | 0 |
| 胸部侧位 | 中野 | 126 | 200 | 0.05 | 0.05 | +1 |
| 胸椎正位 | 中野 | 85 | 200 | 1.0 | 0.6 | 0 |
| 胸椎侧位 | 中野 | 110 | 200 | 1.0 | 0.6 | 0 |
| 腰椎正位 | 中野 | 85 | 200 | 1.0 | 0.6 | 0 |
| 腰椎侧位 | 中野 | 110 | 200 | 1.0 | 0.6 | +2 |
| 骶髂关节 | 中野 | 80 | 200 | 1.0 | 0.6 | 0 |
| 腹部正位 | 双侧野 | 85 | 200 | 1.0 | 0.6 | 0 |
| 骨盆正位 | 中野 | 85 | 200 | 1.0 | 0.6 | 0 |

自动曝光控制 X 线机的曝光量，操作简单，尤其是与自动洗片机配套使用，可以保证影像图片的光学密度。X 线影像质量不仅与管电流量有关，还决定于曝光管电压。因此，影像技师使用自动曝光控制装置时，必须根据被检体情况变化选择合适的管电压，从而保证高质量的 X 线影像图片。

# 五、数字化 X 线摄影条件的应用

随着影像设备科研技术的飞速发展，CR、DR 等数字化 X 线摄影的临床应用也日趋普及。数字化 X 线摄影条件中，有关管电压、管电流量、摄影距离、滤线栅、照射野等参数的计算方法，与模拟 X 线摄影技术相同。由于数字 X 线设备中接受带有被检者信息的 X 线接受器不同，对所得到的影像可以进行图像后处理，所以数字化 X 线摄影条件的选择有其独特的优越性。

数字化 X 线摄影时影像接收器均不相同，如 CR 系统中的 IP，DR 系统中的 FPD，与模拟成像时的屏-片系统在性能上有所差异。DR 设备的图像后处理设施与配套的 X 线机设备连接在一起，成为一个成像系统；而 CR 的图像后处理设施与 X 线机设备是两个独立的成像系统，未有任何连接。故 CR 与 DR 的曝光条件也有较大差异。

现在 CR、DR 等数字化 X 线摄影条件及后处理参数均处于自动模式或半自动模式，点击计算机图像处理界面，可显示根据探测器的性能及检查部位的要求确定摄影条件的具体数值，从而获得符合临床诊断要求的影像。如果不满意当前图像效果，可进行图像后处理，达到优质影像效果。

数字化 X 线摄影虽然有图像后处理功能，可对检查时曝光过度或曝光不足的图像进行矫正处理，但影像技师还要正确把握被检部位密度、厚度、病变的类型、年龄、体型情况等因素，充分考虑 CR 系统中的 IP、DR 系统中的 FPD 和观片灯（或阅读器）系统的性能，选择合适的管电压、管电流、曝光时间及摄影距离还是尤为重要，需要我们认真面对。

## （一）CR 曝光条件的制订与应用

CR 系统与 DR 系统最大区别在于 CR 的后处理系统和影像接收器(IP)是独立的系统，与 X 线机未有任何连接。

成像板（IP）是记录 X 线影像的载体，阅读器是读出成像板（IP）信息并转换信息的装置，作为 CR 成像系统中的两个重要环节，成像板（IP）和阅读器系统对感光系统起着举足轻重的作用。

成像板（IP）的性能与感光效应的关系取决于成像板（IP）涂层中的光激励发光（PSL）物质的性能。①PSL 物质对 X 线照射的能量响应程度或 PSL 物质的发光强度：PSL 物质的发光强度与感光效应成正比关系，在一定范围内与管电流量成反比关系。②PSL 维持时间：PSL 维持时间应与扫描读取信息的速度匹配，PSL 维持时间过短会导致感光效应降低，而 PSL 维持时间过长则增加影像模糊度。

阅读器性能对感光效应的关系取决于：①激光束在 IP 板荧光层上的散射程度，其依赖于 IP 物质对激光的响应特征，激光束在 IP 板荧光层上的散射程度强则感光效应强；②激光束的直径大小不同，激光束的直径与感光效应成正比关系；③电子系统，尤其是光电倍增管的响应程度，保证模数转换的高效率，模数转换的效率高则感光效应强。

CR 系统摄影时的曝光条件是根据 X 线摄影感光效应公式中 $E$ 值公式计算出来的，将屏-片组合改换为 IP，并根据 IP 的特性制订曝光条件，采用手工操作确定的 X 线曝光条件。曝光后，按 CR 程序操作，在半自动或自动模式条件下，根据屏幕显示的被检肢体部位影像所需的各种感光参数，进行感光参数图像后处理，从而获得符合临床诊断要求的影像。

### （二）DR 曝光条件的制订与应用

DR 系统与 CR 系统的最大区别：一方面 DR 的图像后处理设施与配套的 X 线机设备连接在一起，成为一个成像系统；另一方面接收透过被检体 X 线的影像接收器为平板探测器（FPD），将 X 线转换为电信号输出。其主要有两种：直接转换型平板探测器和间接转换型平板探测器。

在 DR 系统中，平板探测器（FPD）对感光效应起着决定性作用。直接转换型平板探测器的性能与感光效应的关系取决于：①非晶硒（a-Se）的性能；②探测元阵列单元的性能；③高速信号处理单元的性能。间接转换型平板探测器的性能与感光效应的关系取决于：①荧光物质碘化铯（CsI）晶体的性能；②非晶硅（a-Si）探测元阵列单元的性能。由于直接转换型平板探测器的量子检测效率较间接转换型平板探测器的量子检测效率高，即直接转换型平板探测器的 X 线敏感性或响应特性较高，因此获得同样感光效应所需的曝光量相对较少。

DR 系统的厂家、型号不同，其曝光条件有所区别，以某型 DR 为例做一基本介绍。

曝光条件标准设置分 3 种模式：自动模式（auto）、半自动模式（semi）和手动模式（manual）。DR 安装调试完毕后，一般处于自动模式工作。不管在哪种曝光条件标准设置模式下，其图像后处理参数称谓都相同，但调整数值大小是不同的。窗口显示的图像后处理参数有 6 种。

**1. 密度（density）** 调整影像目标区域选择合适的光学密度值（黑白度）。

**2. 伽马（gamma）** 调整整体影像的对比度大小，以便与具有相应 $\gamma$ 值的胶片图像相对应。调整 $\gamma$ 相当于屏-片组合特性曲线的直线部分的斜率。

**3. 结构对比度增强（structure boost）** 调整图像中某像素稍微偏离附近像素的结构得到增强后，使该值变得更大，也使对比度较低的结构变得更清晰。

**4. 结构频率增强（structure preference）** 调整需要增强细节的兴趣区进行"结构增强"。

**5. 噪声补偿（noise compensation）** 弥补因结构增强而引起的噪声增大，使部分细微影像信息减少而进行补偿。特别是照片影像中接受 X 线剂量小的区域，更需噪声补偿。具体操作方法是需补偿的区域减小结构增强值，增加噪声补偿值，通过减小结构增强来减少图像上因结构增强而增加的噪声。

**6. 曲线图（curve）** 通过改变曲线类型来保证整体图像效果。若改变曲线，不会直接影响图像结构（细节对比），图像结构受其他参数影响。但正确选择密度曲线，对图像密度值起决定性作用。

目前使用的 DR 设备，已根据其平板探测器类型与性能、各种图像后处理参数、人体各个检查部位所需摄影条件等，按照人体正常标准，预置了各个摄影位置的曝光条件，并编制了操作程序软件，影像技师通过使用鼠标点击增加（add）检查按钮，点击检查部位

（anatomy），屏幕上就显示各肢体位置的菜单，当选择确认某个肢体位置后，曝光条件显示表上就自动显示其曝光条件数值，此值为安装调试完毕后默认值，也可在工作过程中随着调整数值进行存储。摄影检查时摆好肢体位置，经判断若不需要变动其储存数值，按动"曝光"按钮即可；若需要调整其存储数值，可手动调整满意后曝光。曝光结束后，显示器上就显示出其满足临床诊断要求的某肢体位置的影像。

若图像后处理工作有特殊需要，也可改变曝光条件标准设置模式，由自动模式转变为半自动模式或手动模式。曝光形成影像后，可根据需要采用手动操作改变图像后处理的6个参数值的大小，使其影像显示达到满意临床诊断即可。也可采用手动操作X线摄影条件，但一般不采用此法，因为其工作效率比自动模式低。

数字化X线摄影条件的注意事项：①数字化X线摄影条件与非数字化X线摄影条件相比，对同样被检部位的组织类型、厚度和病变情况，数字化X线摄影一般均选择100kV以上的高电压摄影技术；②数字化X线摄影设备的X线敏感性或响应特性较高，因此获得同样感光效应所需的曝光量也明显比非数字化X线摄影少；③为了控制量子噪声过多，数字化X线摄影所用的曝光量可以控制在非数字化X线摄影所用曝光量的1/2～2/3。

# 第三节　优质X线影像图片的标准

制定X线摄影条件时，应根据被检者身体状况、组织类型和病变的病理类型来选择恰当的管电压、管电流量、摄影距离等参数，从而获得具有诊断价值的优质X线影像图片。优质X线影像图片是医师对被检者的病变能否判断准确的不可忽视的前提条件。

## 一、符合临床诊断的需求

评价一张X线影像图片质量，不仅要从影像质量上来看是否优质，更重要的是该影像图片是否能够满足临床诊断的要求。符合临床诊断要求的X线影像图片，必须具备两个要素：①从X线成像的角度来看，X线几何投影正确；②能够清晰显示病灶和周围组织的细微结构。

正确的X线几何投影取决于摄影位置是否正确，即X线管焦点、被检部位、影像接收器三者之间相对几何投影关系是否正确。这主要体现在影像技师对被检者体位的摆放、中心线角度与入射点的选择、影像接收器的位置等摄影技术上，同时还需要掌握人体解剖学、X线解剖学、临床诊断学、X线诊断学等综合知识和技能。在X线几何投影正确的基础上，还要选择恰当的摄影曝光条件和进行正确的图像后处理，以使需观察的病灶和其他组织的细微结构能清晰显示出来，以满足临床诊断上的要求。

## 二、适当的影像密度

照片的光学密度是观察X线照片影像的基础。光学密度单一的图像不能反映任何信息，光学密度过高或光学密度过低的图像人眼无法识别，阅读者获得的信息严重降低。光学密度过低的常见原因是曝光条件过低导致感光不足、显影不足或数字图像处理不当，表现为肢体组织影像呈灰白色，无法辨认细微结构。反之，光学密度过高的常见原因是曝光条件过高导致照片感光过度、显影过度或数字图像处理不够，表现为影像普遍过黑，以至于骨和关节的轮廓、病灶的形态等都难以显示。过小或过大的影像密度都不能显示满意的影像效果，只有在密度值适当时，才能充分反映影像细节，符合X线诊断要求。

人眼对于光学密度的分辨能力是有限的，对0.12的光学密度差尚能分辨，而对0.25～2.5之外的光学密度值，则几乎无法辨认。光学密度过高的照片可置于强光灯下，有助于加强人眼的分辨能力。在普通观片灯下，符合诊断要求的部分组织脏器影像的合适光学密度参考值范围如下。

头颅正位片：颅骨为0.3～0.4，颅腔为2.0，其他骨组织为0.8～1.2。

脊柱片：椎体侧位密度值，第1腰椎为0.4，第5腰椎为0.5；椎体前后位为0.7～1.2，上、下关节突为0.6～0.8，棘突为1.1～1.2，横突为1.2～1.5；腹部其他组织为0.9～1.2。

骨盆前后位片：软组织为1.0～1.2，骨组织为0.5～0.6，股骨头与髋臼为0.3，大粗隆为0.7。

胸部后前位片：最高密度区域是直接曝光区，密度值约为3.0；上中肺野密度值为1.2～1.6；肋骨密度值为0.3～0.5；心脏密度值为0.2～0.3。

腹部平片：诊断区域的密度值为0.7～1.2。

胃钡餐造影片：胃黏膜密度值为0.9～1.2，胃泡密度值为1.5～1.9，对比剂充盈像密度值为0.2～0.3。

胆囊部造影片：胆囊密度值为0.2～0.3，胆囊周围密度值为0.5。

四肢片：腕关节为0.8～1.0，骨皮质为0.3～0.5，软组织为1.5～2.0；踝关节为0.5～1.2，骨皮质为0.3～0.5，软组织为1.7～2.2。

人眼对影像的观察，往往由于"侧抑制"现象（视网膜神经网络处理后的视觉心理现象）的存在，影像图片上看到的光学密度值与用仪器测出的光学密度值并不完全一致，且反差大的影像图片并不一定是最佳照片。根据临床实践，X线诊断照片合适的光学密度值基本为0.7～1.5。在这一范围内，人眼对光学密度的辨认较敏感，可识别的信息量也最大。

# 三、鲜明的影像对比度及丰富的层次

要想获得一幅优质的X线影像图片，鲜明的影像对比度尤为重要，它是图像优质参数的前提，这样人眼才能识别组织差别。一幅图像最基本的表现形式是图像显示出了被检体正常组织与病变组织吸收X线差异所形成的相对应的光学密度差，这是观察被检体正常组织与病变组织的最重要的依据。光学密度差大的图像对比度高；光学密度差小的图像对比度低。图像上对应于肢体内部组织和异常变化处必须有密度差来引起医生的注意，提出疑问，重点观察，思考病变性质。自然对比度较大的部位，如骨骼与肌肉之间，其图像对比度自然较大，但对于自然对比度较差部位，如乳腺与软组织之间，影像技师必须采用特殊技术方法来提高其对比，如软组织摄影技术、造影技术等。

除了有鲜明的影像对比度外，应尽量全面显示被检组织结构或病变特点，尽可能多地反映有价值的诊断信息，即层次要丰富。影像对比度和层次均是光学密度的差异，但层次强调的是这种差异等级数的多少，图像上对比度差异等级数越多，层次就越丰富。在人眼可识别的有限密度范围（0.25～2.0）内，两者是相互制约的。影像对比度大，层次不丰富；

层次丰富的图像，则对比度减小。在实际工作中了解临床诊断目的，处理好对比度与层次两者间的关系，通常通过调节管电压的高低来调控对比度与层次。厚部位及致密组织选用高管电压摄影术，薄部位及软组织则选用软X线摄影技术；临床诊断需要突出对比度差异时，应降低管电压值，临床诊断需要突出层次丰富的图像时，应升高管电压值。此外，对一些缺乏自然对比的组织器官或病变，通常采用造影技术来改善影像的对比与层次，提高影像显示的信息量。数字化X线设备的图像后处理程序中也有调节对比度和层次的功能，是否调整得当直接影响图像对比与层次。

总之，影像图片上尽可能多地显示出人眼能识别的正常组织和异常组织的变化，使影像具有鲜明的对比与丰富的层次，是临床诊断对X线影像图片最基本的要求。

## 四、良好的锐利度

一幅优质的影像图片对于两种组织或毗邻器官的影像界限应清晰显示，若器官运动或摄影设备器材精度不佳，会造成两个毗邻组织影像边界不清楚。两个毗邻组织影像边界的清楚度称"锐利度（sharpness）"，与此相反的概念就称为"模糊度（blur）"。

在实际X线摄影检查工作中，影像模糊现象是无法完全避免的，但尽量降低技术性模糊程度是能够达到的。如通过缩短曝光时间、固定被检部位、采用小焦点、减小被检部位到影像接收器（胶片、IP、探测器等）的距离、选用高质量的增感屏、屏-片接触紧密、控制照片斑点等相应措施，均可降低影像技术性模糊，提高影像锐利度。由于数字X线设备有专门提高影像锐利度的后处理技术软件，影像技师应充分利用之。

影像锐利度的表达方式除用与之相反的模糊度来表达外，常用分辨率和清晰度来表达。

分辨率也称解像力，虽然能表示某一个介质还原被照体细节的能力，但它是一个极限值，不能完全反映全部情况。事实上，分辨率主要在高空间频率（高频部分）与清晰度有相应的关系；而在低频部分，分辨率与视觉清晰度不一定统一，即线对数较低时仍能分辨模糊的线影。

分辨率是对影像模糊度的一种定量表示方法，用宽度为$d$（mm）的金属线间隔$d$（mm）平行排列而成的测试卡（线对卡）摄取其X线影像，观察测试卡影像的线对数。当金属线影像无法分辨时，照片影像分辨率处于最低界限，一般把这个界限称作极限分辨率（简称分辨率），用公式表达：$R=1/2d$。$R$表示分辨率，$d$表示线径，单位是mm。视力为1.0的眼，在500cm处能分辨出1.5mm的缝隙，所以在明视距30cm处，能分辨的缝隙为$1.5\times30/500=0.09$mm。根据分辨率公式可计算出分辨率为$R=1/2d=1/2\times0.09=5.5$LP/mm。显然，此时的模糊值为$H=2d=1/R=1/5.5=0.18$mm。一般认为照片上的模糊值$H$在0.2mm以下时不会影响读片，可视为图像清晰。

在模拟X线摄影检查中，照片上的分辨率$R$是由焦点、增感屏、胶片、透镜及被检体运动等各单元系统的分辨率$R_1$、$R_2$、$R_3$、$R_4$……合成的，其大小见式（1-14）。

$$\frac{1}{R}=\frac{1}{R_1}+\frac{1}{R_2}+\frac{1}{R_3}+\frac{1}{R_4}+\frac{1}{R_5}+\cdots\cdots+\frac{1}{R_n} \tag{1-14}$$

照片上的密度值为0.7~1.5时，人眼能识别的分辨率最大；密度值在0.5以下或2.5以上时，分辨力减小约1/2。

锐利度简单描述为两个毗邻组织影像边界的清楚程度，锐利度表达的是影像边缘的锐利程度。以 X 线影像相邻两点的光学密度差 $D_2-D_1$ 为 $K$，从 $D_2$ 到 $D_1$ 移行距离为 $H$，则锐利度 $S=K/H$。但临床上应用锐利度的概念，并不是用密度计在图像上逐一测出各点的密度值来计算锐利度的大小。原因是锐利度这一物理量与实际观察影像时所感觉到的锐利度不完全一致。当 $H$ 一定时，$K$ 若增大，则锐利度 $K/H$ 增加；若 $K$ 值一定而 $H$ 减少时，锐利度 $K/H$ 也增加；但当 $H$ 增大，$K$ 也相应变大时，$K/H$ 值虽不变，而人眼感觉到的锐利度则降低。又当 $H=0$ 时，不管 $K$ 如何小，X 线影像都应该非常锐利，但实际给人的感觉并非如此，因为当 $K$ 值很小时，观察者无锐利之感，只有在 $K$ 值较大时，阅读者才有锐利度提高之感。可见主观感觉的锐利度与用公式计算的锐利度确有不吻合之处。

# 五、较少的噪声

美国芝加哥大学的 Rossmann 教授首先提出 X 线照片斑点（mottle）的概念，又称噪声（noise），在其 1963 年研究报道中将照片斑点定义为"光学密度上的随机涨落"。在物理声学中把无规则的、紊乱的、断续的一种干扰声信号称为噪声；在无线电通信中把无线电通讯中出现的所传输信号以外的干扰称为噪声；在数字信号处理中把不需要的、无确定性、不可预测的干扰信号称为随机信号；Rossmann 教授把 X 线照片上由于 X 线量子分布不均形成的淹没微小病灶的无规则微小密度差称为照片斑点。由此可见照片斑点与声学、无线电中的噪声及数字信号处理中的随机信号，从物理本性上讲是一样的，即都是无规则的、随机的、无用的信号。由于噪声会淹没影像中的微小病灶信息，影响影像质量，所以是影像质量评价的一个重要环节。

若到达胶片上的 X 线量子数非常多，像面单位面积上量子数达到一定程度时可以认为处处相等，或认为 X 线量子分布"均匀性"较好；然而当 X 线量子总数相对较少的，像面上单位面积上量子数产生分布上的差异，或认为 X 线量子分布"均匀性"较差，称为 X 线量子的"统计涨落"，在照片上表现就是微小的光学密度差，称照片斑点或噪声。

在模拟 X 线摄影检查中，屏-片系统形成照片噪声的原因主要有三个：①增感屏结构斑点，系最主要原因；②胶片粒状度；③量子斑点。量子斑点的多少是可控的技术性因素，随着高千伏摄影检查技术的普遍应用和稀土增感屏的广泛使用，X 线摄影检查中用的管电压过高，或增感屏增感力过高，则管电流量相应减少，此时到达胶片上的 X 线量子显著减少。数字 X 线摄影检查中形成影像噪声的环节多，是因为比屏-片系统更为复杂。

一张符合临床诊断的优质 X 线影像图片除了必须具备上述基本条件外，还应符合其他一些要求。无论是数字化 X 线摄影检查技术还是模拟 X 线摄影检查技术，都含有摄影技术方面的因素，如都不能有各种污染、划痕及各类伪影等技术操作性缺陷。模拟 X 线摄影检查技术操作时更多的是由暗室手工操作不当所致。

# 本 章 小 结

本章重点阐述了感光效应与其影响因素、摄影条件的制定与应用及优质 X 线影像图片的标准三大内容。无论用模拟 X 线机，还是用 CR、DR、CT、DSA 等数字化 X 线设备，要想摄取一张符合临床诊断的优质 X 线照片，除了正确的摄影位置、恰当的数字化后处理外，还必须使用合适的摄影条件，才能清晰显示各部位生理的或病理的变化。在 X 线摄影检查中，在相对固定的感光因素（电源、增感屏、滤线器等）条件下，要根据被检者的身体状况、生理状况、病理状况，选择管电压的高低、曝光量的大小、摄影距离等，制订出合适的 X 线摄影条件，来获得符合诊断要求的影像图像。

# 思　考　题

1. 何谓"X 线感光效应"？其公式是什么？影响 X 线感光效应的主要感光因素有哪些？

2. 摄影条件的制订有哪些？试述变动管电压法、固定管电压法的内容。

3. 优质 X 线照片的基本标准有哪些？

4. 如何正确理解"符合诊断学的要求、适当的影像密度、恰当的影像对比度及丰富的层次及良好的锐利度和较少的影像噪声"？

（刘宗彬　蓝天明　刘洪鹏）

# 第二章 X线摄影检查基本知识及基本概念

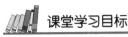 **课堂学习目标**

1. 掌握 X 线摄影方向、X 线摄影基本体位的概念；掌握头颅体表定位点、定位线；掌握 X 线影像图片标记内容、标记方法及标记原则。

2. 熟悉人体解剖学姿势、基准轴、基准面、解剖学方位及关节运动等基本概念；熟悉四肢、脊柱、胸部、腹部体表定位标志。

3. 了解 X 线摄影检查体位的命名方法及其他摄影检查方面的基本知识。

## 第一节 解剖学的基本知识及基本概念

X 线摄影检查是利用对人体组织和器官对 X 线吸收程度不同进行的摄影成像过程。在此过程中描述人体各部位的组织和器官的形态、结构、位置关系时，必须以人体解剖学姿势及轴、面、线等解剖学专业术语作为依据。

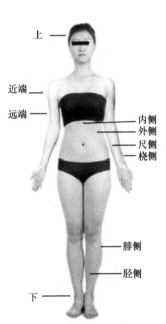

图 2-1-1　人体解剖学姿势和方位

### 一、人体解剖学姿势

人体解剖学姿势（图 2-1-1），又称为人体标准姿势，是指身体直立，面部向前，两眼平视正前方，双上肢自然下垂于躯干两侧，掌心向前，双下肢并拢，足尖向前。无论被检者处于何种体位和阅片诊断时，都要以解剖学姿势作为定位依据。

### 二、解剖学的基准轴与基准面

#### （一）基准轴（图 2-1-2）

**1. 垂直轴**　又称人体长轴。自上而下，垂直于地平面的轴。

**2. 矢状轴**　又称腹背轴。自腹侧面到达背侧面、与垂直轴呈直角交叉的轴。

**3. 冠状轴**　又称额状轴。按左右方向穿过人体的水平线，与地平面平行，并与垂直轴、矢状轴之间呈直角相互交叉的轴。

#### （二）基准面（图 2-1-3）

**1. 矢状面**　是指按矢状轴的方向，将人体纵向分为左右两部分的切面，此切面与地平面垂直。其中将人体分成左右相等、对称的两

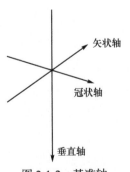

图 2-1-2　基准轴

部分的矢状面，称为正中矢状面。

**2. 冠状面**　又称额状面。是指左右方向，将人体分为前后两部分的切面，该切面与水平面及矢状面相互垂直。

**3. 水平面**　是指与地面平行，将人体横断分为上下两部分的切面。该切面与人体的长轴垂直，又称横断面。水平面、矢状面、冠状面相互垂直。

## 三、解剖学方位

在人体标准姿势下，描述人体各部位结构所在的方向和所处的位置称为解剖学方位。

### （一）一般方向和位置

**1. 上和下**　近头部者为上，近足部者为下。

**2. 前和后**　近身体腹面者为前（或称腹侧），近身体背面者为后（或称背侧）。

**3. 内侧和外侧**　近正中矢状面者为内侧，远离正中矢状面者为外侧。

**4. 近和远**　近心脏者为近端，远离心脏者为远端。

**5. 内和外**　近内腔者称为内，远离内腔者称为外。

**6. 浅和深**　距体表近者为浅，距体表远者为深。

### （二）四肢的方向和位置

**1. 尺侧和桡侧**　靠近尺骨称为尺侧（内侧），靠近桡骨称为桡侧（外侧）。

**2. 胫侧和腓侧**　靠近胫骨称为胫侧（内侧），靠近腓骨称为腓侧（外侧）。

**3. 手掌侧和手背侧**　把手心面称为手掌侧，把手背面称为手背侧。

**4. 足背侧和足底侧**　把足面部称为足背侧，把足底面称为足底侧。

## 四、关节的运动形式

**1. 屈和伸**　运动关节沿冠状轴运动，使组成关节的上下两骨骼相互接近（两骨骼间的夹角变小）的运动称为屈，反之称为伸。

**2. 内收和外展**　关节沿冠状面运动，使骨骼靠近正中矢状面的移动称为内收，反之称为外展。

**3. 旋转**　骨骼环绕矢状轴进行的转动称为旋转运动。使骨的前面旋向内侧称为旋内（或内旋），反之称为旋外（或外旋）。

# 第二节　X线摄影方向、摄影体位的基本知识及基本概念

X线影像图片是将三维的物体投照在影像接收器上形成的二维图形。在X线穿射方向

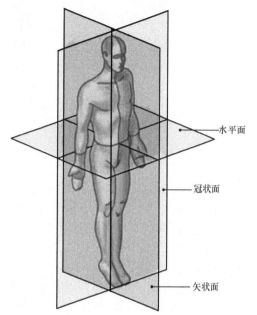

水平面

冠状面

矢状面

图 2-1-3　基准面

上，各组织器官相互重叠，影像密度即由这种重叠而成，往往难以分清。为使某一部分及病变显示清晰，需要对被检查部分做多种方向的投影，这就是在摄影检查时，将被检部位、影像接收器和X线中心线方向做一定关系放置的多种方法。

# 一、X线摄影方向

摄影方向是指X线摄影检查时，X线束投射与被检者身体的方向。

## （一）一般摄影方向

**1. 矢状方向**　是指X束与人体矢状面平行的投射方向。

（1）前后方向（A-P）：是指X线束由被检者前方射入，从后方射出的方向。又称为腹背方向（V-D）。头部也叫额枕方向。

（2）后前方向（P-A）：是指X线束由被检者后方射入，从前方射出的方向。头部也叫枕额方向。

**2. 冠状方向**　是指X线束与人体冠状面平行的投射方向。

（1）左右方向（L-R）：是指X线束由被检者身体左侧射入，从右侧射出的方向。

（2）右左方向（R-L）：是指X线束由被检者身体右侧射入，从左侧射出的方向。

**3. 斜方向**　是指X线束从人体矢状面与冠状面之间的投射方向。

（1）右前方向：是指X线束由被检者身体左后方射入，从右前方射出的方向。又称为背腹第一斜方向（D-V₁）。

（2）左前方向：是指X线束由被检者身体右后方射入，从左前方射出的方向。又称为背腹第二斜方向（D-V₂）。

（3）左后方向：是指X线束由被检者身体右前方射入，从左后方射出的方向。又称为腹背第一斜方向（V-D₁）。

（4）右后方向：是指X线束由被检者身体左前方射入，从右后方射出的方向。又称为腹背第二斜方向（V-D₂）。

X线束（中心线）向头侧、足侧倾斜。从足侧向头侧倾斜角度称为向头侧倾斜；从头侧向足侧倾斜角度称为向足侧倾斜。

**4. 水平方向**　是指X线束与地面平行呈水平的投射方向。

**5. 轴方向**　是指X线束与被检部位长轴平行或近似平行的投射方向。

（1）上下方向：是指X线束由上方射入，从下方射出的方向。头部也叫顶颌方向。

（2）下上方向：是指X线束由下方射入，从上方射出的方向。头部也叫颌顶方向。

**6. 切线方向**　是指X线束（中心线）从被检肢体的组织、器官或病灶边缘通过，与局部凹陷或突出部位呈相切的方向。

## （二）四肢摄影方向

**1. 上肢**

（1）桡尺方向：是指X线束由桡骨射入，从尺骨射出的方向。

（2）尺桡方向：是指X线束由尺骨射入，从桡骨射出的方向。

（3）掌背方向：是指X线束由手掌射入，从手背射出的方向。

（4）背掌方向：是指X线束由手背射入，从手掌射出的方向。

**2. 下肢**

（1）胫腓方向：是指X线束由胫骨射入，从腓骨射出的方向。

（2）腓胫方向：是指X线束由腓骨射入，从胫骨射出的方向。

（3）背底方向：是指X线束由足背射入，从足底射出的方向。

（4）底背方向：是指X线束由足底射入，从足背射出的方向。

# 二、X线摄影体位

X线摄影体位是指X线摄影检查时被检者身体的姿势，也是X线中心线、被检部位及影像接收器三者之间特定的几何投影关系。

## （一）基本体位

**1. 站立位**　是指被检者身体直立，矢状轴与地面垂直的体位（图2-2-1）。

**2. 坐位**　是指被检者身体呈坐的姿势。躯干部分矢状轴与地面垂直的体位（图2-2-2）。

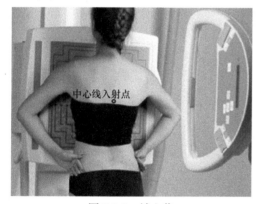

图2-2-1　站立位

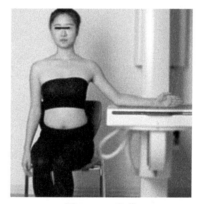

图2-2-2　坐位

**3. 仰卧位**　是指被检者身体平卧于摄影床面上，背侧在下，腹侧在上的体位。身体矢状面与床面垂直，冠状面与床面平行（图2-2-3）。

**4. 斜位**　是指被检者身体冠状面与影像接收器呈小于90°角的体位（图2-2-4）。

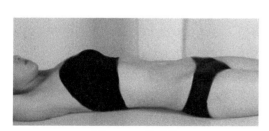

图2-2-3　仰卧位

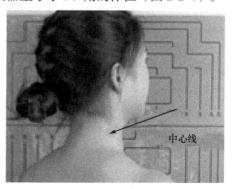

图2-2-4　斜位

**5. 俯卧位**  是指与仰卧位方向相反，腹侧在下，背侧在上的体位（图 2-2-5）。

**6. 侧卧位**  是指被检者身体矢状面与摄影床面平行的体位。左侧在下称为左侧卧位，右侧在下称为右侧卧位（图 2-2-6）。

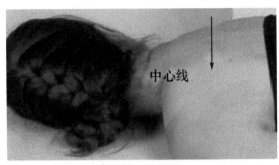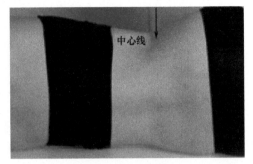

图 2-2-5  俯卧位 　　　　　　　　　　　　图 2-2-6  侧卧位

**7. 侧卧水平正位**  是指被检者身体侧卧于摄影床面上，X 线束经身体前至后面或后至前面呈水平投射的体位（图 2-2-7）。

**8. 仰卧水平侧位**  是指被检者身体仰卧于摄影床面上，X 线束经身体一侧至另一侧呈水平投射的体位（图 2-2-8）。

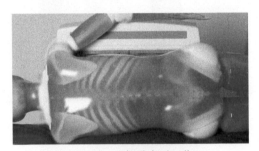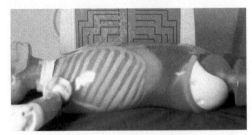

图 2-2-7  侧卧水平正位 　　　　　　　　　图 2-2-8  仰卧水平侧位

### （二）X 线摄影常用体位及命名方法

**1. 根据 X 线摄影方向命名**

（1）前后位：被检者身体后（背）面紧贴影像接收器，身体矢状面与影像接收器垂直，X 线束由被检者的前（腹）面射至后（背）面的摄影体位。

（2）后前位：被检者身体前（腹）面紧贴影像接收器，身体矢状面与影像接收器垂直，X 线束由被检者后（背）面射至前（腹）面的摄影体位。

前后位和后前位也称正位，与正位垂直的体位称侧位。

（3）左侧位：被检者身体左侧紧贴影像接收器，身体矢状面与影像接收器平行（身体冠状面与影像接收器垂直），X 线束由被检者身体右侧射至左侧的摄影体位。

（4）右侧位：被检者身体右侧紧贴影像接收器，身体矢状面与影像接收器平行（身体冠状面与影像接收器垂直），X 线束由被检者身体左侧射至右侧的摄影体位。

（5）轴位：身体矢状面与影像接收器垂直，X 线中心线方向与身体或器官长轴平行或近似平行投射的摄影体位。

（6）切线位：X线束与被检肢体局部边缘相切，与影像接收器垂直投射的摄影体位。

（7）右前斜位：被检者身体右前部靠近影像接收器（冠状面与影像接收器夹角小于90°角），X线束从被检者身体左后方射入的摄影体位，也称第一斜位。

（8）左前斜位：被检者身体左前部靠近影像接收器（冠状面与影像接收器夹角小于90°角），X线束从被检者身体右后方射入的摄影体位，也称第二斜位。

（9）左后斜位：被检者身体左后部靠近影像接收器（冠状面与影像接收器夹角小于90°角），X线束从被检者身体右前方射入的摄影体位，也称第三斜位。

（10）右后斜位：被检者身体右后部靠近影像接收器（冠状面与影像接收器夹角小于90°角），X线束从被检者身体左前方射入的摄影体位，也称第四斜位。

**2. 根据被检肢体姿势命名**

（1）前弓位：为胸部摄影时的一种特殊体位。身体前弓，后背上部靠近影像接收器，X线束从被检者身体前方射至后方为前后方向前弓位；身体前弓，前下胸部靠近影像接收器，X线束从被检者身体后方射至前方为后前方向前弓位。

（2）蛙形位：为髂关节摄影检查时的一种特殊体位。被检者仰卧，影像接收器在下，双下肢姿势类似青蛙。

**3. 根据体位设计者的姓氏命名**　如柯氏位、瓦氏位、许氏位、梅氏位等。

**4. 根据被检肢体的功能命名**　如颞下颌关节的张口位、闭口位，颈、腰椎过屈过伸位，髋关节负重位，膝关节负重位，足的负重位等。

# 第三节　X线摄影体表定位标志

体表定位标志是指在人体表面可以看到或扪及骨性或肌性的固定标志点，这些点与体内某些解剖结构或组织器官位置对应固定，构成对应联系，定位点之间的连线称为定位线。定位点与定位线是X线摄影检查体位摆放的定位依据。

# 一、四肢体表定位标志

## （一）上肢骨的体表定位标志

**1. 豌豆骨**　腕部掌面尺侧的突起。

**2. 尺骨茎突**　前臂近腕部内侧的突起。

**3. 桡骨茎突**　前臂近腕部外侧的突起。

**4. 尺骨鹰嘴**　肘关节背侧的突起。

**5. 肱骨内上髁**　肘关节内侧的突起。

**6. 肱骨外上髁**　肘关节外侧的突起。

**7. 肱骨大结节**　位于肩峰外下方的突起。

**8. 锁骨**　横向位于胸廓前上方可触及到的内低外高的骨骼。

**9. 肩峰**　肩胛冈外上方的突起。

**10. 肩胛骨**　喙突为肩峰前内下深按可扪及的突起。

**11. 肩胛下角** 位于肩胛骨的最下端，与第 7 胸椎下缘等高。

## （二）下肢骨的体表定位标志

**1. 内踝** 小腿远端踝关节内侧的突起。

**2. 外踝** 小腿远端踝关节外侧的突起。

**3. 胫骨粗隆** 胫骨上端前缘的突起。

**4. 髌骨** 膝关节前方可活动的骨骼。

**5. 股骨内上髁** 膝关节内上方的突起。

**6. 股骨外上髁** 膝关节外上方的突起。

**7. 腓骨小头** 膝关节外下方可打及的突起。

**8. 髂嵴** 髂骨最高处的突起，约平第 4 腰椎棘突高度。

**9. 髂前上棘** 髂骨前上方的突起，约平第 2 骶椎高度。

**10. 股骨大粗隆** 股骨上端外侧的突起，平耻骨联合高度，平尾骨高度。

# 二、脊柱体表定位标志

进行脊柱 X 线摄影时，可以借助与某些椎体相对应的体表标志作为 X 线中心线的入射点或出射点。表 2-3-1 为脊柱体表标记，在临床中又因体型不同而略有差异，需在实际工作中灵活应用。

表 2-3-1 脊柱体表定位表

| 部位 | 前面观对应平面 | 侧面观对应平面 |
| --- | --- | --- |
| 第 1 颈椎 | 上腭 | |
| 第 2 颈椎 | 上腭牙咬合面 | |
| 第 3 颈椎 | 下颌角 | |
| 第 4 颈椎 | 舌骨 | |
| 第 5 颈椎 | 甲状软骨 | |
| 第 6 颈椎 | 环状软骨 | |
| 第 7 颈椎 | 环状软骨下 2cm | 颈根部最突出的棘突 |
| 第 2、3 胸椎间 | 胸骨颈静脉切迹 | |
| 第 4、5 胸椎间 | 胸骨角 | 肩胛上角 |
| 第 6 胸椎 | 男性双乳头连线中点 | |
| 第 7 胸椎 | 胸骨体中点 | 肩胛下角 |
| 第 9 胸椎 | 胸骨体剑突关节 | |
| 第 11 胸椎 | 胸骨剑突末端 | |
| 第 12 胸椎 | | 肩胛下角与髂骨嵴连线中点 |
| 第 1 腰椎 | 剑突末端与脐连线中点 | |
| 第 3 腰椎 | 脐上 3cm | 肋弓下缘（最低点） |
| 第 4 腰椎 | 脐 | 髂嵴 |

| 部位 | 前面观对应平面 | 侧面观对应平面 |
|---|---|---|
| 第5腰椎 | 脐下3cm | 髂峰下3cm |
| 第2骶椎 | 髂前上棘连线中点 | |
| 尾骨 | 耻骨联合 | |

# 三、胸部体表定位标志

**1. 胸骨颈静脉切迹** 胸骨上缘的凹陷处，约平第2胸椎下缘高度。

**2. 胸骨角** 胸骨柄与胸骨体的连接处，微微前凸，两侧与第2肋骨前端连接，平对气管分叉及第4、5胸椎椎体交界处。

**3. 剑突末端** 胸骨最下端，约平第11胸椎椎体高度。

**4. 肋弓** 构成胸廓下口的前部，由第8~10肋软骨前端相连形成，肋弓的最低点约平第3腰椎高度。

**5. 男性乳头** 约平第4肋间隙高度，相当于第6胸椎水平。

**6. 关于胸部的径线**

（1）前正中线：通过胸骨两外侧缘中点的垂线。

（2）后正中线：相当于各棘突的连线。

（3）脊柱旁线：相当于各椎体横突尖端的连线。

（4）锁骨中线：通过锁骨中点的垂线。

（5）胸骨旁线：通过胸骨线与锁骨中线的中点的垂线。

（6）腋前线：通过腋窝前缘向下的垂线。

（7）腋中线：通过腋窝中点向下的垂线。

（8）腋后线：通过腋窝后缘向下的垂线。

（9）肩胛线：通过肩胛骨下角的垂线。

# 四、腹部体表定位标志

腹部脏器体表定位，常采用"九分法"，即用两条水平线和两条垂直线将腹部分为9个区。上水平线为经过两侧肋弓下缘最低点的连线，下水平线为经过两侧髂嵴最高点的连线，两条垂直线分别为左锁骨中线与左腹股沟韧带中点的连线和右锁骨中线与右腹股沟韧带中点的连线。所划分的9个区：上部为腹上区、左季肋区和右季肋区；中部为脐区、左腰区和右腰区；下部为腹下区、左髂区和右髂区。

腹部进行X线摄影检查时，常用的体表定位标志如下。

**1. 胆囊底的体表投影点** 右腹直肌外侧缘与右侧肋弓相交处。

**2. 第1腰椎水平** 剑突与脐孔连线的中点平。

**3. 肋弓最低点** 约平第3腰椎水平。

**4. 成人肾门** 约平第1腰椎高度；肾上极：约平第11胸椎下缘；肾下极：约平第2腰椎下缘。

**5. 第1腰椎** 剑突末端与脐连线中点的平面。

6. **第 3 腰椎** 脐/髂嵴上 3cm 平面。

7. **第 4 腰椎** 脐/髂嵴平面。

8. **第 5 腰椎** 脐/髂嵴下 3cm 平面。

9. **第 2 骶椎** 平髂前上棘水平。

10. **膀胱** 位于耻骨联合上方。

11. **耻骨联合** 平尾骨水平。

# 五、头颅体表定位点、定位线及基准面

颅骨形态结构复杂，相互重叠。进行 X 线摄影检查中须根据体表定位点、线、面，准确地摆放头颅的体位及 X 线中心线入射点。

## （一）定位点（图 2-3-1）

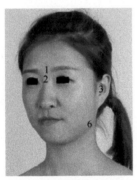

图 2-3-1 头部定位点

1. **眉间** 两侧眉弓的内侧端之间，称为眉间。

2. **鼻根** 鼻骨与额骨相接处，称为鼻根。

3. **外耳孔** 耳屏对面的椭圆形孔，称外耳孔。

4. **枕外隆凸** 枕骨外面的中部隆起，称为枕外隆凸。

5. **乳突尖** 耳后颞骨乳突部向下呈乳头尖状。

6. **下颌角** 下颌骨的后缘与下缘相交处形成的钝角称为下颌角。

## （二）定位线（图 2-3-2）

1. **听眉线（SML）** 为外耳孔与眉间的连线，与同侧听眶线约呈 22° 角。

2. **听眦线** 为外耳孔与同侧眼外眦间的连线，与同侧听眶线约呈 12° 角。又称 X 线摄影基线（RBL）、眶耳线（OML）。

3. **听眶线** 为外耳孔与同侧眼眶下缘间的连线。听眶线为解剖学的水平线与水平面平行。又称 Read 基线、人类生物学基线。

4. **听鼻线** 为外耳孔与同侧鼻翼下缘间的连线，与同侧听眶线约呈 13° 角。

5. **听口线** 为外耳孔与同侧口角间的连线，与同侧听眶线约呈 23° 角。

6. **瞳间线（IPL）** 为两瞳孔间的连线。也称眼窝间线。

## （三）基准面

1. **正中矢状面** 是指将头颅纵向分为左、右均等的两部分的切面。在正中矢状面两侧与其平行的所有的面，均称为矢状面。

2. **解剖学水平面** 是指经颅骨听眶线，将头颅分成上、下两部分的水平断面。

3. **耳垂额状面** 是指沿外耳孔作解剖学水平面垂直线，将头颅分作前后两部分的冠状

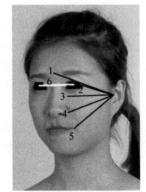

图 2-3-2 头部定位线

断面。

# 第四节　X线影像图片标记

X线影像图片是临床诊断最重要的资料，是医疗、教学、科研及伤残鉴定的有力依据，摄影检查时必须在影像图片上做好清晰标记。模拟X线摄影检查的影像图片标记主要是以铅字标记法为主，随着计算机技术在医学影像设备中的应用，如计算机X线摄影（即CR技术）、数字X线摄影（即DR技术）及计算机X线体层摄影（即CT技术）等，X线影像图片标记多为键盘直接输入法。

## 一、标 记 内 容

传统X线摄影检查，X线影像图片标记的主要内容有检查医院、X线片号、摄影检查日期、方位，造影时间和摄片时间等。摄影检查时，将这些内容的铅字号码放于暗盒上，摄影检查后影像图片上就显示了这些标记内容。而数字图像的标记内容则主要是通过键盘或触摸屏输入，标记内容可根据需要任意添加或删除，图像信息还可以有选择性地打印在影像图片上。

### （一）屏-片摄影检查的标记内容

**1. X线检查号**　X线图片号是按照被检者的就诊先后次序编排的数字号码。每一位被检者在同一个医疗机构只占唯一的一个X线片号，不许两人或多人共用一个X线片号。在同一个医疗机构，同一被检者同一日期内所摄不同位置的照片或不同日期内所摄的照片，可用同一个X线片号。

**2. 摄影日期**　每张X线图片上均需标明摄影日期，必要时标明摄影时间。

**3. 方位**　是指摄影检查时检查哪一侧肢体及被检查肢体的哪一侧（即左或右）。

**4. 摄影时间**　是指造影检查时，对比剂引入人体内后的摄影检查的时间。

**5. 其他标记**　X线摄影检查时，有一些情况需要做特殊标记，如新生儿先天性肛门闭锁摄影检查应标明肛门位置等，这些标记有助于X线影像的诊断。

### （二）CR、DR检查的标记内容

标记的基本内容与屏-片摄影检查相同，在此基础上增加了设备名称、医疗名称、部位、曝光参数（管电压、管电流量）、FOV、行数、列数等内容。

## 二、标 记 方 法

### （一）铅字法

铅字法是利用铅的原子序数高、吸收X线能力强的特点，用铅制成标记的数字与文字，清晰地显示。在X线照片上，铅字标记有"正放"与"反放"之分，所谓"正放"是指铅字面向X线管的放置方法，反之为"反放"。铅字标记的放置方法如下。

**1. 正位片**　前后位片"正放"，后前位片"反放"。

**2. 侧位片**　胸部、腹部侧位摄影，照片标记一律"反放"，方位标记以近片侧为准，即左侧靠片时放置"左"字，右侧靠片时放置"右"字。

**3. 斜位片** 根据 X 线穿过方向而定，后前斜位时"反放"，前后斜位时"正放"。

**4. 轴位** 下上方向时"正放"，上下方向时"反放"。

若 X 线摄影后，照片上发现漏标记内容，应及时采取辅助法，方法是用蓝、黑色墨水将 X 线片号及摄影日期等基本标记内容书写在照片中无组织影像的透明区。该方法也适用于点片后的标记处理。

### （二）键盘直接输入法

键盘直接输入法是利用计算机进行图像处理的"数字"影像技术，X 线影像图片标记是利用键盘，将医院名称、X 线检查号、被检者姓名、性别、年龄等标记内容输入到计算机，经计算机处理后清晰显示在影像图片上。该方法适用于数字影像检查技术的图片标记。

## 三、标 记 原 则

（1）标记内容不能与诊断区域重叠。

（2）按照观片的方位，铅字标记应为正面、清晰、可辨认的字迹。

（3）标记内容应尽量在胶片的边缘。

（4）铅字排的长轴与被摄肢体的长轴平行（除胸部正位）。

## 四、常用摄影位置标记举例

摄影检查标记应位于 X 线影像图片的边角区，一般为 X 线影像图片边内 1.5cm 区，标记应集中且对比度醒目。

### （一）胸部影像图片铅字标记

胸部正位片铅字排置于两肩之上，颈部两侧；胸部侧位片铅字排置于胸部前上方，且平行于身体长轴（图 2-4-1）。

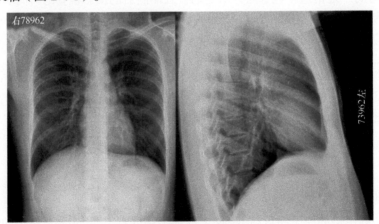

图 2-4-1　胸片标记法

### （二）躯干影像图片铅字标记

正位片铅字排应置身体外侧，侧位片铅字排应置身体腹侧，且平行于身体长轴。腹部正、侧位片铅字排放置参照躯干正、侧位片放置方法（图 2-4-2）。

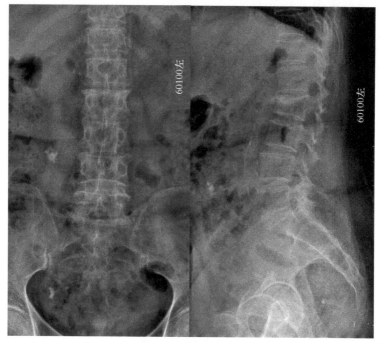

图 2-4-2 躯干标记法

## （三）四肢影像图片铅字标记

正位片置于被检肢体外侧，侧位片置于被检肢体后方，铅字排应与肢体长轴平行；正、侧位片摄于同一张胶片上时，铅字标记只放在正位照射野内即可（图 2-4-3）。（注：四肢影像图片包括了关节的长骨不可放上、下标记，否则应将上、下、前、后分清）

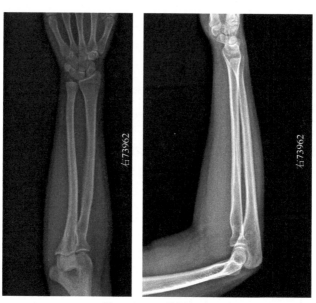

图 2-4-3 四肢标记法

### （四）头颅影像图片铅字标记

无论胶片是横放还是竖放，铅字标记均放于影像接收器下方（与身体长轴垂直）（图2-4-4）。

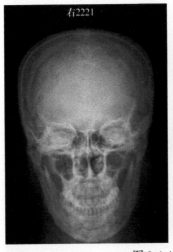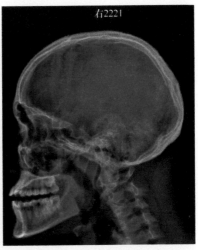

图 2-4-4  头部标记法

# 本 章 小 结

本章主要介绍了 X 线摄影检查前应该了解及掌握的基本知识及基本概念，包括解剖学的基本知识、X 线摄影方向、X 线摄影体位、X 线摄影体表定位标志及 X 线影像图片标记等内容。

**1. 明确解剖学与 X 线摄影检查技术的联系**  只有熟悉及掌握解剖学基础知识及其基础概念等内容，才能对有关 X 线摄影检查技术知识更深一步地了解与学习，才能更好、更周到地服务于被检者，完成 X 线摄影检查过程。

**2. 牢记 X 摄影检查技术的基础知识**  在摄影检查过程中，根据被检者不同体位要求，要快速、准确地设计被检者的 X 线影像检查方法（包括摄影体位和基本体位）。必须牢记 X 线摄影检查技术的专有名词，为今后学习和工作打下夯实基础。

**3. 重视 X 线影像图片信息的内容与标记**  在 X 线影像图片的输入和标记过程中是至关重要的，无论是模拟与数字系统，其内容及重要性都是一致的，因其也是最容易忽视和出现差错的一个环节，要特别引起重视。

# 思 考 题

1. 分别解释下列名词：人体解剖学姿势、解剖学方位、X 线摄影方向、X 线摄影体位、听眉线、听眦线、听眶线、听鼻线、听口线、瞳间线

2.X线摄影方向包括哪些?

3.X线摄影体位包括哪些?

4.X线影像图片标记内容包括哪些?

5.X线影像图片铅字标记的方法有哪些?

6.X线影像图片标记应遵循哪几项原则?

（刘宗彬）

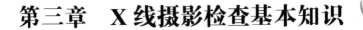

# 第三章　X线摄影检查基本知识

课堂学习目标

1. 掌握 X 线摄影检查设备的应用原则；掌握对被检者的操作原则。
2. 熟悉 X 线摄影检查步骤。
3. 了解屏-片摄影系统基本操作步骤；了解 CR 系统基本操作步骤；了解 DR 系统基本操作步骤。

## 第一节　X线摄影检查步骤和原则

X 线摄影检查基本知识主要包括 X 线摄影检查步骤、原则和 X 线摄影检查装置的基本操作两大模块。在实际临床工作中，这就要求影像专业医学生要牢牢记住其基本知识要点，灵活运用，并理论结合实践，更好地服务于被检者。

如果想要投照出一张符合诊断标准的 X 线影像图片，就必须遵守 X 线摄影检查步骤和原则。

### 一、X线摄影检查步骤

X 线摄影检查必须遵循一定的步骤，归纳起来有以下几点。

**1. 仔细阅读申请单**　认真核对被检者的信息，如姓名、性别、年龄等，并明确检查部位和检查要求。

**2. 争取被检者的配合**　向被检者说明 X 线摄影检查的过程、呼吸方式等要求，以消除被检者的紧张情绪，取得被检者的最佳配合。

**3. 录入被检者信息**　在计算机上录入被检者的基本信息（适用于数字摄影）。

**4. 确定摄影位置**　安置被检者到指定摄影位置准备就绪，并交代呼吸动作等注意事项，必要时请被检者家属或陪护协助。

**5. 摄影检查前的准备**　嘱咐被检者和（或）家属去掉一切影响 X 线穿透力的物质，如发夹、金属饰物、膏药，并暴露被检查部位。

**6. 确定影像接收器的照射野与标记**　依据被检者体型和 X 线摄影检查部位，要求选择适当缩小照射野及影像胶片的大小。若用屏-片系统，需标记检查日期、被检者 X 线片号和体侧的左右。若用 IP 和 FPD，经键盘将必要的标记输入计算机内。

**7. 确定摄影检查体位、中心线及影像接收器的距离**　根据要求将中心线对准被投照部位，并校对影像接收器位置是否包括要求投照的肢体范围，同时选择适当的摄影检查距离。

**8. 选择适当的摄影检查条件**　根据投照部位，选择最佳的管电压、管电流量。若是 DR 设备则选部位即可。

**9. 曝光前准备**　嘱咐被检者保持体位不动及摄影检查中应该注意事项，曝光准备就绪，即可曝光。

**10. 曝光后要求** 让被检者和（或）家属稍候，待影像图片处理符合诊断要求，确认被检者无异常后，嘱被检者离开检查室。

# 二、X线摄影检查原则

X线摄影检查的原则包括摄影检查设备的应用原则和对被检者的操作原则，这是X线摄影时必须掌握的原则。

## （一）X线摄影检查设备的应用原则

**1. X线机使用原则**

（1）使用前应详细阅读X线机使用说明书，了解机械的基本机构、特点、功能及使用注意事项。

（2）严格遵守操作规程，正确熟练地操作，以保证机器使用安全。

（3）在使用前，必须先调整电源电压，达到规定的指示范围。

（4）在曝光过程中，不可以临时调节各种技术按钮，以免损坏机器；同时严禁超负荷使用。

（5）在使用过程中，注意控制台各仪表指示数值，注意倾听电器部件工作时的声音，若有异常，及时关机，并做好对X线机的管理，及时记录X线机的运行情况。

（6）定期保养、检修X线机，确保其正常运行。

**2. 有效焦点大小的选择原则**

（1）在X线管容量允许负荷内，尽量选用小焦点，以提高X线影像图片的清晰度。

（2）对于较薄肢体（如四肢）和不易活动且照射野比较小的部位，应选择小焦点（如茎突、乳突等）摄影。

（3）对于较厚肢体（如头颅、脊柱、胸部、腹部）和呼吸不易控制的部位进行X线摄影检查时，应选用大焦点摄影。

（4）高千伏摄影检查时，也可选用小焦点进行摄影。

**3. 滤线设备应用原则**

（1）滤线器的作用是吸收散射线、降低图像灰雾度、提高影像对比度。

（2）工作中被检肢体厚度超过15cm或使用60kV以上管电压摄影检查时，应用滤线器。

（3）掌握所使用滤线器的特性及使用注意事项。

**4. 摄影检查距离选择原则** 摄影检查距离包括焦片距与胶片距，为了减小影像失真及模糊度，在X线摄影检查时应选择合适的摄影检查距离。

（1）在X线管负荷量允许情况内，尽量增大焦点至影像接收器距离。如摄影距离一般为：①四肢摄影 75～100cm；②成人胸部正位为 180～200cm；心脏测量为 200cm；③成人胸部侧位为150cm；④婴幼儿胸部正位100cm；⑤腹部 90～100cm。

（2）应尽量使被检者肢体靠近并平行影像接收器，尽量缩小肢体至影像接收器之间的距离。如不能靠近时，应根据X线机负荷增加胶片距，同样得到放大率小、清晰度高的效果；如不能平行时，运用几何投影原理避免影像变形。

**5. X线中心线和斜射线应用原则** X线中心线应用的一般原则是X线中心线经过被检

部位的中心，垂直于被检部位和影像接收器。

（1）中心线通过被检部位的局部垂直射入影像接收器可避免重叠。有时为了避免影像重叠，在不改变被检者体位的情况下，将 X 线中心线倾斜一定的角度（如胸骨后前位）进行摄影检查；有时为了观察局部结构与其他组织的关系，可让 X 线中心线通过被检部的局部组织（并非被检部位的中心）垂直射影像接收器（如肋骨切线摄影等）。

（2）斜射线可避免重叠，有时需要倾斜中心线进行摄影检查。斜射线是 X 线束的重要组成部分，摄影检查时除了利用好 X 线中心线以外，还要充分利用斜射线。如手的后前斜位摄影检查（可利用中心线对准第 5 掌骨头，利用斜射线使掌指骨成像，减少掌骨的重叠）；骶尾骨前后位摄影检查（中心线经髂嵴上缘下 3cm，垂直于床面射入影像接收器上，并采用近距离摄影，使骶骨与尾骨影像密度差别明显减小，同时清晰地显示在一张影像图片上）。

**6. 曝光条件选择原则**　为了保证影像图片的质量，必须认真仔细阅读申请单上的内容，并选择最佳曝光条件。

（1）曝光条件选择内容包括管电压、管电流、曝光时间、摄影检查距离、影像接收器类型、滤线设备等。

（2）薄部位、低密度、易固定的组织或器官应采用小 mA、长时间摄影。

（3）厚部位、密度高应采用高 kV 摄影检查技术。

（4）不易固定的部位摄影检查，如外伤患者、危重患者及婴幼儿，应尽量缩短曝光时间。

（5）曝光条件应根据患者的年龄、病情、被检肢体解剖结构及临床对影像图片的要求等进行选择。

## （二）对被检者的操作原则

**1. 呼吸方式运用原则**　呼吸运动会使某些部位在曝光中发生移动，影像图片产生运动模糊。因此为显示最佳影像效果，对不同部位进行摄影检查时应采用不同的呼吸方式。

（1）平静呼吸：一般应用于手、前臂、下肢等部位摄影检查，这些部位受呼吸运动影响很小。

（2）平静呼吸下屏气：一般应用于上臂、肩部、颈部、头颅、肋骨、心脏等部位摄影检查，因呼吸运动会导致这些部位产生运动模糊。

（3）深吸气后屏气：一般应用于胸部、胸骨侧位及膈上肋骨摄影，因深吸气后屏气，肺内含气量增加，使影像对比度增加，同时膈肌下降，显示更多的膈上肺野及肋骨。

（4）深呼气后屏气：一般应用于腹部及膈下肋骨摄影，因深呼气后屏气，可使肺内含气量减少，膈肌上升，更有利于显示膈下脏器，同时腹部厚度变薄，可在一定程度上降低曝光条件。工作中为使被检者保持较长时间的屏气，先作几次深吸气，然后再深呼气后屏气，以提高血液中含氧量。

（5）连续缓慢浅呼吸：一般应用于胸骨正位摄影检查，因此种呼吸运动可使近影像接收器的胸骨不动或活动度很小，而与之重叠的远胶片侧组织因呼吸运动使其影像模糊，从而衬托胸骨的影像。

**2. 被检部位固定原则**　被检部位、X线管及影像接收器在曝光时必须固定，以减少照片影像的运动模糊。X线管与影像接收器靠机械装置和电器装置加以固定，工作中要特别注意对被检部位的固定。固定被检部位首先要保证符合摄影体位的要求，同时要使被检者处于较舒适的姿势，工作中常用棉垫、软木塞和沙袋等器具加以固定。

**3. 放射防护原则**

（1）放射防护基本原则：进行放射线检查时应遵从以下原则：①实践的正当化，即实践获取的利益应大于其可能造成的危害，这项实践才是正当的；②放射防护的最优化，应当避免一切不必要的照射剂量，使一切必要的照射保持在合理范围，达到最低水平；③个人剂量限值，在实施正当化与最优化两项原则时，同时保证个人所受照射的剂量不超过规定的相应限值。

（2）放射防护措施：由于X线的生物损伤效应，为减少辐射线对被检者的损害，摄影检查中应采取缩短曝光时间、增加摄影检查距离、屏蔽非照射部位等措施，在确保影像图片质量的前提下，尽量减少受检部位的照射剂量及非检查部位接受X线的照射剂量。

# 第二节　X线摄影检查装置的基本操作

医学影像技术操作人员必须掌握所用X线机的特性，使其充分发挥设计效能，拍摄出符合诊断要求的影像图片。X线机的种类繁多，但主要工作原理相同，控制台面上各调节器功能基本相同。为保证设备的安全及延长其使用寿命，摄影检查时各设备的基本操作必须严格按照操作规程使用，才能保证工作的顺利进行。

## 一、屏-片摄影系统基本操作

（一）开机

**1. 开机**　闭合外电源开关，并观察外电源电压状态。

**2. 接通机器电源**　调节电源调节器，使设备电源电压指示在标准位置上。

（二）摄影体位的确定和设计

**1. 阅读 X 线检查申请单**　仔细认真核对被检者姓名、年龄、性别，明确投照部位和检查目的。

**2. 说明检查过程**　请被检者本人或家属帮助脱掉或摘掉影响 X 线检查效果的衣服和饰物，并向被检者说明 X 线检查的过程，消除被检者的紧张情绪，取得被检者的配合。

**3. 设计检查体位**　按检查要求，进行 X 线摄影检查体位的设计。摆放摄影位置时，要考虑被检者实际情况，尽量使其舒适；避免X线检查期间移动，必要时请被检者家属协助固定被检部位。

**4. 放置标记**　依据 X 线检查要求，标明片号、摄影日期和方位（左或右）。

**5. 投射校准**　检查 X 线中心、被检部位中心、影像接收器中心是否在一条直线上，做好中心线的校正、摄影检查距离的调节、照射野等的调整。

**6. 呼吸方式训练** 一些部位的摄影检查，尤其是胸部各部位的摄影检查要进行呼吸方式训练，避免因呼吸运动造成摄影模糊。

（三）曝光

**1. 参数选择** 根据摄影检查需要进行技术参数选择；注意先调节毫安值和曝光时间，再调节电压值。

**2. 按下曝光按钮** 一切准备就绪，嘱咐被检者按要求进行呼吸准备，按下手闸进行曝光。曝光时，要观察控制台上指示灯、仪表状态及被检者情况。

**3. 做好曝光记录** 曝光结束后，如实记录曝光参数，操作人员签名，特殊检查体位应做体位记录。

（四）图像处理

**1. 胶片冲洗** 曝光后的胶片要经过图像后处理过程，才能得到可见影像。后处理过程通常包括显影、漂洗、定影、水洗和干燥等。其中漂洗也称"中间处理"，仅是在手工显影时应用。自动冲洗技术没有漂洗过程。

**2. 确认照片影像** 照片图像达到 X 线诊断要求时，再让被检者离去。

（五）关机

工作全部结束，切断机器电源和外电源，将机器恢复到原始状态。

# 二、CR 系统基本操作步骤

（一）CR 系统机器使用前的准备和操作注意事项

**1. 使用前的准备**

（1）室温及湿度：检查是否在允许范围内（温度应为 10～30℃；相对湿度应为 30%～75%），否则不能开机。

（2）电源检查：电源电压、频率变化是否在允许范围内。

（3）机器接地状态：检查各部分的地线是否连接完好。

（4）电缆线：检查各电缆是否安全。

**2. 操作注意事项**

（1）机器警告：机器电器如出现问题，通常会有警告和报警等提示，如遇此情况，需查明原因并恢复正常后方能使用。

（2）紧急断电：设备运行过程中，如发生故障或其他紧急情况，应立即切断电源开关。

（3）故障记录与维修：出现故障必须详细记录并通知工程师及时维修。不能擅自修改程序或拆卸机器。只有经过培训的维修技术人员方可实施检修工作。

（4）避免碰撞：无论被检者还是操作人员，都不要在机器活动范围内停留，更不要放置其他物品，以免发生碰撞或危险。

（5）X 线防护：曝光前，要确认已经采用了所有必要的放射防护措施。

（6）机器保养：注意设备的日常维护保养、周期性维护保养及校准。

## （二）CR系统机器的一般操作步骤

X线机的操作及摄影体位的设计同屏-片摄影系统基本操作。CR系统的机器设备各有特点，但其组成和应用原理基本相同。一般操作步骤如下。

**1. 开机**

（1）显示器开机：接通系统电源先打开显示器，同普通电脑一样，正常开启。

（2）主机开机：打开扫描主机开关，再按一下机器上方的软件开关，待所有程序进入后方可使用。

**2. 使用方法**

（1）录入被检者基本信息：包括ID号、姓名、性别、年龄、被检部位、临床诊断、送诊科室等。

（2）扫描进入部位：选择界面后，如头、颈、胸、乳腺、腹、骨盆、上肢、下肢等，选择被检体位所对应部位，点击OK键，返回原界面，用条码扫描器对IP盒的条码窗口进行扫描。

（3）读取信息：将扫描后的IP盒插入扫描主机读取已记录的影像信息。

（4）图像标记：扫描每幅图像后，依据所检查部位，添加"左"或"右"标记。

（5）图像后处理：通过计算机对已获取图像进行对比度、翻转等内容的调整。

**3. 图像打印**

（1）调阅图像：打开报告工作站，查找该被检者信息，点击选中该被检者信息，点击图像调阅。

（2）选择打印：根据需要，选择单幅、双幅或多幅和打印张数后进行打印。

（3）退出打印：完成全部过程后，如重新开始，退回到主界面。

**4. 关机**

（1）关闭登记的电脑：先把开启的软件关掉，再点击电脑左侧下方"开始"，然后点击关闭计算机。

（2）关闭扫描图像的电脑：点击相关按钮，点击结束系统（关电脑的时候会先把CR机器的软件关掉）。

（3）CR机器关机：等扫描电脑关掉后，CR小屏幕会黑掉，直接关掉电源开关。

（4）相机关机：按住相机上面的软件开关，等待小屏幕上出现END后松开，等待小屏幕黑掉后，关闭电源开关。

# 三、DR系统基本操作步骤

## （一）DR系统机器使用前的准备和操作注意事项

同"CR系统机器使用前的准备和操作注意事项"。

（二）DR 系统机器的一般操作步骤

DR 的类型较多，其成像原理和设备结构也有所不同，但其操作步骤大致相同。

**1. 启动系统** 为了保障系统操作的安全、计算机网络系统的顺利登录及文字报告打印机、胶片打印机的正常运行，系统启动必须严格按以下顺序操作。

（1）打开配电柜电源总开关。

（2）接通接线板电源，接通 X 线机控制器电源，接通电脑主机电源。

（3）开启技术工作站及其他医生工作站。

（4）开启文字报告打印机（激光打印机或喷墨打印机）。

（5）开启胶片打印机。

（6）系统开始正常工作。

**2. 应用系统**

（1）用户登录：操作人员首先在"技师"的位置选择自己的名字，并出现对话框，要求输入有效密码并确定，即可使用该系统。目前有的机器已经优化设置，待进入上述启动系统后，点击相应图标，便可直接进入应用系统。

（2）病历录入与选择：录入病历信息包括姓名、性别、年龄、编号、住院号、病区、床号、临时诊断、检查类型、送诊科室、送诊医师、技师、收费等。

（3）核对被检者资料：操作人员应确定被检者和当前需要摄影的体位，设置曝光参数，并根据界面上提供的参数调节管电压、管电流量、时间值（有的系统可直接设置不同摄影部位，机器便直接给出相应的摄影条件；也可根据诊断需要临时调节），然后让被检者进入摄影室内，再根据被检者的申请单对被检者进行核对，确保被检者姓名、摄影体位等准确无误。

（4）摄影体位设计及校准中心线：根据被检者实际情况正确摆好摄影体位。如是对 FPD 曝光，要调好 X 线管焦点到摄影床（或摄影架）的距离，并将限束器中的模拟照射野灯打开，调准中心线，进行对焦；如是线扫描装置，要调准扫描起始位置。

（5）曝光：如是对 FPD 进行曝光，应提前训练被检者呼吸屏气，曝光时提醒被检者屏气后曝光；如是线扫描装置，要点"采集"按钮，进行扫描并获得图像。

（6）接受或拒绝：在曝光（或采集）完成后系统会自动读出数据并出现图像。获得图像后，选择适当的参数，如灰度曲线类型，再根据图像质量，选择"拒绝"或"接受"。如果选择"拒绝"则需要被检者配合，重新摄影检查；如果选择"接受"，表示摄影检查完成。

（7）图像后处理：有时曝光条件及 X 线影像图片的大小不一定合适，此时需对图像进行裁剪及窗宽、窗位的调整，或对图像的灰度进行均衡调节，使 X 线影像图像达到较满意的效果。

**3. 图像处理** DR 系统直接将 X 线影像信息转化为数字信号，在具有图像处理功能的计算机控制下进行图像处理。图像处理主要包括灰阶变换（影像密度、对比度的调节）、黑白反转、图像滤波、影像缩放、数字减影、图像注释、添加标记、噪声抑制等，这些处理过程已编制成软件固化入计算机，操作中点击相应的菜单键即完成相应的处理过程。以上处理完成后即进行图像打印与图像传送。

（1）打印胶片：根据不同的诊断需要，选择单幅或多幅打印（2 张、4 张或多张）。

（2）图像发送：点击"病历发送"或"发送"按钮，将已拍摄的影像图像送入影像管理中心，供诊断医师进行诊断。如发送图像失败或不理想，也可点击"重发"。

**4. 关闭系统**

（1）退出技术工作站软件：关闭技术工作站，让计算机自动关机。

（2）退出医生工作站软件：关闭医生工作站，让计算机自动关机。

（3）退出病历中心软件：关闭病历中心工作站，让计算机自动关机。

（4）关闭报告打印机：按照文字报告打印机（激光打印机或喷墨打印机）操作要求关闭打印机。

（5）关闭胶片打印机：按照胶片打印机操作要求关闭胶片打印机。

（6）关闭电源：①关闭X线高压电源；②关闭控制柜电源；③关闭计算机配电接线板电源；④关闭配电柜电源总闸。

# 本 章 小 结

本章重点阐述了X线摄影检查步骤、原则和X线摄影装置的基本操作两大模块内容。进行X线摄影检查时应按摄影原则和设备的操作规程操作，才能充分发挥设备效能，获得满意图像。摄影原则包括X线机使用原则、大小焦点选择原则、滤线设备应用原则、摄影距离选择原则、X线中心线和斜射线应用原则、图片标记原则、呼吸方式运用原则、曝光条件选择原则、被检部位固定原则及放射防护原则。操作步骤包括屏-片系统、CR系统及DR系统的基本操作过程。以上重点基本知识需影像专业医学生熟练掌握，达到学以致用。

# 思 考 题

1. 简述X线摄影检查步骤。

2. 简述X线机使用原则。

3. 简述有效焦点大、小的选择原则。

4. 简述滤线设备应用原则。

5. 简述摄影检查距离选择原则。

6. 简述X线中心线和斜射线应用原则。

7. 简述曝光条件选择原则。

8. 简述呼吸方式运用原则。

9. 简述屏-片系统基本操作过程。

10. 简述CR系统基本操作过程。

11. 简述DR系统基本操作过程。

（刘宗彬　蓝天明）

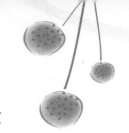

# 第四章　X线摄影检查技术

## 课堂学习目标

1. 掌握人体各部位的 X 线摄影要领、特点及显示内容；掌握对比剂的分类、消化道造影技术、静脉肾盂造影技术、数字血管减影血管造影技术的临床应用。

2. 熟悉四肢、脊柱、头颅、骨盆、胸部、腹部摄影检查过程；熟悉急诊、床旁 X 线摄影检查的注意事项及常用检查部位；熟悉碘过敏试验方法，造影检查中发生意外及常见表现的处理。

3. 了解 X 线检查的种类及优缺点；了解各影像检查的应用基础知识；了解各摄影检查注意事项，各种造影的适应证及禁忌证。

X 线自 1895 年被发现以来，很快应用于临床医学，并且飞速发展，由模拟 X 线成像的屏-片系统中的透视检查和摄影检查，过渡到以数字 X 线成像技术中的 CR、DR 技术为主的摄影方式。X 线摄影检查技术是利用人体组织和器官对 X 线吸收程度不同进行摄影成像，通过影像接收器（image receptor，IR）记录、处理，以图像形式反映人体内部结构的一门技术。若 IR 为胶片，称为模拟 X 线摄影；若 IR 为影像板（image plate，IP），称为计算机 X 线摄影；若 IR 为平板探测器（flat panel detector，FPD），称为数字 X 线摄影。

X 线常规摄影检查技术包括透视检查和摄影检查两部分。

X 线透视检查，主要是利用 X 线的穿透作用、荧光作用及人体本身具有自然对比（骨、软组织、脂肪、气体）而实现的。X 线透视检查有两种方式：一种是传统式，即荧光屏式，在荧光屏上观察影像，检查在暗室中进行，操作人员与被检者同室，影像质量较差，操作人员接受 X 线的照射量大（对 X 线防护较差），目前基本被淘汰；另一种是电视透视检查（通过影像增强器），在监视器上观察影像，在明室下进行，操作人员与被检者隔室分开，影像质量较好，操作人员接受的 X 线照射量小（对 X 线防护较好），此种透视检查既有模拟的，也有先进数字化的。

X 线透视检查的主要优点：操作简便，实时成像；可观察动态脏器的运动功能，并可通过转动体位多角度观察显示结构或病变，达到对所显示结构或病变的准确定位。常用于体薄、密度较低的部位，如胸部、四肢，以检查心肺病变、骨折和关节脱位的整复及异物的摘除等。X 线透视检查的主要缺点是所显示的影像不能保存。

X 线摄影检查也有两种方式：一种是常规摄影检查，在摄影床或摄影架上进行。即被摄体在摄影床或摄影架上摆好体位后进行摄影检查，是日常开展较多的一种摄影方式；另一种是点片摄影检查，也称胃肠摄影检查，是在透视下，利用机器配有的点片装置对观察的部位进行及时而快速的摄影检查；常用于消化道、泌尿生殖系统、胆系造影下的摄影检查等。

X 线摄影检查的主要优点：摄影图像较透视清晰；图像可保存；操作人员接受的 X 线照射量少（对 X 线的防护较好）；人体大部分部位均可进行，应用较为广泛。X 线摄影检查的主要缺点：由于 X 线摄影获取的是瞬时静止像，所以不能观察器官的动态变化，不能对病变准确定位，也不能立即获得结果。

其他 X 线摄影检查技术：主要包括床旁摄影检查和急诊摄影检查。床旁摄影检查是将 X 线机移动至病床边，对危重及不能移动的患者进行摄影的检查方式。急诊摄影检查是指摄影操作人员采取一定措施，在较短时间内正确完成 X 线摄影各项程序的一种摄影检查方式。

近年来广泛使用 CR 和 DR 技术的检查方式，因其影像质量明显优于常规模拟 X 线影像，且防护较好，故有逐步取代常规模拟 X 线透视检查和模拟 X 线摄影检查的趋势。

# 第一节　四肢摄影检查

## 一、摄影注意事项

（1）摄影检查时，应使被检者体位处于舒适状态，被检侧肢体尽量靠近影像接收器；必要时利用棉垫、沙袋等辅助用具，支持和固定被检部位，尽量保持其正常的解剖形态，减少变形，同时避免因肢体移动造成影像模糊。

（2）长骨摄影检查时，应包括上、下两个关节，病变局限在一端时，至少包括邻近病变一端的关节，以明确其解剖位置。

（3）长骨摄影检查时，长骨的长轴应与影像接收器的长轴平行。

（4）使用屏-片系统摄影时，在一张胶片上摄取同一部位的两个不同位置，如常规摄正、侧位片。肢体同一端应置于胶片的同一端，且包括相同的关节，使关节面在同一水平线上。胶片的大小应充分包括被检部位的软组织。

（5）较厚部位应使用滤线器摄影技术，选用适当的滤过板，一般为 0.5～1.0mm 铝当量。厚薄相差悬殊的部位摄影时，应利用阳极效应。

（6）四肢摄影管电压为 45～70kV，管电流量为 5～30mAs，摄影距离为 75～100cm。无屏摄影检查时应采用近距离摄影。根据病情可适当增加减管电压数值，如增生性骨病酌情增加管电压值，溶骨性骨病和长期废用的骨骼应减少管电压值。

（7）对外伤者应尽量采用改变 X 线方向或移动摄影床床面等方式，以适应摄影体位的要求。若明确需要移动肢体时，应轻、准、快，以免骨折错位增加被检者痛苦。急诊摄影应根据被检者的状况灵活选择摄影体位。

（8）婴幼儿四肢骨摄影时，常规摄取双侧影像，以便对照。两次摄影，摄影条件应相同。

（9）对被检者讲明摄影方式、过程，做好呼吸屏气训练，争取合作。避免曝光时产生运动模糊。四肢摄影呼吸方式一般为平静呼吸下曝光。

（10）加强对被检者的 X 线防护，合理运用体位防护，尽量使被检部位以外的其他部位远离辐射线。根据被检部位的大小，选择合适的照射野。孕妇绝对禁止行 X 线检查。

（11）X 线标志（左右）应准确无误，位置适当。

## 二、上肢摄影检查

（一）应用解剖

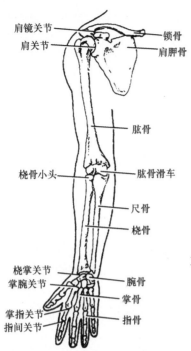

图 4-1-1　上肢解剖

上肢骨（图 4-1-1）包括上肢带骨及上肢游离骨。上肢带骨包括肩胛骨、锁骨；上肢游离骨包括肱骨、尺骨、桡骨、腕骨（由桡侧向尺侧依次近侧列为舟骨、月骨、三角骨、豌豆骨，远侧列为大多角骨、小多角骨、头状骨、钩骨）、掌骨（由拇指侧向小指侧依次为第 1、2、3、4、5 掌骨）、指骨（除拇指两节外，其余均为 3 节，共 14 块）。上肢带骨的连接包括胸锁关节、肩关节；游离上肢骨的连接包括肩关节、肘关节、手关节（包括桡腕关节、腕关节、腕掌关节、掌指关节，指间关节）。

### （二）体表定位标志

锁骨、肩胛骨、肩峰、肩胛下角、肱骨内上髁、肱骨外上髁、尺骨鹰嘴、尺骨茎突、桡骨茎突等。

### （三）手部摄影

**1. 手后前位**（图 4-1-2，图 4-1-3）

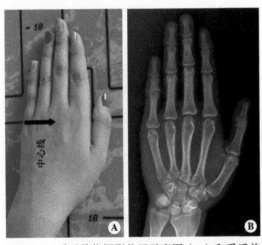

图 4-1-2　手后前位摄影位置示意图（A）和手后前位 DR 片（B）

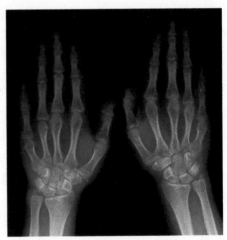

图 4-1-3　双手的摄影 DR 片

【摄影目的】　观察手骨形态、软组织、关节的正常或异常情况。如手部异物、外伤等。

【摄影体位】　被检者侧坐于摄影床一端，被检侧前臂前伸，手掌及腕部部自然放在影像接收器上，将第 3 掌骨头置于影像接收器中心，各手指伸直平放，自然分开，并紧贴于影像接收器，以保持手部稳定。照射野上缘包括指骨软组织，下缘包括腕关节，两侧包括周围软组织（若双手同时摄影时，被检者面向摄影床，两臂前伸，两手掌面向下并紧贴影像接收器上）。

【中心线及呼吸方式】　①中心线：对准第 3 掌骨头垂直射入（双手摄影时对准双手

第3掌骨头连线中点垂直射入）。②呼吸方式：平静呼吸下曝光。

**【影像标准及显示内容】**　影像显示拇指的掌、指骨呈斜位影像，其余四指的掌指骨及关节、腕部诸骨及桡掌关节与尺桡关节均呈正位影像；骨皮质及骨髓质、关节清晰显示，手部软组织层次清晰。

**2. 手侧位（图4-1-4，图4-1-5）**

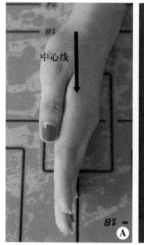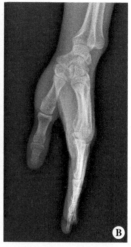

图4-1-4　手侧位摄影位置示意图（A）和手侧位DR片（B）

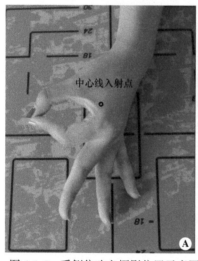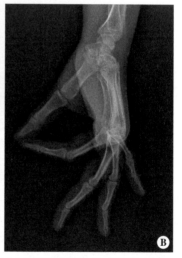

图4-1-5　手侧位改良摄影位置示意图（A）和手侧位改良显示图（B）

**【摄影目的】**　观察手骨及软组织正常或异常等情况，以补充正位不足。

**【摄影体位】**　被检者侧坐于摄影床一端，被检侧前臂侧伸，将第5掌骨头置于影像接收器中心位置，手部、腕部及前臂尺侧紧贴影像接收器，呈侧立位，以保持手部稳定。拇指前伸，其余四指并拢。照射野上缘包括指骨软组织，下缘包括腕关节，两侧包括周围软组织。

**【中心线及呼吸方式】**　①中心线：对准第2掌骨头垂直射入。②呼吸方式：平静呼吸下曝光。

【**影像标准及显示内容**】 影像显示第 2～5 掌骨、指骨、尺桡骨相互重叠的侧位影像，拇指正位影像；骨皮质及骨髓质、关节清晰显示，手部软组织层次清晰。

### 3. 第 2～5 指骨侧位（图 4-1-6，图 4-1-7，图 4-1-8）

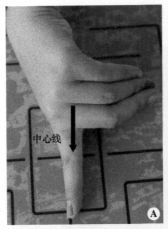
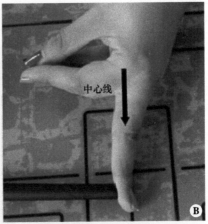

图 4-1-6 示指摄影位置示意图（A）和中指摄影位置示意图（B）

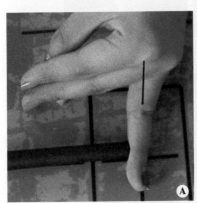
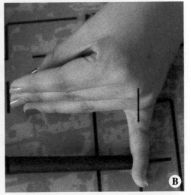

图 4-1-7 无名指摄影位置示意图（A）和小指摄影位置示意图（B）

【**摄影目的**】 观察第 2～5 指骨病变及软组织正常或异常情况，如外伤骨折、异物等，同时补充正位不足。

【**摄影体位**】 被检者侧坐于摄影床一端，被检侧前臂侧伸。检查第 2 或 3 指骨时，手内旋掌向外，桡侧紧贴影像接收器，并将被检侧指骨置其中心位置，被检侧指骨伸直，其余四指屈曲紧握或交错以免重叠。检查第 4 或 5 指骨时，被检侧手呈侧位，尺侧紧贴影像接收器，并将被检侧指骨置其中心位置，被检侧指骨伸直，其余四指屈曲紧握或交错以免重叠。如被检侧指骨不能放平，可用棉垫垫平；被检侧指骨不易主动伸直，可用容易透过 X 线的低密度物体顶住指尖部，使被检侧指骨尽量与影像接收器平行，同时起固定作用。照射野包括被检侧的掌指骨及周围软组织。

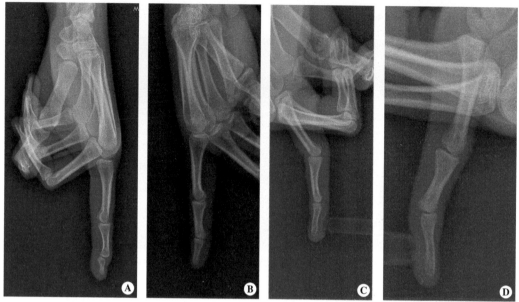

图 4-1-8　示指（A）、中指（B）、无名指（C）、小指（D）DR 摄影照片

【中心线及呼吸方式】　①中心线：对准近侧指间关节垂直射入。②呼吸方式：平静呼吸下曝光。

【影像标准及显示内容】　影像显示被检侧指骨及部分指骨、掌骨、腕骨相互重叠侧位影像；骨皮质及骨髓质、关节清晰显示，手部软组织层次清晰。

**4. 手后前斜位（图 4-1-9）**

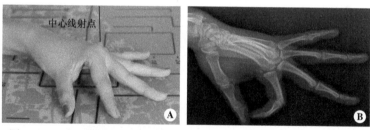

图 4-1-9　手后前斜位摄影位置示意图（A）和手后前斜位（B）DR 片

【摄影目的】　观察各掌、指骨斜位正常或异常情况，如外伤骨折、异物等，同时补充正位不足。

【摄影体位】　被检者侧坐于摄影床一端，被检侧前臂前伸，手掌面朝下，五指自然分开稍弯曲，各指尖接触影像接收器，以保持手部稳定。将第 3 掌骨头置于影像接收器中心，掌面与影像接收器中心器面成 45°角。照射野上缘包括指骨软组织，下缘包括腕关节，两侧包括周围软组织。

【中心线及呼吸方式】　①中心线：对准第 3 掌骨头垂直射入。②呼吸方式：平静呼吸下曝光。

【影像标准及显示内容】　影像显示被检侧第 1～5 掌、指骨斜位影像，第 4、5 掌骨基底部有不同程度重叠，掌骨骨皮质呈切线影像；骨皮质及骨髓质、关节清晰显示，手部软组织层次清晰。

**5. 手前后斜位（图 4-1-10）**

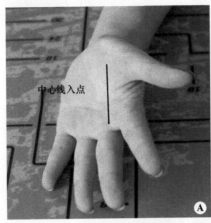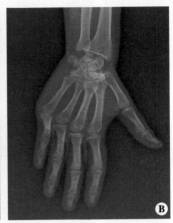

图 4-1-10　手前后斜位摄影位置示意图（A）和手前后斜位 DR 片（B）

【摄影目的】　观察各掌、指骨斜位正常或异常情况，如外伤骨折、异物等，同时补充正位不足。

【摄影体位】　被检者侧坐于摄影床一端，被检侧前臂前伸，手背面朝下，五指自然分开稍弯曲，将第 5 掌指骨背侧及第 4 指骨背侧触及影像接收器，以保持手部稳定。将第 3 掌骨头置于影像接收器中心，手背面与影像接收器面成 45°角。照射野上缘包括指骨软组织，下缘包括腕关节，两侧包括周围软组织。

【中心线及呼吸方式】　①中心线：对准第 3 掌骨头垂直射入。②呼吸方式：平静呼吸下曝光。

【影像标准及显示内容】　影像显示被检侧第 1～5 掌、指骨斜位影像，以显示 4、5 掌骨为主，第 1～3 掌骨稍有重叠，掌骨骨皮质呈切线投影；骨皮质及骨髓质、关节清晰显示，手部软组织层次清晰。

**6. 拇指前后位（图 4-1-11）**

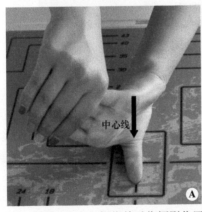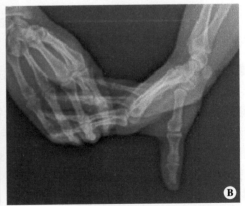

图 4-1-11　拇指前后位摄影位置示意图（A）和拇指前后位 DR 片（B）

【摄影目的】　观察拇指骨、关节、软组织正常或异常等情况。

【摄影体位】　被检者侧坐于摄影床一端，被检侧前臂前伸，拇指背面紧贴影像接收器，以保持手部稳定。用对侧手将被检侧的其余四指向手背侧牵拉，避免与拇指骨、第 1 掌骨重叠。照射野包括拇指掌指骨及周围软组织。

**【中心线及呼吸方式】** ①中心线：经拇指掌指关节垂直射入。②呼吸方式：平静呼吸下曝光。

**【影像标准及显示内容】** 影像显示拇指的指骨、第 1 掌骨及指间关节、掌指关节及籽骨呈正位影像；骨皮质及骨髓质、关节清晰显示，手部软组织层次清晰。

**7. 拇指侧位（图 4-1-12）**

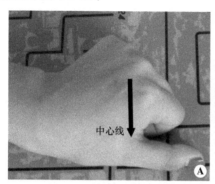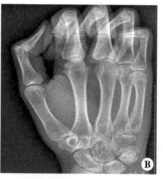

图 4-1-12 拇指侧位摄影位置示意图（A）和拇指侧位 DR 片（B）

**【摄影目的】** 观察拇指骨、关节、软组织正常或异常等情况，以补充正位不足。

**【摄影体位】** 被检者侧坐于摄影床一端，被检侧前臂前伸，拇指外侧紧贴影像接收器。其余四指半握拳，以支撑手掌，防止抖动以保持手部稳定。照射野包括拇指掌指骨及周围软组织。

**【中心线及呼吸方式】** ①中心线：经拇指掌指关节垂直射入。②呼吸方式：平静呼吸下曝光。

**【影像标准及显示内容】** 影像显示拇指指骨、第 1 掌骨及指间关节、掌指关节呈侧位影像；骨皮质及骨髓质清晰显示，手部软组织层次清晰。

**（四）腕部摄影**

**1. 腕关节后前位（图 4-1-13）**

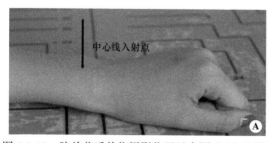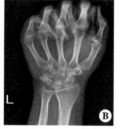

图 4-1-13 腕关节后前位摄影位置示意图（A）和腕关节后前位 DR 片（B）

**【摄影目的】** 观察腕关节诸骨骨质、关节及软组织正常或异常情况，多用于腕部外伤、脱位等。

**【摄影体位】** 被检者侧坐于摄影床一端，被检侧肘部弯曲，前臂伸直，掌面向下呈半握拳状，将被检侧腕部置于影像接收器中心位置。照射野上缘包括掌骨近端，下缘包括尺桡骨远端，两侧包括周围软组织（双腕同时对比摄影时，被检者面向摄影床，两臂前伸，掌面向下呈半握拳状，双侧腕部并紧贴于影像接收器中心位置上）。

【中心线及呼吸方式】 ①中心线：对准尺桡骨茎突连线中点垂直射入（双腕摄影时：对准两侧桡骨茎突连线中点垂直射入）②呼吸方式：平静呼吸下曝光。

【影像标准及显示内容】 影像显示腕关节正位及周围软组织影像，掌骨近端与尺桡骨远端、掌腕关节、桡腕关节间隙清晰显示，腕关节诸骨骨皮质及骨髓质清晰显示，腕部软组织层次清晰。

**2. 腕关节侧位（图 4-1-14）**

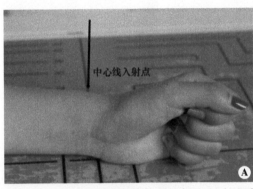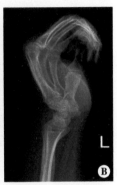

图 4-1-14 腕关节侧位摄影位置示意图（A）和腕关节侧位 DR 片（B）

【摄影目的】 观察腕骨、尺骨、桡骨远端的骨折及移位和关节脱位等情况，以补充正位不足。

【摄影体位】 被检者侧坐于摄影床一端，被检侧前臂前伸，手指伸直，呈侧位，手及腕部尺侧紧贴影像接收器并置于其中心位置。照射野上缘包括掌骨近端，下缘包括尺桡骨远端，两侧包括周围软组织。

【中心线及呼吸方式】 ①中心线：对准桡骨茎突垂直射入。②呼吸方式：平静呼吸下曝光。

【影像标准及显示内容】 影像显示腕关节、尺桡骨远端和掌骨近端重叠及周围软组织侧位影像；月骨显示较清晰；腕关节诸骨骨皮质及骨髓质清晰显示，腕部软组织层次清晰。

**3. 腕部尺偏位（外展位）（图 4-1-15）**

【摄影目的】 观察正常或异常舟骨形态、结构及与周围腕部诸骨的位置关系。

【摄影体位】 被检者侧坐于摄影床一端，被检侧前臂前伸，手掌平放在影像接收器上。将腕部置于影像接收器中心位置，使被检侧手向尺骨侧偏转。照射野上缘包括掌骨近端，下缘包括尺桡骨远端，两侧包括周围软组织。

【中心线及呼吸方式】 ①中心线：对准尺桡骨茎突连线中点垂直射入。②呼吸方式：平静呼吸下曝光。

【影像标准及显示内容】 影像显示舟骨长轴展开影像，舟骨形态、骨质及与其他骨的邻接面清晰；骨皮质及骨髓质、关节清晰显示，腕部软组织层次清晰。

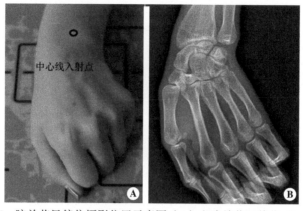

图 4-1-15　腕关节尺偏位摄影位置示意图（A）和腕关节尺偏位 DR 片（B）

## （五）前臂摄影

### 1. 尺桡骨前后位（图 4-1-16）

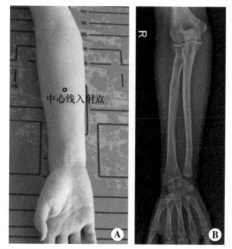

图 4-1-16　尺桡骨前后位摄影位置示意图（A）和尺桡骨前后位 DR 片（B）

【摄影目的】　观察尺、桡骨骨质及软组织正常或异常情况。如外伤骨折、异物等情况。

【摄影体位】　被检者侧坐于摄影床一端，被检侧手掌朝上，前臂伸直，并使前臂中点置于影像接收器中心位置，前臂长轴与影像接收器长轴平行。腕部稍外旋，使前臂远端保持正位体位，肘部及肱骨远端贴紧影像接收器。照射野上缘包括肘关节，下缘包括腕关节，两侧包括周围软组织。如果病变局限在一端，可只包括邻近一侧关节。

【中心线及呼吸方式】　①中心线：对准前臂中点或病变中心垂直射入。②呼吸方式：平静呼吸下曝光。

【影像标准及显示内容】　影像显示尺桡骨全长，尺、桡骨及肘关节、腕关节正位影像，近端桡骨粗隆与尺骨少量重叠；骨皮质及骨髓质、关节清晰显示，前臂软组织层次清晰。

### 2. 尺桡骨侧位（图 4-1-17）

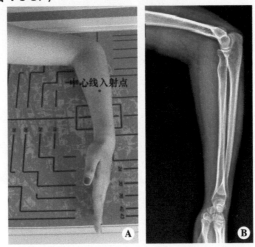

图 4-1-17　尺桡骨侧位摄影位置示意图（A）和尺桡骨侧位 DR 片（B）

【摄影目的】　观察尺、桡骨骨质及软组织正常或异常情况。如外伤骨折对位、对线、移位，异物等情况。同时补充正位不足。

【摄影体位】　被检者侧坐于摄影床一端，被检侧手呈侧位，屈肘成 90°角，前臂侧位中点置于影像接收器中心位置，前臂长轴与影像接收器长轴平行。被检侧前臂尺侧紧贴影像接收器，肩部放低，使肘部与肱骨远端贴在影像接收器。照射野上缘包括肘关节，下缘包括腕关节，两侧包括周围软组织。如果病变局限在一端，可只包括邻近一侧关节。

【中心线及呼吸方式】　①中心线：对准前臂侧位中点或病变中心垂直射入。②呼吸方式：平静呼吸下曝光。

【影像标准及显示内容】　影像显示尺、桡骨侧位影像，桡骨头与尺骨喙突有部分重叠，尺骨和桡骨远端约 1/3 互相重叠；骨皮质及骨髓质、关节清晰显示，前臂软组织层次清晰。

### （六）肘部摄影

### 1. 肘关节前后位（图 4-1-18）

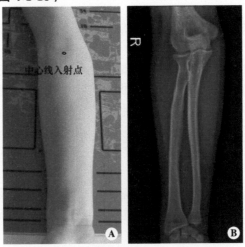

图 4-1-18　肘关节前后位摄影位置示意图（A）和肘关节前后位 DR 片（B）

【摄影目的】　观察肘关节及周围软组织正常或异常情况。如外伤、脱位等。

【摄影体位】　被检者侧坐于摄影床一端，被检侧前臂伸直，手掌朝上，腕部稍外旋，使前臂保持正位体位。将肘部尺骨鹰嘴置于影像接收器中心位置，并使前臂近端和上臂远端及肘部紧贴影像接收器。照射野上缘包括尺桡骨近端，下缘包括肱骨远端，两侧包括周围软组织。

【中心线及呼吸方式】　①中心线：对准肱骨内、外上髁连线中点垂直射入。②呼吸方式：平静呼吸下屏气曝光。

【影像标准及显示内容】　影像显示肘关节、肱骨远端、尺桡骨近端及周围软组织正位影像，肘关节间隙清晰，鹰嘴窝位于肱骨内、外上髁正中稍偏尺侧，呈三角形密度减低区；骨皮质及骨髓质清晰显示，肘部软组织层次清晰。

**2. 肘关节侧位（图 4-1-19）**

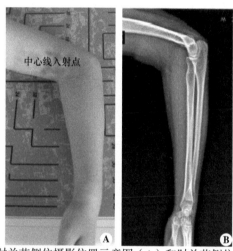

图 4-1-19　肘关节侧位摄影位置示意图（A）和肘关节侧位 DR 片（B）

【摄影目的】　观察肘关节及周围软组织正常或异常情况。如外伤、脱位等。同时补充正位不足。

【摄影体位】　被检者侧坐于摄影床一端，被检前臂近端及肘部和肱骨远端呈侧位，屈肘成 90°角，将肱骨内上髁置于影像接收器中心位置，肩部向下与肘部相平，并紧贴影像接收器。照射野上缘包括尺桡骨近端，下缘包括肱骨远端，两侧包括周围软组织。

【中心线及呼吸方式】　①中心线：对准肱骨外上髁垂直射入。②呼吸方式：平静呼吸下屏气曝光。

【影像标准及显示内容】　影像显示肘关节、肱骨远端、尺桡骨近端及周围软组织侧位影像，肘关节间隙清晰，肱骨内、外上髁相重叠呈圆形；骨皮质及骨髓质清晰显示，肘部软组织层次清晰。

**3. 肘关节轴位（图 4-1-20）**

【摄影目的】　观察尺骨鹰嘴周围软组织正常或异常情况。

【摄影体位】　被检者侧坐于摄影床一端，肩部压低，被检前臂极度屈肘。将尺骨鹰嘴置于影像接收器中心上 2.5cm 处，并紧贴影像接收器。照射野上缘包括尺桡骨近端，下缘包括肱骨远端，两侧包括周围软组织。

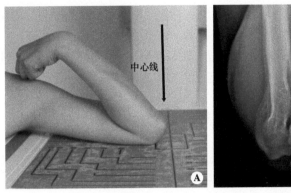

图 4-1-20　肘关节轴位摄影位置示意图（A）和肘关节轴位 DR 片（B）

【中心线及呼吸方式】　①中心线：对准尺骨鹰嘴上方 2.5cm 垂直射入。②呼吸方式：平静呼吸下屏气曝光。

【影像标准及显示内容】　尺骨鹰嘴轴位影像，鹰嘴突出于肱骨髁下方，尺神经沟位于鹰嘴突的内侧。

（七）上臂摄影

**1. 肱骨前后位（图 4-1-21）**

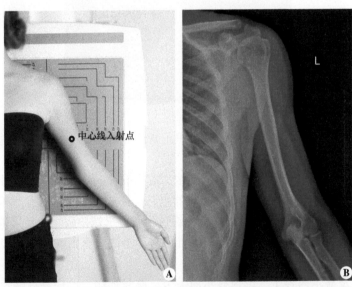

图 4-1-21　肱骨前后位摄影位置示意图（A）和肱骨前后位 DR 片（B）

【摄影目的】　观察肱骨及软组织正常或异常情况。如外伤骨折、肱骨头脱位等情况。

【摄影体位】　被检者仰卧于摄影床上，被检侧上肢伸直外展 20°～30°角或者对侧肩部用沙袋垫高，掌面朝上。被检侧上臂和肩部紧贴影像接收器，将上臂中点或病变部位置于影像接收器中心位置，肱骨长轴与影像接收器长轴平行。照射野上缘包括肩关节，下缘包括肘关节。如果病变局限在一端，可只包括邻近一侧关节或病变中心。

【中心线及呼吸方式】　①中心线：对准上臂中点或病变中心垂直射入。②呼吸方式：平静呼吸下屏气曝光。

【影像标准及显示内容】　影像显示肱骨全长的正位影像，大结节向外突出呈切线位，小结节与肱骨重叠；骨皮质及骨髓质、关节清晰显示，上臂软组织层次清晰。

**2. 肱骨侧位（图 4-1-22）**

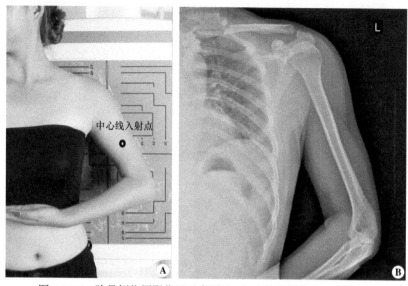

图 4-1-22　肱骨侧位摄影位置示意图（A）和肱骨侧位 DR 片（B）

【摄影目的】　观察肱骨及软组织正常或异常情况。如外伤骨折对位、对线、移位，异物等情况。同时补充正位不足。

【摄影体位】　被检者仰卧于摄影床上，被检侧上臂稍外展或者对侧肩部用沙袋垫高，屈肘成 90°角，手内旋掌面向下置于腹前，将上臂内侧靠近影像接收器，使肱骨内、外上髁重叠呈侧位，将上臂中点或病变部位置于影像接收器中心位置，上臂长轴与影像接收器长轴平行。照射野上缘包括肩关节，下缘包括肘关节。如果病变局限在一端，可只包括邻近一侧关节。

【中心线及呼吸方式】　①中心线：对准上臂侧位中点或病变中心垂直射入。②呼吸方式：平静呼吸下屏气曝光。

【影像标准及显示内容】　影像显示肱骨侧位影像，肱骨头下部与大结节重叠；骨皮质及骨髓质、关节清晰显示，上臂软组织层次清晰。

**3. 肱骨穿胸位（图 4-1-23）**

【摄影目的】　主要观察肱骨上段骨折、移位和直接对位、对线等情况，以补充正位不足。

【摄影体位】　被检者侧立于摄影架前，被检侧上臂外缘紧贴影像接收器，使肱骨外科颈部位置于影像接收器中心位置，肩部下垂，掌心向前。对侧手臂抱头，肩部抬高，使两肩不致重叠。身体稍略向前，身体冠状面与影像接收器成 70°～80°角。照射野上缘包括肩峰，下缘包括肱骨上段，两侧包括周围软组织。

【中心线及呼吸方式】　①中心线：对准对侧腋窝向后 3cm 垂直射入。②呼吸方式：深吸气后屏气曝光。（目的使胸腔内充有多量气体，借以增加对比度）。③摄影距离：采用近距离摄影，45～55cm。④摄影条件：管电压 75～85kV。

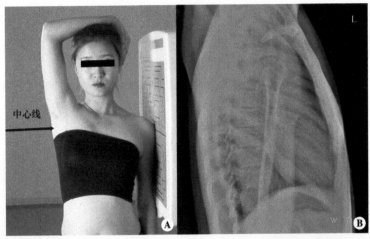

图 4-1-23　肱骨穿胸位摄影位置示意图（A）和肱骨穿胸位 DR 片（B）

【**影像标准及显示内容**】　影像显示肱骨侧位像，肱骨位于影像图片中心位置，位于胸椎和胸骨之间，肱骨颈及骨干可显示清晰，骨皮质及骨髓质清晰显示，上臂软组织层次清晰。

### （八）肩部及上肢带骨摄影

### 1. 肩关节前后位（图 4-1-24）

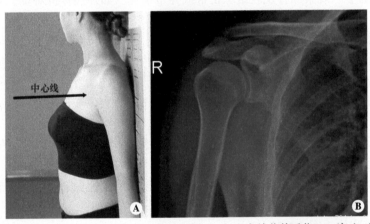

图 4-1-24　肩关节前后位摄影位置示意图（A）和肩关节前后位 DR 片（B）

【**摄影目的**】　观察肩关节位，肱骨头与关节盂的关节间隙是否异常等情况。

【**摄影体位**】　被检者仰卧于摄影床上，对侧肩部稍向前斜或垫高，使被检侧肩部紧贴影像接收器，被检侧上肢伸直稍外展，掌心朝上，头部转向对侧，肩胛骨喙突置于影像接收器中心位置。照射野上缘与下缘超过肩部及上臂软组织各 2cm，两侧包括周围软组织。

【**中心线及呼吸方式**】　①中心线：对准肩胛骨喙突垂直射入。②呼吸方式：平静呼吸下屏气曝光。

【**影像标准及显示内容**】　影像显示肩关节、肩锁关节、肱骨头、锁骨外 1/3 和肩胛骨及部分肋骨的正位影像，关节间隙显示清晰，肱骨头上部与肩峰重叠；骨皮质及骨髓质清晰显示，肩部软组织层次清晰。

**2. 肩胛骨前后位**

方式一：肩胛骨外前后位（上臂外展）（图 4-1-25）

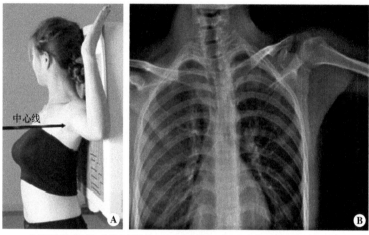

图 4-1-25　肩胛骨外展前后位摄影位置示意图（A）和肩胛骨外展前后位 DR 片（B）

【摄影目的】　观察肩胛骨正常或异常等情况，同时减少肩胛骨与胸部过多重叠影像。

【摄影体位】　被检者仰卧于摄影床上，被检侧肩胛骨置于影像接收器中心位置，上臂外展，与躯干成 90°角，肘部弯曲使前臂上举与躯干平行，前臂和手背紧贴台面。使肩胛骨拉向外方，减少肋骨重叠。照射野上缘超出肩部，下缘包括肩胛骨下角，两侧包括周围软组织。

【中心线及呼吸方式】　①中心线：对准喙突下方 4～5cm 处垂直射入。②呼吸方式：平静呼吸下屏气曝光。

【影像标准及显示内容】　影像显示肩胛骨、肱骨头、肩关节、肩锁关节、锁骨外 1/3 正位影像，关节间隙显示清晰；肩胛骨影像位于胸廓外上方，内侧部分与肋骨、肺野略有重叠；骨皮质及骨髓质清晰显示，肩部软组织层次清晰。

方式二：肩胛骨前后位（图 4-1-26）

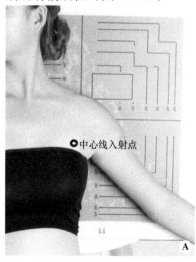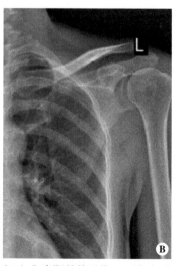

图 4-1-26　肩胛骨前后位摄影位置示意图（A）和肩胛骨前后位 DR 片（B）

【摄影目的】 如果肩部及肩胛骨疼痛，上臂不能外展，可用此摄影体位。同时可观察肩胛骨正常或异常等情况。

【摄影体位】 被检者仰卧于摄影床上，被检侧上臂伸直，稍外展，掌心朝上或向前，对侧肩部垫高或对侧肩部稍向前斜，被检侧肩胛骨喙突下方 4～5cm 置于影像接收器中心位置。照射野上缘超出肩部，下缘包括肩胛骨下角，两侧包括周围软组织。

【中心线及呼吸方式】 ①中心线：对准喙突下方 4～5cm 处垂直射入。②呼吸方式：平静呼吸下屏气曝光。

【影像标准及显示内容】 影像显示肩胛骨、肱骨头、肩关节、肩锁关节、锁骨外 1/3 正位影像，关节间隙显示清晰；肩胛骨影像位于胸廓外上方，内侧部分与肋骨、肺野略有重叠；骨皮质及骨髓质清晰显示，肩部软组织层次清晰。

**3. 肩胛骨侧位**

方式一：肩胛骨侧位（立位）（图 4-1-27）

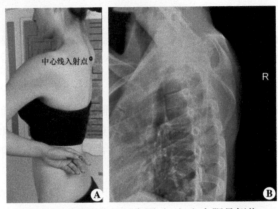

图 4-1-27 肩胛骨侧位摄影位置示意图（A）和肩胛骨侧位 DR 片（B）

【摄影目的】 观察肩胛骨正常或异常等情况。常见外伤骨折、肿物等。同时补充正位不足。

【摄影体位】 被检者取站立位（或坐于摄影架前），面对摄影架前，两足分开使身体站稳（或坐于轮椅上），被检侧侧胸壁后缘紧贴摄影架或影像接收器正中线上，被检侧手臂抱头，转动身体，使肩胛骨内外缘与摄影架或影像接收器垂直。照射野上缘超出肩部，下缘包括肩胛骨下角，两侧包括周围软组织。

【中心线及呼吸方式】 ①中心线：对准肩胛骨内缘中点垂直射入。②呼吸方式：平静呼吸下屏气曝光。

【影像标准及显示内容】 影像显示肩胛骨侧位影像，肩胛骨不与肋骨重叠，骨皮质及骨髓质清晰显示，部分肱骨、锁骨及肋骨也显示清晰，肩部软组织层次清晰。

方式二：肩胛骨侧位（侧卧位）（图 4-1-28）

【摄影目的】 观察肩胛骨正常或异常等情况，以补充正位不足。如肩胛骨骨折、移位等情况。

【摄影体位】 被检者俯卧于摄影床上，被检侧上肢高举抱头，头部枕于上臂，使被

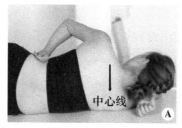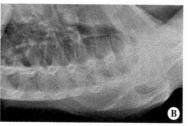

图 4-1-28 肩胛骨侧卧位摄影位置示意图（A）和肩胛骨侧卧位 DR 片（B）

检侧肩胛骨置于影像接收器中心位置。对侧肩部和髋部抬高，肘、髋和膝关节均屈曲，用以支撑身体。如因疼痛患臂不能上举者可任其放于身旁，但上臂须外展，肘部稍弯曲，使肱骨上端不与肩胛骨重叠。然后转动身体，被检侧肩部紧靠台面，使肩胛骨内缘连线与摄影床垂直，照射野上缘超出肩部，下缘包括肩胛骨下角，两侧包括周围软组织。

【中心线及呼吸方式】 ①中心线：对准肩胛骨内缘中点垂直射入。②呼吸方式：平静呼吸下屏气曝光。

【影像标准及显示内容】 影像显示肩胛骨侧位影像，肩胛骨不与肋骨重叠，骨皮质及骨髓质清晰显示，部分肱骨、锁骨及肋骨也显示清晰，肩部软组织层次清晰。

**4. 锁骨后前位（图 4-1-29）**

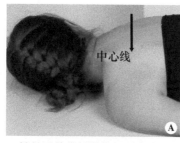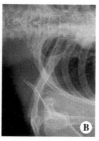

图 4-1-29 锁骨后前位摄影位置示意图（A）和锁骨后前位 DR 片（B）

【摄影目的】 观察锁骨正常或异常情况。如外伤骨折、肿物等。

【摄影体位】 被检者俯卧于摄影床上，被检侧上肢内旋 180°角，头部转向对侧，将锁骨中点置于影像接收器中心位置，被检侧肩部紧贴影像接收器。对侧肩部垫高，保持身体稳定。照射野上缘超过肩部，下缘包括第 4、5 胸椎间隙平面，内侧缘包括胸锁关节，外侧缘包括肩锁关节及周围软组织。

【中心线及呼吸方式】 ①中心线：对准肩胛骨内侧角垂直射入（或向头侧倾斜 15°角，经锁骨中点射入）。②呼吸方式：平静呼吸下屏气曝光。

【影像标准及显示内容】 影像显示锁骨正位影像，形态平直，内 1/3 与胸廓相重叠，肩锁关节及胸锁关节显示清晰；骨皮质及骨髓质清晰显示，锁骨及周围软组织层次清晰。

# 三、下肢摄影检查

（一）应用解剖

下肢骨包括下肢带骨和下肢游离骨（图 4-1-30）。下肢带骨由上部的髂骨、前下的耻骨、后下的坐骨，统称为髋骨，左右各一。两侧的髋骨与骶、尾骨组成骨盆。下肢游离骨包括股骨、胫骨、腓骨、髌骨、跗骨（包括距骨、跟骨、舟骨、骰骨和3块楔骨）、跖骨（由内向外依次为第1、2、3、4、5跖骨），趾骨除第1趾骨外，其余均为3块，共14块。下肢带骨的连接包括骶髂关节。游离下肢骨的连接包括髋关节、膝关节、足关节（包括踝关节、跗骨间关节、跗跖关节、跖骨间关节、跖趾关节及趾间关节）。

## （二）体表定位标志

内踝、外踝、腓骨小头、胫骨粗隆、股骨内上髁、股骨外上髁、股骨大转子、耻骨结节、耻骨联合、坐骨结节、髂前上棘、髂嵴等。

## （三）足部摄影

### 1. 足前后位（图4-1-31）

【摄影目的】 观察足骨及软组织正常或异常情况。如外伤骨折、异物等。

【摄影体位】 被检者坐于摄影床上或卧位于摄影床上，被检侧膝关节屈曲，足踏于影像接收器上，足部长轴与影像接收器长轴平行，并将第3跖骨基底部置于影像接收器中心位置，对侧腿伸直，保持身体平稳。照射野上缘包括足趾，下缘包括足跟，两侧包括周围软组织。

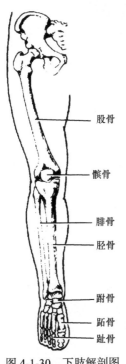

图4-1-30　下肢解剖图

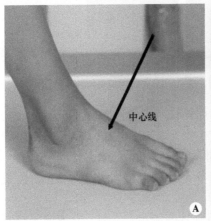
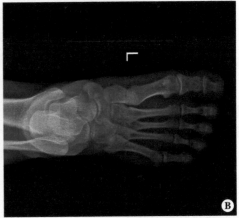

图4-1-31　足前后位摄影位置示意图（A）和足前后位DR片（B）

【中心线及呼吸方式】 ①中心线：对准第3跖骨基底部垂直射入（或向足跟侧倾斜15°角，对准第3跖骨基底部垂直射入）。②呼吸方式：平静呼吸下曝光。

【影像标准及显示内容】 影像显示趾骨、跖骨、部分跗骨及周围软组织正位影像；舟距关节与骰跟关节间隙清晰可见，距骨和跟骨与胫腓骨下段重叠；骨皮质及骨髓质清晰显示，足部软组织层次清晰。

### 2. 足侧位（图4-1-32）

【摄影目的】 观察足部骨质侧位情况，以补充正位不足。用于检查足畸形、足内异物等。

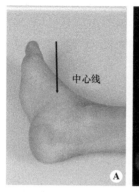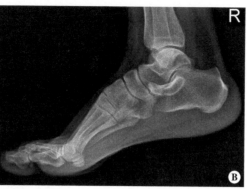

图 4-1-32　足侧位摄影位置示意图（A）和足侧位 DR 片（B）

**【摄影体位】**　被检者坐于摄影床上或卧位于摄影床上，身体向被检侧倾斜，膝关节弯曲，足外侧置于影像接收器中心位置并紧贴，足矢状面与影像接收器平行。照射野上缘包括足趾，下缘包括足跟，两侧包括周围软组织。

**【中心线及呼吸方式】**　①中心线：对准足中部垂直射入。②呼吸方式：平静呼吸下曝光。

**【影像标准及显示内容】**　影像显示趾骨、跖骨及楔骨侧位重叠影像，骰骨、舟骨部分重叠影像与距骨、跟骨呈侧位影像；骨皮质及骨髓质、关节清晰显示，足部软组织层次清晰。

**3. 足内斜位（图 4-1-33）**

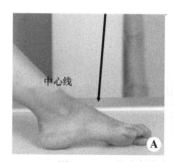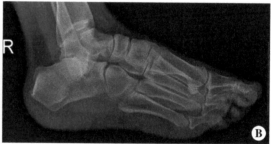

图 4-1-33　足内斜位摄影位置示意图（A）和足内斜位 DR 片（B）

**【摄影目的】**　观察足部诸骨及软组织正常或异常情况，如外伤骨折、异物等，以补充正位不足。

**【摄影体位】**　被检者坐于摄影床上，被检侧膝关节屈曲，足底内侧贴近影像接收器，足外侧抬高，使足部长轴与影像接收器长轴平行，并将第 3 跖骨基底部置于影像接收器中心。同时使足底与影像接收器成 30°～45°角。照射野上缘包括足趾，下缘包括足跟，两侧包括周围软组织。

**【中心线及呼吸方式】**　①中心线：对准第 3 跖骨基底部垂直射入。②呼吸方式：平静呼吸下曝光。

**【影像标准及显示内容】**　影像显示足部诸骨及周围软组织呈斜位影像；第 1、2 跖骨部分重叠，其余跖骨及其趾骨清晰显示；跟距关节、楔舟关节及第 3、4 跗跖关节间隙清晰可见；骨皮质及骨髓质清晰显示，足部软组织层次清晰。

**4. 跟骨轴位（底跟轴位）（图 4-1-34 ）**

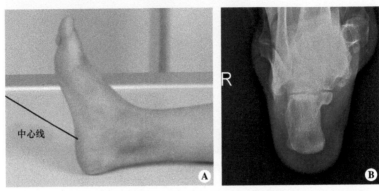

图 4-1-34 跟骨轴位摄影位置示意图（A）和跟骨轴位 DR 片（B）

【摄影目的】 观察跟骨及软组织正常或异常情况。如外伤骨折、术后复查等。

【摄影体位】 被检者仰卧或坐于摄影床上，被检侧下肢伸直，足尖向上，足背极度背曲（可用布带牵拉足前部），足矢状面垂直于影像接收器。被检侧跟骨紧贴并置于影像接收器中心位置。对侧膝部弯曲，足踏床面，支撑身体稳定。照射野上缘包括跟距关节，下缘包括跟骨底，两侧包括周围软组织。

【中心线及呼吸方式】 ①中心线：中心线向头侧倾斜 35°～45°，对准内外踝连线的中点（跟骨中心）射入。②呼吸方式：平静呼吸下曝光。

【影像标准及显示内容】 影像显示跟骨轴位影像，载距突、滑车突、跟骨体和跟距关节显示清晰，骨皮质及骨髓质清晰，跟骨及周围软组织层次清晰。如果体位不正或切斜角度不够都不能显示良好。

**5. 跟骨侧位（图 4-1-35 ）**

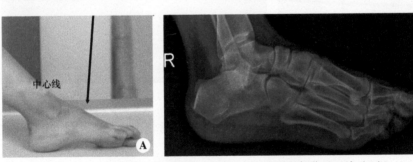

图 4-1-35 跟骨侧位摄影位置示意图（A）和跟骨侧位 DR 片（B）

【摄影目的】 观察跟骨及软组织正常或异常情况，如跟骨骨刺、外伤骨折等。同时以补充正位不足。

【摄影体位】 被检者坐位或侧卧于摄影床上，被检侧跟骨外侧紧贴影像接收器置于中心位置。照射野上缘包括踝关节，下缘包括足底部，前缘包括骰骨，后缘包括跟骨后部（双侧对照摄影时，被检者呈坐位姿势，双膝自然屈曲，两侧足底相对紧贴，并置于影像接收器中心位置上）。

【中心线及呼吸方式】 ①中心线：对准内踝下 2cm 垂直射入（双侧摄影时：对准两侧内踝各向下 2cm 的连线中点垂直射入）。②呼吸方式：平静呼吸下曝光。

【影像标准及显示内容】 影像显示跟骨侧位影像，跟骨形态、骨质，跟骨关节、跟距关节显示清晰；骨皮质及骨髓质清晰显示，跟骨及周围软组织层次清晰。

### （四）踝部摄影

**1. 踝关节前后位（图 4-1-36）**

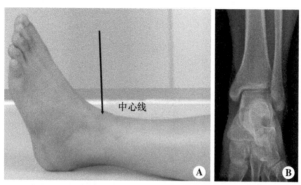

中心线

图 4-1-36 踝关节前后位摄影位置示意图（A）和踝关节前后位 DR 片（B）

【摄影目的】 观察踝关节及软组织正常或异常情况。如脱位、外伤骨折等。

【摄影体位】 被检者仰卧或坐于摄影床上，被检侧下肢伸直，使小腿长轴与影像接收器垂直。足尖向上稍向内旋约 10°角，跟骨紧贴影像接收器，并使内、外踝连线中点上 1cm 置于影像接收器中心位置。照射野上缘包括胫腓骨下段，下缘包括足的跗骨，两侧包括周围软组织。

【中心线及呼吸方式】 ①中心线：对准内、外踝连线中点上 1cm 处垂直射入。②呼吸方式：平静呼吸下曝光。

【影像标准及显示内容】 影像显示踝关节及胫腓骨下段和距骨上部的正位影像，关节间隙清晰呈倒 U 形（或八字形），骨皮质及骨髓质清晰显示，踝部软组织层次清晰。

**2. 踝关节侧位（图 4-1-37）**

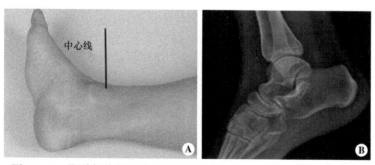

中心线

图 4-1-37 踝关侧位摄影位置示意图（A）和踝关节侧位 DR 片（B）

【摄影目的】 观察踝关节及软组织正常或异常情况。如脱位、外伤骨折等。同时补充正位不足。

【摄影体位】 被检者侧卧于摄影床上，被检侧下肢伸直，膝关节弯曲，小腿长轴与影像接收器垂直，外踝紧贴影像接收器，并将外踝上方 1cm 处置于影像接收器中心位置。

对侧下肢自然弯曲，足踏床面，支撑身体稳定。照射野上缘包括胫腓骨下段，下缘包括足的跗骨，两侧包括周围软组织。

【中心线及呼吸方式】 ①中心线：对准内踝上方1cm处垂直射入。②呼吸方式：平静呼吸下曝光。

【影像标准及显示内容】 影像显示内、外踝重叠的踝关节侧位影像，踝关节诸骨显示清晰，胫腓骨远端相互重叠；诸骨骨皮质及骨髓质清晰显示，踝部软组织层次清晰。

（五）小腿摄影

**1. 胫腓骨前后位（图4-1-38）**

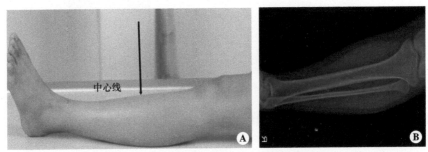

图4-1-38 胫腓骨前后位摄影位置示意图（A）和胫腓骨前后位DR片（B）

【摄影目的】 观察胫腓骨及软组织正常或异常情况。如外伤骨折对位、对线、移位，异物等情况。

【摄影体位】 被检者仰卧或坐于摄影床上，被检侧下肢伸直且稍内旋，足尖向上，小腿中点置于影像接收器中心位置，小腿长轴与影像接收器长轴平行。照射野上缘包括膝关节，下缘包括踝关节，两侧包括周围软组织。如果病变局限在一端，可只包括邻近一侧关节。

【中心线及呼吸方式】 ①中心线：对准小腿中点或病变中心垂直射入。②呼吸方式：平静呼吸下曝光。

【影像标准及显示内容】 影像显示胫、腓骨及邻近关节正位影像，上、下胫腓骨关节略有重叠；骨皮质及骨髓质清晰显示，小腿软组织层次清晰。

**2. 腓骨侧位（图4-1-39）**

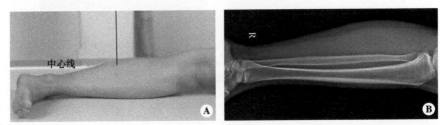

图4-1-39 胫腓骨侧位摄影位置示意（A）和胫腓骨侧位DR片（B）

【摄影目的】 观察胫腓骨及软组织正常或异常情况。如外伤骨折对位、对线、移位，异物等情况。同时补充正位不足。

【摄影体位】　被检者侧卧于摄影床上，被检侧下肢伸直，小腿腓侧紧贴影像接收器，使小腿中点置于其中心位置，足跟部垫平，保持腿部稳定。小腿长轴与影像接收器长轴平行。对侧下肢屈曲置于被检侧大腿前方。照射野上缘包括膝关节，下缘包括踝关节，两侧包括周围软组织。如果病变局限在一端，可只包括邻近一侧关节。

【中心线及呼吸方式】　①中心线：对准小腿侧位中点或病变中心垂直射入。②呼吸方式：平静呼吸下曝光。

【影像标准及显示内容】　影像显示胫、腓骨及邻近关节侧位影像，上、下胫腓骨关节略有重叠；骨皮质及骨髓质清晰显示，小腿软组织层次清晰。

## （六）膝关节及髌骨摄影

### 1. 膝关节前后位（图 4-1-40）

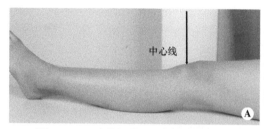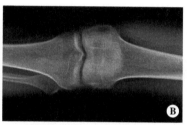

图 4-1-40　膝关节前后位摄影位置示意图（A）和膝关节前后位 DR 片（B）

【摄影目的】　观察膝关节及软组织正常或异常情况。如外伤骨折、脱位等情况。

【摄影体位】　被检者仰卧或坐于摄影床上，被检侧下肢伸直且稍内旋，使髌骨位于正前方，足尖向上。将髌骨下缘置于影像接收器中心，下肢长轴与影像接收器长轴平行。照射野上缘包括股骨远端，下缘包括胫腓骨近端，两侧包括周围软组织。

【中心线及呼吸方式】　①中心线：对准髌骨下缘垂直射入。②呼吸方式：平静呼吸下曝光。

【影像标准及显示内容】　影像显示膝关节正位影像，关节间隙清晰，腓骨小头与胫骨略有重叠；髌骨重叠与股骨内、外髁之间。骨皮质及骨髓质清晰显示，膝部软组织层次清晰。

### 2. 膝关节侧位（同髌骨侧位）（图 4-1-41）

【摄影目的】　观察膝关节及髌骨骨折、病变等情况。同时以补充正位不足。

【摄影体位】　被检者侧卧于摄影床上，被检侧膝关节外侧贴紧影像接收器，屈膝约成 135°角，将髌骨下缘与腘窝皮肤皱褶连线中点置于影像接收器中心，踝部垫平，保持下肢稳定。膝部矢状面与影像接收器平行。对侧下肢屈曲置于被检侧下肢前方。照射野上缘包括股骨远端，下缘包括胫腓骨近端，两侧包括周围软组织。

【中心线及呼吸方式】　①中心线：对准髌骨下缘与腘窝皮肤皱褶连线中点垂直射入。②呼吸方式：平静呼吸下曝光。

【影像标准及显示内容】　影像显示膝关节侧位影像，膝关节间隙显示清晰；股骨内、外髁重叠，髌骨呈菱形；骨皮质及骨髓质清晰显示，膝部软组织层次清晰。

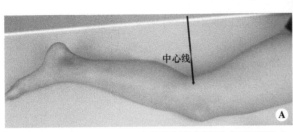
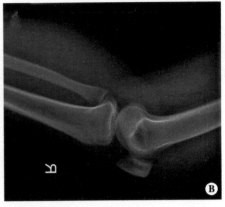

图 4-1-41　膝关节侧位摄影位置示意图（A）和膝关节侧位 DR 片（B）

### 3. 髌骨轴位（图 4-1-42）

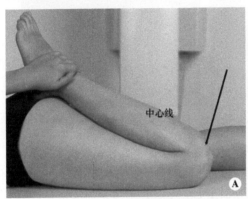
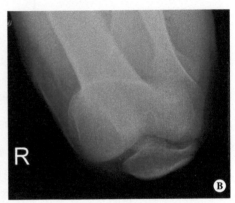

图 4-1-42　髌骨轴位摄影位置示意图（A）和髌骨轴位 DR 片（B）

【摄影目的】　观察髌骨病变、髌骨关节面及骨折后左右分离情况等。

【摄影体位】　被检者俯卧于摄影床上，被检侧膝部屈曲，使膝部矢状面与影像接收器垂直，将被检侧髌骨置于其中心位置。被检者用布带拉住小腿或用手拉住小腿，保持平稳无痛苦状态。对侧下肢伸直。照射野上缘包括股骨远端，下缘包括胫腓骨近端，两侧包括周围软组织。

【中心线及呼吸方式】　①中心线：对准髌骨下缘向髌骨上缘方向垂直射入。②呼吸方式：平静呼吸下曝光。

【影像标准及显示内容】　影像显示髌骨和股骨的关节面呈轴位影像，髌骨呈扁三角形，位于股骨髁间窝的下方，骨皮质及骨髓质清晰显示，膝部软组织层次清晰。

### （七）股骨摄影

### 1. 股骨前后位（图 4-1-43）

【摄影目的】　观察股骨及软组织正常或异常情况。如外伤骨折对位、对线、移位，异物等。

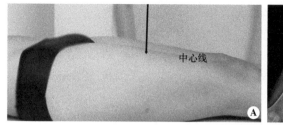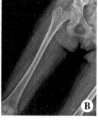

图 4-1-43 股骨前后位摄影位置示意图（A）和股骨前后位 DR 片（B）

【摄影体位】 被检者仰卧于摄影床上，被检侧下肢伸直且稍内旋，足尖向上。将被检侧股骨中点置于影像接收器中心位置，股骨正中矢状面与床面正中线重合，并垂直于摄影床面。照射野上缘包括髋关节，下缘包括膝关节，两侧包括周围软组织。如果病变局限在一端，可只包括邻近一侧关节。

【中心线及呼吸方式】 ①中心线：对准股骨中点或病变中心垂直射入。②呼吸方式：平静呼吸下曝光。

【影像标准及显示内容】 影像显示股骨、髋关节及膝关节正位影像；骨皮质及骨髓质清晰显示，股软组织层次清晰。

**2. 股骨侧位（图 4-1-44，图 4-1-45）**

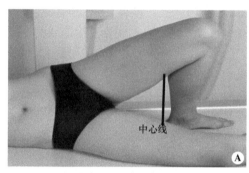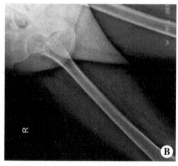

图 4-1-44 股骨侧位摄影位置示意图（A）和股骨侧位 DR 片（B）（方法 1）

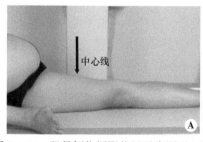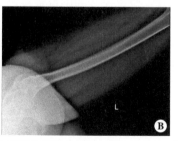

图 4-1-45 股骨侧位摄影位置示意图（A）和股骨侧位 DR 片（B）（方法 2）

【摄影目的】 观察股骨及软组织正常或异常情况。如外伤骨折对位、对线、移位，异物等。同时以补充正位不足。

【摄影体位】 被检者侧卧于摄影床上，被检侧下肢及膝部屈曲，股外侧贴紧床面，股骨矢状面与床面平行，并将被检侧股骨中点置于影像接收器中心。对侧臀部垫起，膝部弯曲上抬，足踏床面，保持身体稳定。照射野上缘包括髋关节，下缘包括膝关节，两侧包括周围软组织。如果病变局限在一端，可只包括邻近一侧关节。

【中心线及呼吸方式】 ①中心线：对准股骨侧位中点或病变中心垂直射入。②呼吸方式：平静呼吸下曝光。

【影像标准及显示内容】 影像显示股骨、髋关节及膝关节侧位影像；骨皮质及骨髓质清晰显示，股软组织层次清晰。

## （八）髋部摄影

### 1. 髋关节前后位（图 4-1-46）

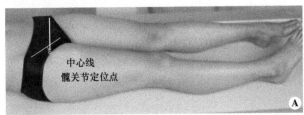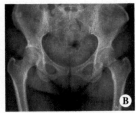

图 4-1-46 髋关节前后位摄影位置示意图（A）和双侧髋关节前后位 DR 片（B）

【摄影目的】 观察髋关节各骨骨质及软组织情况。多用于关节炎，关节结核、脱臼等关节疾病。

【摄影体位】 单侧摄影：被检者仰卧于摄影床上，被检侧下肢伸直且稍内旋，足尖向上，使足跟分开、两踇趾接触。被检侧的髂前上棘与耻骨联合上缘连线的中点，向外下作垂线 2.5cm 处为髋关节的定位点，并置于影像接收器中心位置。照射野上缘包括髋关节，下缘包括股骨上段，两侧包括周围软组织。

双侧摄影：被检者仰卧于摄影床上，双下肢伸直且稍内旋，足尖向上，使足跟分开、两踇趾接触。两侧的髂前上棘与耻骨联合上缘连线的中点，向外下做垂线 2.5cm 处为髋关节的定位点，置于影像接收器中心位置。照射野上缘包括髋关节，下缘包括股骨上段，两侧包括周围软组织。

【中心线及呼吸方式】 ①中心线：单侧：对准被检侧定位点连线的中点垂直射入。双侧：对准两侧定位点连线的中点垂直射入。②呼吸方式：平静呼吸下曝光。

【影像标准及显示内容】 影像显示髋关节、股骨头、股骨颈、股骨大小粗隆、股骨上端正位影像；各关节间隙可见；骨皮质及骨髓质清晰显示，髋关节及周围软组织层次清晰。

### 2. 髋关节与股骨颈侧位（蛙形位）（图 4-1-47）

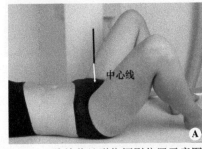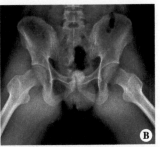

图 4-1-47 髋关节蛙形位摄影位置示意图（A）和髋关节蛙形位 DR 片（B）

【摄影目的】 观察两侧股骨颈侧位等情况。主要用于小儿髋关节脱位复位后的检查。

【摄影体位】 被检者仰卧于摄影床上，身体正中矢状面对准床面中线，并与影像接收器中线重合，双侧髋部及膝部屈曲，且外旋与床面皆成约30°角（成人为75°角），两侧腹股沟中部（股骨大粗隆）连线中点置于影像接收器中心位置。照射野上缘包括髋关节，下缘包括股骨上段，两侧包括周围软组织。

**【中心线及呼吸方式】**　①中心线：对准两侧腹股沟中部（股骨大粗隆）连线中点垂直射入。②呼吸方式：平静呼吸下曝光。

**【影像标准及显示内容】**　影像显示双侧髋臼正位及股骨头和股骨颈近似侧位像，两侧对称；各关节间隙可见；骨皮质及骨髓质清晰显示，髋关节及周围软组织层次清晰。

# 四、摄影体位选择

摄影体位选择见表4-1-1。

**表 4-1-1　四肢摄影体位选择**

| 病变 | 首选位置 | 其他位置 |
| --- | --- | --- |
| 指和趾畸形 | 手（足）后前位 | 手（足）后前斜位 |
| 手和足骨折 | 手（足）后前位；手（足）斜位 | |
| 手和足异物 | 手（足）后前位；手（足）斜位 | |
| 软骨瘤 | 双手（或足）后前位 | 双手（或足）后前斜位 |
| 类风湿性关节炎 | 手（或足） | 肘、膝、肩、髋关节前后位 |
| 大骨节病 | 双手后前位 | 双踝关节前后位 |
| 呆小症 | 双手后前位 | 头颅侧位或脊柱、骨盆后前位 |
| 垂体性侏儒症 | 双手后前位 | 头颅或胸部后前位 |
| 佝偻病 | 双腕关节后前位 | |
| 柯（克）雷骨折 | 前臂前后位；前臂侧位 | |
| 腕部舟状骨骨折 | 腕关节尺偏位 | 腕关节后前位 |
| 肘部外伤 | 肘关节前后位、侧位 | |
| 肩关节病变 | 肩关节前后位 | |
| 肱骨外科颈骨折 | 穿胸位 | |
| 痛风 | 足前后位；足前后斜位 | |
| 马蹄内翻足 | 足前后位和踝关节侧位 | |
| 骨结核 | 正位；侧位 | |
| 髌骨脱位、外伤骨折 | 髌骨轴位；髌骨侧位 | |
| 骨软骨瘤 | 膝关节前后位；膝关节侧位 | |
| 成骨肉瘤 | 病侧骨正、侧位 | |
| 股骨头缺血性坏死 | 髋关节正位 | 髋关节斜位 |
| 先天性髋关节脱位 | 双髋关节正位、蛙形位 | |
| 骨龄测量：1岁以内 | 双膝关节或足前后位 | |
| 1~6岁 | 双手及双腕后前位 | |
| 7岁以上 | 双手、双腕后前位及肘关节、肩关节前后位 | |

（蓝天明　郝　莹）

## 第二节　头颅摄影检查

## 一、应用基础知识

### （一）解剖

头颅由脑颅骨和面颅骨组成（图 4-2-1，图 4-2-2）。

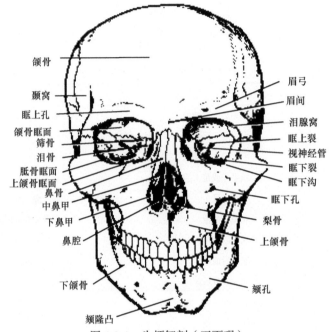

图 4-2-1　头颅解剖（正面观）

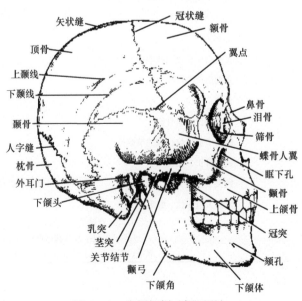

图 4-2-2　头颅解剖（侧面观）

脑颅骨：由额骨、蝶骨、筛骨、枕骨各1块，顶骨和颞骨均为2块。共计8块围成颅腔。蝶骨为颅底部的主要部分，前与额骨、筛骨相连，后接枕骨，蝶骨和枕骨的两侧有颞骨。筛骨是颅腔与鼻腔的分界。额骨、枕骨、颞骨向上与顶骨构成颅腔的四壁和颅顶部。

面颅骨：由上颌骨、颧骨、腭骨、泪骨、下鼻甲、鼻骨均为2块对称骨。犁骨、下颌骨和舌骨各1块。共计15块骨组成面颅骨。

面颅骨中：主要是上颌骨，其他面颅骨都与其为邻。上颌骨构成眼眶底，鼻腔的侧壁和底以及硬腭的大部分，骨体内有气室称为上颌窦。

下颌骨是头颅中唯一能活动的骨。分为中部的下颌体和两侧的下颌支，两者相交处为下颌角，下颌体下缘称下颌底。下颌支向上有两突，前为冠突，后为髁突。下颌骨的下颌头与颞骨的下颌窝及关节结节构成颞颌关节。

颧骨构成眼眶的外侧缘和面额部，与颞骨额突连成颧骨弓。

泪骨在眼眶的内侧壁。鼻骨构成鼻梁上部。下鼻甲骨位于鼻侧部筛骨的中鼻甲下面。腭骨位于鼻腔底后部，左右两骨各有一水平部和一垂直部。水平部在中线相遇，在上颌骨硬腭部分的后面，构成硬腭后部。此一对骨构成鼻腔的侧壁和底，眼口腔顶部。犁骨形似犁头，位于鼻中隔的后下部。舌骨位于下颌骨下后方，呈马蹄铁形。中间部称体，向后外延伸的长突为大角，向上的短突为小角。

骨缝在颅骨中，除舌骨与下颌骨外，骨与骨吻合处称为骨缝，共计25个缝。主要颅缝有冠状缝、矢状缝、人字缝、鳞状缝等。

额骨、蝶骨、筛骨和上颌骨都有气窦，它们是颅骨结构中特有的部分。将其称为额窦、蝶窦、筛窦、上颌窦。这些窦腔与鼻腔相通，常称为鼻窦。

乳突内也有气房，它与中耳相通，而不通鼻腔，称为乳突蜂窝。

## （二）体表定位标志

体表定位标志包括乳突、颧弓、下颌角、枕外隆凸、眉弓、舌骨等。

头颅体表定位点、定位线及基准面如下。

### 1. 定位点

（1）眉间：两侧眉弓的内侧端之间，称为眉间。

（2）鼻根：鼻骨与额骨相接处，称为鼻根。

（3）外耳孔：耳屏对面的椭圆形孔，称为外耳孔。

（4）枕外隆凸：枕骨外面的中部隆起，称为枕外隆凸。

（5）乳突尖：耳后颞骨乳突部向下称为乳头尖。

（6）下颌角：下颌骨的后缘与下缘相交处形成的钝角，称为下颌角。

### 2. 定位线

（1）听眉线（SML）：为外耳孔与眉间的连线。与同侧听眶线约成22°角。

（2）听眦线：为外耳孔与同侧眼外眦间的连线。与同侧听眶线约成12°角。又称X线摄影基线（RBL），眶耳线（OML）。

（3）听眶线：为外耳孔与同侧眼眶下缘间的连线。听眶线为解剖学的水平线与水平面平行。又称Read氏基线，人类生物学基线。

（4）听鼻线：为外耳孔与同侧鼻翼下缘间的连线。与同侧听眶线约成13°角。

（5）听口线：为外耳孔与同侧口角间的连线。与同侧听眶线约成23°角。

（6）瞳间线（IPL）：为两瞳孔间的连线。也称眼窝间线。

**3. 基准面**

（1）正中矢状面：是指将头颅纵向分为左、右均等的两部分的切面。在正中矢状面两侧与其平行的所有的面，均称为矢状面。

（2）解剖学水平面：是指经颅骨听眶线，将头颅分成上、下两部分的水平断面。

（3）耳垂额状面：是指沿外耳孔做解剖学水平面垂直线，将头颅分作前后两部分的冠状断面。

# 二、摄影注意事项

（1）仔细认真阅读X线检查申请单，根据临床诊断需要，选择合适的摄影体位和摄影条件。

（2）摆放摄影体位前，要求被检者去掉头部的发卡、饰物和活动义齿等物品，以免造成人工阴影。

（3）摆放摄影体位时，要充分利用头颅的体表定位标志，明确X线中心线的入射点和出射点。并正确利用摄影工具如量角器、角度架等，使摄影工作精确可靠。

（4）外伤、意识不清等不合作者，应视具体情况，在不变更被检者体位的情况下，改摄其他位置，使摄影效果符合诊断要求。若明确需要移动肢体时，应轻、准、快，以免骨折错位，同时使被检者处于舒适状态，减少痛苦和损伤。必要时，应在临床医师监护下进行摄影。急诊摄影应根据被检者的状况灵活选择摄影体位。

（5）头颅小部位摄影时可用小照射野、近距离，以获得较高对比度的清晰影像。对称结构的部位分别进行摄影时，摄影条件必须一致。如乳突等局部摄影。颅骨整体摄影，均使用滤线器摄影技术。头颅摄影管电压为55～80kV，管电流量10～20mAs，摄影距离一般为90～100cm。根据被检者实际体型适当增加或减少曝光条件。

（6）对被检者讲明摄影方式、过程，做好呼吸屏气训练，争取合作。避免曝光时产生运动模糊，必要时采用头颅固定装置。头部摄影呼吸方式一般为平静呼吸下曝光。

（7）加强被检者的X线防护意识，合理运用体位防护，尽量使被检部位以外的其他部位远离辐射线。根据被检部位的大小，选择合适的照射野。孕妇绝对禁止X线检查。

（8）X线标志（左右）应准确无误，位置适当。

# 三、常规摄影检查

## （一）头颅摄影

**1. 头颅后前位（图4-2-3）**

【摄影目的】 观察颅骨对称性、颅缝宽度、骨板厚度，检查颅骨骨折、骨质破坏等情况。

【摄影体位】 被检者俯卧于摄影床上，肘部弯曲，两手置于头部两侧，下颌内收，保持身体稳定，前额和鼻尖紧贴影像接收器。正中矢状面垂直于床面，并重合于影像接收器中线，听眦线垂直于床面。照射野上缘超过颅骨顶部，下缘超过颏部，两侧包括周围软组织。

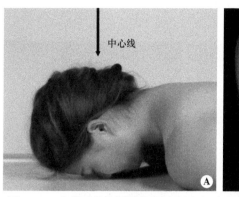
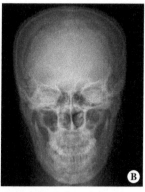

图 4-2-3　头颅后前位摄影位置示意图（A）和头颅后前位 DR 片（B）

【中心线及呼吸方式】　①中心线：对准枕外隆凸垂直射入。②呼吸方式：平静呼吸下曝光。

【影像标准及显示内容】　影像显示两侧颞骨、顶骨对称影像；矢状缝及鼻中隔位于影像中间；两侧眼眶影像大小相等及两侧眼眶外缘与颅骨外缘等距；颞骨岩部影像位于眼眶之内，颞骨岩部影像中可见长条状内听道的影像，骨皮质及骨髓质清晰显示，关节间隙清晰可见，头部软组织层次清晰。

**2. 头颅侧位（图 4-2-4）**

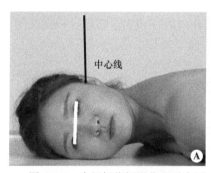
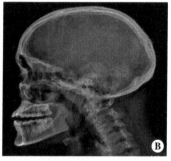

图 4-2-4　头颅侧位摄影位置示意图（A）和头颅侧位 DR 片（B）

【摄影目的】　观察骨板厚度以及颅内有无钙化，检查颅缝分离、颅骨骨折、骨质破坏等情况。同时补充正位不足。

【摄影体位】　被检者俯卧于摄影床上，头部侧转，被检侧紧贴影像接收器，对侧胸部抬起，上肢屈肘垫于颏部。矢状面与床面平行，瞳间线与垂直床面。照射野上缘超过颅骨顶部，下缘超过颏部，前缘包括鼻骨，后缘包括枕外隆凸。

【中心线及呼吸方式】　①中心线：对准外耳孔前、上各 2.5cm 处垂直射入。②呼吸方式：平静呼吸下曝光。

【影像标准及显示内容】　影像显示头颅侧位影像，前为额骨，后为枕骨，上为顶骨，双侧颞骨重叠。头颅各诸骨的骨皮质及骨髓质、骨缝、板障、静脉窦、蛛网膜粒及脑回压迹等影像清晰。前颅凹呈多条不规则水平方向而微凸的致密线，中颅凹示蝶鞍侧位，前、后床突和鞍底台为半圆形，不应见鞍底双边征象。后颅凹可显示鞍背斜坡和枕骨。面骨均可显示，但多有重叠。头部软组织织层次清晰。

### 3. 颅骨局部切线位（图 4-2-5）

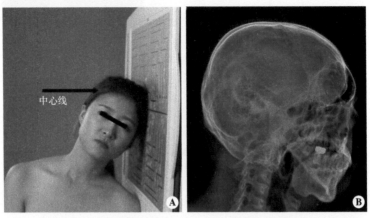

图 4-2-5　颅骨局部切线位摄影位置示意图（A）和颅骨面部切线位 DR 片（B）

【摄影目的】　　观察颅骨局部凹陷、隆凸、骨折等情况。同时补充正位不足。

【摄影体位】　　被检者体位姿势根据情况而定，使被检查部位的病变区与影像接收器呈切线位，并置于影像接收器中心位置。（在被检查部位的外侧放一金属标记）

【中心线及呼吸方式】　　①中心线：垂直影像接收器，与病区边缘相切。②呼吸方式：平静呼吸下曝光。

【影像标准及显示内容】　　影像显示颅骨局部呈切线位影像，根据病变性质不同出现骨折凹陷、骨质增生、骨质破坏等征象。头颅诸骨骨皮质及骨髓质清晰显示，头部软组织织层次清晰。

## （二）鼻旁窦摄影

### 1. 鼻旁窦柯氏位（又称鼻窦后前 23°位）（图 4-2-6）

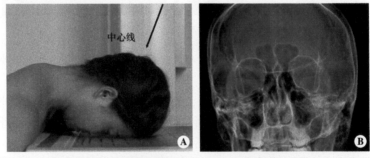

图 4-2-6　鼻旁窦柯氏位摄影位置示意图（A）和鼻旁窦柯氏位 DR 片（B）

【摄影目的】　　观察额窦、前组筛窦、眼眶及眶上裂等正常或异常情况。

【摄影体位】　　被检者俯卧于摄影床上，肘部弯曲，两手置于头部两侧，下颌内收，保持身体稳定。前额和鼻尖紧贴影像接收器，并将鼻根置于其中心位置。正中矢状面垂直于床面，并重合于影像接收器中线，听眦线垂直于床面。照射野上缘包括颅骨顶部，下缘包括颏部，两侧包括周围软组织。

【中心线及呼吸方式】　　①中心线：向足侧倾斜 23°角，经鼻根部射入。②呼吸方式：

平静呼吸下曝光。

【**影像标准及显示内容**】 影像显示两侧眼眶位于影像图片中部，左右对称，眼眶缘骨质清晰。额窦位于两眶间上部，筛窦气房充盈在眼眶的内缘处，眶上裂位于眶内。颞骨岩部位眶下与上颌窦重叠，鼻中隔显示于鼻腔中央。头颅诸骨骨皮质及骨髓质清晰显示，头部软组织层次清晰。如果体位不正或切斜角度不够都不能显示良好。

**2. 鼻旁窦瓦氏位（又称鼻窦后前 37°位）（图 4-2-7）**

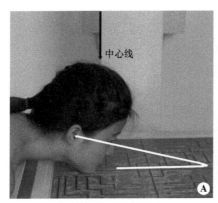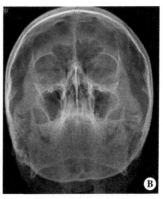

图 4-2-7 鼻旁窦瓦氏位摄影位置示意图（A）和鼻旁窦瓦氏位 DR 片（B）

【**摄影目的**】 观察上颌窦、额窦、后组筛窦等正常或异常情况。

【**摄影体位**】 被检者俯卧摄影床上（观察窦腔内有无液体时应取立位或坐位），肘部弯曲，两手置于头部两侧，下颌内收，保持身体稳定。头颅正中矢状面与床面中线垂直且重合。鼻尖置于影像接收器中心位置，头稍后仰，听眦线与床面成 37°角（或鼻尖与摄影床面一横指，即 0.5～1.0cm）。照射野上缘包括颅骨顶部，下缘包括颏部，两侧包括周围软组织。

【**中心线及呼吸方式**】 ①中心线：对准鼻尖垂直射入。②呼吸方式：平静呼吸下曝光。

【**影像标准及显示内容**】 影像显示上颌窦位于眶下，呈倒置的三角形。额窦影像略变短，上部筛窦为前组，下部筛窦为后组，颞骨岩部位于上颌窦以下。头颅诸骨骨皮质及骨髓质清晰显示，头部软组织织层次清晰。如果体位不正或切斜角度不够都不能显示良好。

（三）乳突摄影

**1. 乳突许氏位（又称乳突 25°角侧位）（图 4-2-8）**

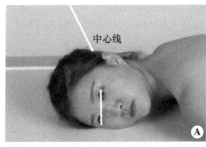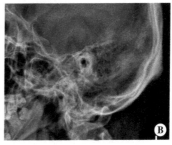

图 4-2-8 乳突许氏位摄影位置示意图（A）和乳突许氏位 DR 片（B）

【摄影目的】 观察鼓室、鼓窦、乙状窦、乳突气房和听小骨等正常或异常情况。

【摄影体位】 被检者俯卧于摄影床上，被检侧头部侧转，耳郭前折，被检侧乳突紧贴影像接收器并置于其中心位置，对侧胸部抬起，上肢屈肘垫于颏部。矢状面与床面平行，瞳间线垂直床面。照射野上缘超过颅骨顶部，下缘超过颏部，前缘包括鼻骨，后缘包括枕外隆凸。

【中心线及呼吸方式】 ①中心线：向足侧倾斜25°角，经被检侧乳突射入。②呼吸方式：平静呼吸下曝光。

【影像标准及显示内容】 影像显示乳突侧位影像，乳突气房较广泛且清晰显示，乳突尖位于乳突部下方，岩骨中部可见鼓室、鼓窦影像，可见鼓室与内、外耳道重叠影像，外耳道中可见部分听小骨影像，乙状窦显示位于后部气房中，呈上下走行向前微曲，向下延伸部分为颈静脉窝，位于外耳道与乳突尖之间，可见乳突尖部与下颌骨重叠。如果体位不正或切斜角度不够都不能显示良好。需双侧摄影，以作对比。

**2. 乳突梅氏位（又称突岩乳部双 45°轴位）（图 4-2-9）**

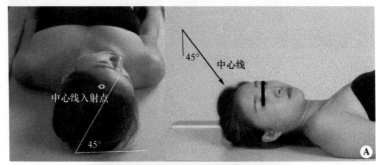

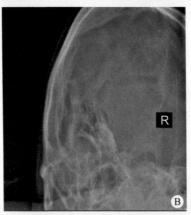

图 4-2-9　乳突梅氏位摄影位置示意图（A）和乳突梅氏位 DR 片（B）

【摄影目的】 观察外耳道鼓窦鼓室、内耳孔、岩骨尖和颞骨鳞部气房等正常或异常情况。

【摄影体位】 被检者俯卧于摄影床上，被检侧头部侧转，耳郭前折，正中矢状面与床面成 45°角，被检侧乳突紧贴影像接收器并置于其中心位置。听眶线与床面正中线垂直。照射野上缘超过颅骨顶部，下缘超过颏部，前缘包括鼻骨，后缘包括枕外隆凸。需双侧摄影，以作对比。

【中心线及呼吸方式】　①中心线：向足侧倾斜45°角，经被检侧乳突射入。②呼吸方式：平静呼吸下曝光。

【影像标准及显示内容】　影像显示乳突轴位影像，岩骨嵴居中部，岩骨尖部放大后其影像显示颞骨鳞部气房展平。乳突尖位于中部与迷路部分重叠影像。外耳道与鼓室重叠影像，听小骨位于其中。前外上部可见下颌支髁状突斜位影像。耳蜗位于乳突尖下，内听道口位于岩骨后缘中部，颈内动脉在前缘近岩骨尖处。如果体位不正或切斜角度不够都不能显示良好。

## （四）鼻骨侧位摄影（图4-2-10）

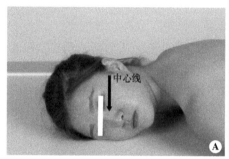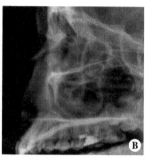

图4-2-10　鼻骨侧位摄影位置示意图（A）和鼻骨侧位DR片（B）

【摄影目的】　观察鼻骨骨质正常或异常情况，如外伤骨折等。

【摄影体位】　被检者俯卧于摄影床上（或立于摄影架前），头部侧转，被检侧鼻骨紧贴影像接收器并置于其中心位置。对侧胸部抬起，上肢屈肘垫于颏部。矢状面与床面平行，瞳间线与垂直床面。照射野包括整个鼻骨。

【中心线及呼吸方式】　①中心线：对准鼻根下1cm处垂直射入。②呼吸方式：平静呼吸下曝光。

【影像标准及显示内容】　影像显示鼻骨侧位影像，骨皮质及骨髓质清晰显示，周围软组织织层次清晰。

## （五）颧弓轴位摄影（图4-2-11，图4-2-12）

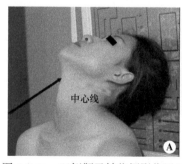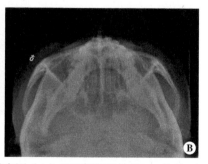

图4-2-11　双侧颧弓轴位摄影位置示意图（A）和双侧颧弓轴位DR片（B）

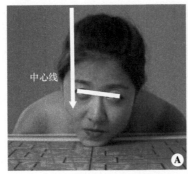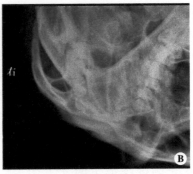

图 4-2-12　单侧颧弓轴位摄影位置示意图（A）和单侧颧弓轴位 DR 片（B）

【摄影目的】　观察颧弓骨质正常或异常情况。如外伤骨折等。

【摄影体位】　双侧摄影：被检者坐于摄影架前，头后仰，顶部紧贴影像接收器，将双侧颧弓置于其中心位置。头颅正中矢状面与影像接收器中心一致并垂直。水平面尽量与影像接收器平行。照射野上缘超过鼻尖，下缘下颌角，两侧包括颧弓周围软组织。

　　单侧摄影：被检者俯卧摄影床，头后仰，颏部前伸紧贴影像接收器，将被检侧颧弓置于其中心位置。被检侧头向对侧倾斜 15°角。照射野上缘超过鼻尖，下缘枕外隆凸，两侧包括颧弓周围软组织。

【中心线及呼吸方式】　①中心线：双侧摄影：对准两侧下颌角连线中点垂直射入。单侧摄影：对准被检侧颧弓中点射入。②呼吸方式：平静呼吸下曝光。

【影像标准及显示内容】　影像显示颧弓轴位影像，其全长位于颞骨外侧；骨皮质及骨髓质清晰显示，头部软组织织层次清晰。如果体位不正或切斜角度不够都不能显示良好。

## （六）茎突侧位摄影（图 4-2-13）

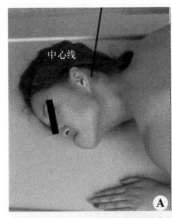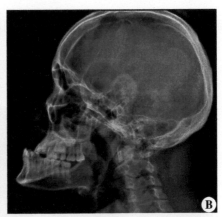

图 4-2-13　茎突侧位摄影位置示意图（A）和茎突侧位 DR 片（B）

【摄影目的】　观察茎突长度、形态等正常或异常情况。

【摄影体位】　被检者俯卧于摄影床上，头部侧转，头后仰，下颌前伸，并呈反咬合状。被检侧紧贴影像接收器，对侧胸部抬起，上肢屈肘。矢状面与床面平行，瞳间线与垂直床面。照射野上缘超过外耳孔，前、下缘超过下颌角，后缘包括枕外隆凸。需双侧摄影，以作对比。

【中心线及呼吸方式】　　①中心线：向头侧倾斜 10°角，经对侧外耳孔下方 1cm，下颌角后缘射入。②呼吸方式：平静呼吸下曝光。

【影像标准及显示内容】　　影像显示茎突位于下颌角后方，根部圆顿、尖部细长的骨质影像。骨皮质及骨髓质清晰显示，头部软组织织层次清晰。如果体位不正或切斜角度不够都不能显示良好。

（七）颞下颌关节侧位摄影（图 4-2-14，图 4-2-15）

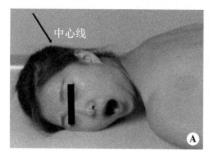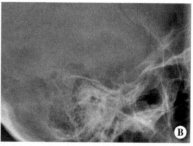

图 4-2-14　颞下颌关节侧位张口位（A）和颞下颌关节侧位张口位（B）DR 片

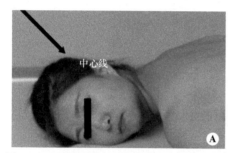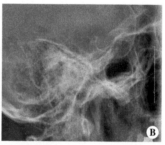

图 4-2-15　颞下颌关节侧位闭口位（A）和颞下颌关节侧位闭口位（B）DR 片

【摄影目的】　　观察颞下颌关节关节间隙、有无脱位等情况。

【摄影体位】　　被检者俯卧于摄影床上，头部侧转，被检侧紧贴影像接收器，将外耳孔置于其中心位置。对侧胸部抬起，上肢屈肘。矢状面与床面平行，瞳间线与床面垂直。曝光时先取闭口位，曝光后，嘱咐被检者保持姿势不变，尽量张口，取张口位。一般需双侧摄影，以作对比。照射野包括颞颌关节诸骨。

【中心线及呼吸方式】　　①中心线：向足侧倾斜 25°角，经对侧外耳孔上方 8cm 处射入。②呼吸方式：平静呼吸下曝光。

【影像标准及显示内容】　　影像显示颞下颌关节侧位影像，张、闭口位间隙显示清晰。骨皮质及骨髓质清晰显示，关节间隙清晰可见，头部软组织织层次清晰。如果体位不正或切斜角度不够都不能显示良好。

（八）下颌骨侧位摄影（图 4-2-16）

【摄影目的】　　观察下颌骨骨质正常或异常情况。如外伤骨折、炎症等。

【摄影体位】　　被检者俯卧于摄影床上，被检侧下颌骨贴于影像接收器与呈 15°角度盒的介面上，使下颌骨置于影像接收器中心位置。下颌前伸，颈部伸直，身体对侧略抬高，双肩下垂。下颌骨体部与影像接收器横轴平行。照射野上缘包括颞下颌关节，下缘包括下

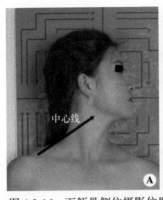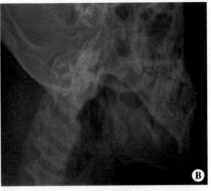

图 4-2-16　下颌骨侧位摄影位置示意图（A）和下颌骨侧位 DR 片（B）

颌骨下缘，前缘包括颏隆凸，后缘包括髁状突。

**【中心线及呼吸方式】**　①中心线：向头侧倾斜 25°角，经被检侧下颌骨体部中心射入（或对准对侧下颌骨下角向下 1cm 处射入）。②呼吸方式：平静呼吸下曝光。

**【影像标准及显示内容】**　影像显示被检侧下颌骨侧位影像，可见下颌骨体部、下颌角、冠突、髁突、牙槽突、牙体等结构，骨皮质及骨髓质清晰显示，周围软组织织层次清晰。如果体位不正或切斜角度不够都不能显示良好。

（九）鼻咽侧位摄影（图 4-2-17）

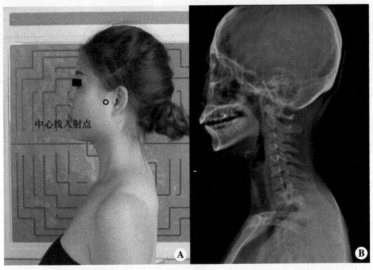

图 4-2-17　鼻咽侧位摄影位置示意图（A）和鼻咽侧位 DR 片（B）

**【摄影目的】**　观察腺样体与鼻咽腔阻塞等情况。

**【摄影体位】**　被检者站立于摄影架前，身体取右侧位，双足稍分开，使身体站稳。外耳孔置于影像接收器中心位置，头部稍后仰（15°～20°，成人后仰角度稍大些），即听鼻线平行于地面，避免下颌支与颈椎椎体重叠，头颅矢状面与影像接收器平行。如患者不配合，可让患者家属站在患者面前，右手食指、中指顶住患者下颌，左手按住患者头顶以便固定住头部，保持标准体位。照射野上缘包括顶骨，下缘包括下颌骨，两侧包括周围软组织。

【中心线及呼吸方式】　①中心线：对准外耳孔前约 2cm 垂直射入。②呼吸方式：闭嘴深吸气曝光。

【影像标准及显示内容】　影像显示鼻咽部侧位影像，腺样体显示良好，气道清晰可见。颅骨骨皮质及骨髓质清晰显示，周围软组织织层次清晰。如果体位不正都不能显示良好。

## 四、摄影体位选择

头颅体表定位见表 4-2-1。

表 4-2-1　头颅体表定位

| 病变 | 首选体位 | 其他体位 |
| --- | --- | --- |
| 颅骨骨折 | 头颅前后位；仰卧水平侧位 | 切线位 |
| 颅骨凹陷性骨折 | 头颅前后位；切线位 | |
| 颅骨感染 | 头颅后前位；头颅侧位 | |
| 颅骨肿瘤 | 头颅后前位；头颅侧位 | 切线位 |
| 颅骨陷窝 | 头颅侧位 | |
| 颅内肿瘤 | 头颅后前位；头颅侧位 | |
| 颅内钙化 | 头颅后前位；头颅侧位 | |
| 茎骨过长 | 茎突侧位 | |
| 肢端肥大症 | 头颅侧位 | |
| 侏儒症 | 头颅侧位 | |
| 鞍区肿瘤、垂体瘤 | 头颅侧位 | |
| 中耳乳突病变 | 许氏位；梅氏位 | |
| 额窦病变 | 柯氏位 | 鼻窦侧位 |
| 蝶窦病变 | 鼻窦侧位 | 颅底位 |
| 筛窦病变 | 瓦氏位；柯氏位 | 鼻窦侧位 |
| 上颌窦病变 | 瓦氏位 | 鼻窦侧位 |
| 腺样体增大 | 鼻咽侧位 | |

（蓝天明　王吉林）

# 第三节　脊柱摄影检查

## 一、应用基础知识

（一）解剖

脊柱包括颈椎 7 块、胸椎 12 块、腰椎 5 块、骶骨 1 块（5 块骶椎融合而成）和尾骨 1 块（3～4 块尾椎融合而成），共计 26 块独立椎骨。椎骨的一般形态，由前方矮圆柱形的椎体和后方呈弓状骨板的椎弓构成（除第 1、2 块颈椎和骶、尾椎外）。同一个椎体与椎弓共同围成椎孔。所有椎孔相互连通构成椎管，容纳脊髓。同一个椎弓与椎体最窄的部分相连叫椎弓根。相邻的两个椎体的椎弓根之间围成椎间孔，有脊神经根和血管通过。椎弓的后部呈宽厚的板状，称椎弓板。从椎弓板上发出7个突起：即正中向后的棘突，向两侧伸出的横突，向上的1对上关节突和向下的1对下关节突。关节突上有关节面，与相邻椎骨的关节突相连结。脊柱在侧面观可见四个生理弯曲，颈曲和腰曲向凸向前，胸曲和骶曲凹向后（图4-3-1）。

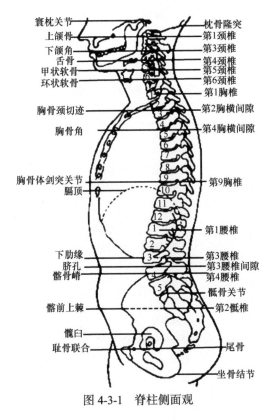

图 4-3-1 脊柱侧面观

## （二）体表定位标志

脊柱的范围大，部位深，从表面判断是哪节椎体有困难。所以需要借助体表标志与某椎体构成相互对应关系，起定位作用。表 4-3-1 为脊柱体表标记，在临床中又因体型不同而略有差异，需在实际工作中灵活应用。

表 4-3-1 脊柱体表定位

| 部位 | 前面观对应平面 | 侧面观对应平面 |
|---|---|---|
| 第1颈椎 | 上腭 | |
| 第2颈椎 | 上腭牙齿咬合面 | |
| 第3颈椎 | 下颌角 | |
| 第4颈椎 | 舌骨 | |
| 第5颈椎 | 甲状软骨 | |
| 第6颈椎 | 环状软骨 | |

续表

| 部位 | 前面观对应平面 | 侧面观对应平面 |
|---|---|---|
| 第 7 颈椎 | 环状软骨下 2cm | 颈根部最突出的棘突 |
| 第 2、3 胸椎盘 | 胸骨颈静脉切迹 | |
| 第 4、5 胸椎盘 | 胸骨角 | 肩胛上角 |
| 第 6 胸椎 | 男性双乳头连线中点 | |
| 第 7 胸椎 | 胸骨体中点 | 肩胛下角 |
| 第 9 胸椎 | 胸骨体剑突关节 | |
| 第 11 胸椎 | 胸骨剑突末端 | |
| 第 12 胸椎 | | 肩胛下角与髂骨嵴连线中点 |
| 第 1 腰椎 | 剑突末端与脐连线中点 | |
| 第 3 腰椎 | 脐上 3cm | 肋弓下缘（最低点） |
| 第 4 腰椎 | 脐 | 髂嵴 |
| 第 5 腰椎 | 脐下 3cm | 髂嵴下 3cm |
| 第 2 骶椎 | 髂前上棘连线中点 | |
| 尾骨 | 耻骨联合 | |

# 二、摄影注意事项

（1）脊柱摄影检查前，应询问近日是否服用造影剂，例如高原子序数的药物，如有服用带造影剂或药物，待排出体外再检查；是否贴膏药，如有膏药需清洁干净在检查。避免与肠腔相互重叠，影响诊断。

（2）脊柱摄影时，必须掌握人体解剖学及体表标志内容。正确处理 X 检查时照射野范围、摄影距离及中心线的应用。

（3）脊柱外伤患者摄影时，通过改变摄影方式来满足摄影位置的要求。若明确需要移动肢体时，应轻、准、快，以免骨折错位，尽量减少对患者的搬动，避免伤情加重。急诊摄影应根据被检者的状况灵活选择摄影体位。

（4）X线照射野至少要包括 3 个以上或临近的上下椎体，以便于辨认。

（5）脊柱摄影管电压为 65～90kV，管电流量 10～25mAs，摄影距离一般为 90～100cm。根据被检者实际体型适当增加或减少曝光条件。体厚的被检者需用滤线器。

（6）对被检者讲明摄影方式、过程，做好呼吸屏气训练，争取合作。避免曝光时产生运动模糊。

（7）加强被检者的 X 线防护意识，合理运用体位防护，尽量使被检部位以外的其他部位远离辐射线。孕妇绝对禁止 X 线检查。

（8）X 线标志（左右）应准确无误，位置适当。

# 三、常规摄影检查

（一）颈椎摄影

**1. 第 1、2 颈椎开口位（图 4-3-2）**

【摄影目的】　观察寰、枢椎是否有半脱位、脱位及骨折等情况。

【摄影体位】　被检者仰卧于摄影床上（或站立于摄影架前），将颈部第 1、2 颈椎置于影像接收器中心位置。头颅矢状面对准中线并垂直于床面（或影像接收器）；头稍后仰，下颌抬起，使上颌咬合面与乳突尖连线垂直床面（或影像接收器）。曝光时让被检者张大口，如遇到不合作者，可将软木塞置于上、下齿之间。照射野上缘超过外耳孔，下缘平胸骨柄切迹，两侧包括颈部软组织。

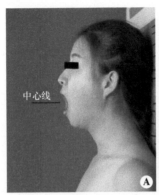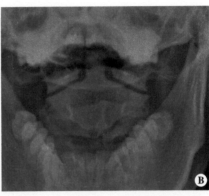

图 4-3-2　第 1、2 颈椎开口位摄影位置示意图（A）和第 1、2 颈椎开口位 DR 片（B）

【中心线及呼吸方式】　①中心线：对准两个口角连线中点垂直射入。②呼吸方式：平静呼吸屏气曝光。

【影像标准及显示内容】　影像显示寰椎、枢椎位于上、下牙之间的正位影像；寰椎两侧侧块位于齿突两侧，两侧寰枢间隙相等；寰、枢椎骨皮质及骨髓质清晰显示，关节间隙可见，颈部软组织织层次清晰。如果体位不正或切斜角度不够都不能显示良好。

**2. 第 3～7 颈椎前后位（图 4-3-3）**

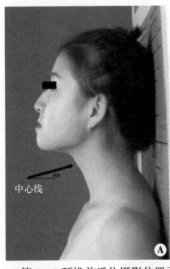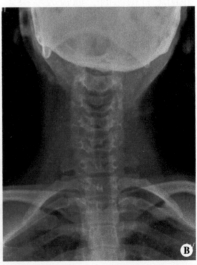

图 4-3-3　第 3～7 颈椎前后位摄影位置示意图（A）和第 3～7 颈椎前后位 DR 片（B）

【摄影目的】　观察第 3～7 颈椎正常或异常结构，如外伤骨折、退行性病变等。

【摄影体位】　被检者仰卧于摄影床上（或站立于摄影架前），将颈部置于影像接收器中心位置。双上肢置于体侧，双肩下垂，头颅矢状面对准中线并垂直于床面（或影像接收器）；头稍后仰，下颌抬起。照射野上缘超过外耳孔，下缘平胸骨柄切迹，两侧包括颈部软组织。

**【中心线及呼吸方式】**　①中心线：向头端倾斜10°角，经甲状软骨射入。②呼吸方式：平静呼吸屏气曝光。

**【影像标准及显示内容】**　影像显示第3～7颈椎正位影像，第3～7颈椎与第1胸椎显示于影像图片正中；颈椎棘突位于椎体正中；椎弓根呈轴位，位于椎体与横突相接处；横突左、右对称显示；颈椎骨质、椎间隙与钩椎关节显示清晰；骨皮质及骨髓质清晰显示，颈部软组织层次清晰。下颌骨显示于第2、3颈椎间隙高度。

**3. 颈椎侧位（图 4-3-4）**

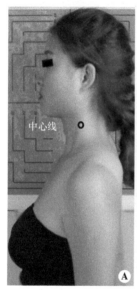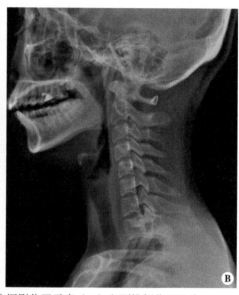

图 4-3-4　颈椎侧位摄影位置示意（A）和颈椎侧位 DR 片

**【摄影目的】**　观察颈椎生理曲度、椎间隙、骨质增生、韧带钙化等情况。同时以补充正位不足。

**【摄影体位】**　被检者仰卧于摄影床上，将颈部置于影像接收器中心位置。头稍后仰，下颌抬起，双肩下垂，人体正中矢状面与床面平行。照射野上缘超过外耳孔，下缘平胸骨柄切迹，两侧包括颈部软组织。

**【中心线及呼吸方式】**　①中心线：对准甲状软骨平面与颈部前后缘连线的中点垂直射入（或经对侧下颌角向下 2cm）。②呼吸方式：深吸气后深呼气，屏气曝光。

**【影像标准及显示内容】**　影像显示颈椎及颈部软组织侧位影像；颈椎曲度呈前突弯曲；颈椎各椎体前后缘重合无双缘现象，枕骨与寰椎关节间隙清晰显示；椎体骨质、各椎间隙及椎间关节显示清晰，下颌骨不与椎体重叠；椎间隙、椎体骨皮质、骨皮质及骨髓质清晰显示，颈部软组织织层次清晰。

**4. 颈椎双斜位（图 4-3-5，图 4-3-6）**

**【摄影目的】**　观察颈椎的椎间孔、椎弓根、椎体增生、椎间隙、韧带钙化等情况。同时以补充正位不足。

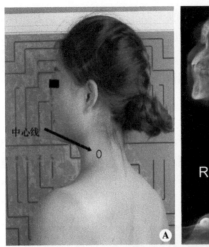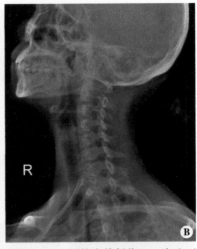

图 4-3-5　颈椎右前斜位摄影位置示意图（A）和颈椎右前斜位 DR 片（B）

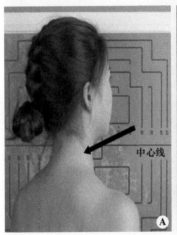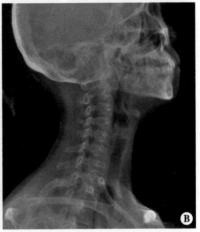

图 4-3-6　颈椎左前斜位摄影位置示意图（A）和颈椎左前斜位 DR 片（B）

【摄影体位】　被检者侧立于摄影架前，如摄右后斜位时，右前胸部面向影像接收器，身体冠状面与摄影架成 45°～50°角。将颈部置于影像接收器中心位置。头向对侧侧转，头后仰，下颌前伸。照射野上缘超过外耳孔，下缘平胸骨柄切迹，两侧包括颈部软组织。摄左后斜位同上，被检体位方向相反。需双侧摄影，以做对比。

【中心线及呼吸方式】　①中心线：向足端倾斜 10°角，经甲状软骨平面与颈部前后缘连线的中点垂直射入。②呼吸方式：深吸气后深呼气屏气曝光。

【影像标准及显示内容】　影像显示颈椎及颈部软组织斜位影像，右（左）后斜位显示右（左）侧椎间孔和椎弓根；椎间孔呈卵圆形排列，位于椎体与棘突之间；椎弓根投影于椎体正中，上、下关节突显示清晰；下颌骨不与椎体重叠。骨皮质及骨髓质清晰显示，颈部软组织织层次清晰。如果体位不正或切斜角度不够都不能显示良好。

**5. 颈椎过屈、过伸位（图 4-3-7，图 4-3-8）**

【摄影目的】　观察颈椎椎体是否有滑脱、移位等情况。同时补充正位不足。

【摄影体位】　被检者站立于摄影架前，身体取右侧位，双足稍分开，保持身体平稳。将颈部置于影像接收器中心位置。曝光时，先取过屈位，头部尽量下低，双肩下垂，人体正中矢状面与影像接收器平行。曝光后，嘱咐被检者保持基本姿势不变，头部尽量后仰，取过伸位。照射野上缘超过外耳孔，下缘平胸骨柄切迹，两侧包括颈部软组织。

【中心线及呼吸方式】　①中心线：经甲状软骨平面与颈部前后缘连线的中点垂直射入（或经对侧下颌角向下2cm）。②呼吸方式：深吸气后深呼气屏气曝光。

【影像标准及显示内容】　影像显示颈椎及颈部软组织侧位影像；颈椎生理曲度存在，椎体序列正常；各椎体前后缘重合无双缘现象；枕骨与寰椎关节间隙清晰显示；椎体骨质、各椎间隙及椎间关节显示清晰；椎间隙、椎体骨皮质、骨皮质及骨髓质清晰显示，周围软组织织层次清晰。

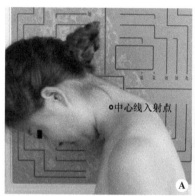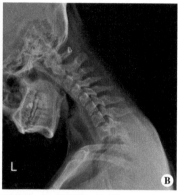

图4-3-7　颈椎过屈位摄影位置示意图（A）和颈椎过屈位DR片

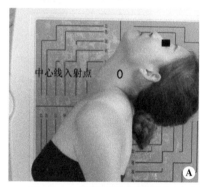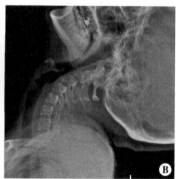

图4-3-8　颈椎过伸位摄影位置示意图（A）和颈椎过伸位DR片

## （二）胸椎摄影

### 1. 胸椎前后位（图4-3-9）

【摄影目的】　观察胸椎正位及椎旁软组织情况，如外伤骨折、结核等。

【摄影体位】　被检者仰卧于摄影床上，将胸椎置于影像接收器中心位置，身体正中矢状面垂直于床面。两上肢置于身旁，保持身体平稳。照射野上缘包括第7颈椎，下缘包括第1腰椎，两侧包括椎旁软组织。

【中心线及呼吸方式】　①中心线：对准胸骨颈静脉切迹与剑突连线中点垂直射入。②呼吸方式：深吸气后深呼气屏气曝光。

【影像标准及显示内容】　影像显示胸椎及椎旁软组织正位影像；棘突位于椎体正中，

两侧横突、椎弓根对称显示；椎间隙清晰。骨皮质及骨髓质清晰显示，周围软组织织层次清晰。

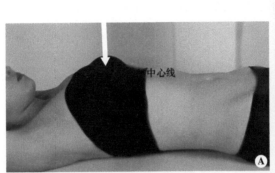
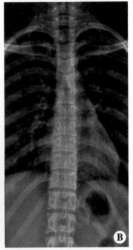

图 4-3-9　胸椎前后位摄影位置示意图（A）和胸椎前后位 DR 片（B）

**2. 胸椎侧位（图 4-3-10）**

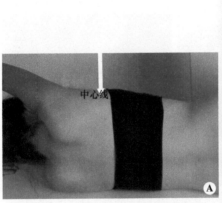
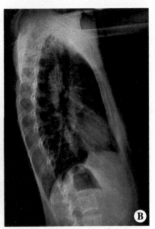

图 4-3-10　胸椎侧位摄影位置示意图（A）和胸椎侧位 DR 片（B）

【摄影目的】　观察胸椎侧位形态、排列曲度、棘突、椎间孔、关节突及骨质等情况。同时以补充正位不足。

【摄影体位】　被检者侧卧于摄影床上，将胸部置于影像接收器中心位置。双臂上举抱头，下肢弯曲，人体正中矢状面与床面平行，人体冠状面与床面垂直。胸椎棘突后缘置影像接收器中线外约 4cm。照射野上缘包括第 7 颈椎，下缘包括第 1 腰椎，两侧包括椎旁软组织。

【中心线及呼吸方式】　①中心线：对准肩胛下角所在平面与腋中线交汇处垂直射入。②呼吸方式：平静呼吸下曝光。

【影像标准及显示内容】　影像显示第 3～12 胸椎侧位及椎旁软组织影像，胸椎曲度呈后突弯曲；椎体前后缘呈切线显示，无双边影现象；椎间隙显示清楚，各椎体及附件结构清晰。骨皮质及骨髓质清晰显示，周围软组织层次清晰。

**3. 胸腰段正位（图 4-3-11）**

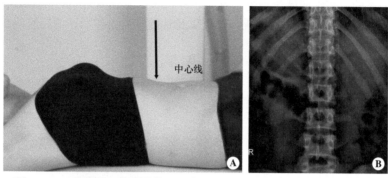

图 4-3-11　胸腰段正位摄影位置示意图（A）和胸腰段正位 DR 片（B）

【摄影目的】　观察胸腰段椎体是否有增生、骨折、结核等情况。

【摄影体位】　被检者仰卧于摄影床上，将胸腰部置于影像接收器中心位置，身体正中矢状面垂直于床面。两上肢置于身旁，保持身体平稳。照射野上缘超过第 11 胸椎，下缘超过第 2 腰椎，两侧包括椎旁软组织。

【中心线及呼吸方式】　①中心线：对准剑突与脐连线中点垂直射入。②呼吸方式：深吸气后深呼气屏气曝光。

【影像标准及显示内容】　影像显示第 11 胸椎至第 2 腰椎及椎旁软组织正位影像；棘突位于椎体正中，两侧横突、椎弓根对称显示；椎间隙清晰。骨皮质及骨髓质清晰显示，周围软组织层次清晰。

**4. 胸腰段侧位（图 4-3-12）**

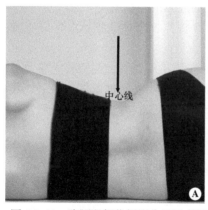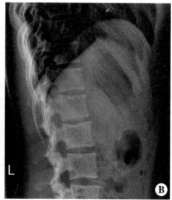

图 4-3-12　胸腰段侧位摄影位置示意图（A）和胸椎段侧位 DR 片（B）

【摄影目的】　观察胸腰段椎体是否有滑脱、移位、增生、骨折、结核等情况。

【摄影体位】　被检者侧卧于摄影床上，将胸腰部置于影像接收器中心位置。双臂上举抱头，下肢弯曲，人体正中矢状面与床面平行，人体冠状面与床面垂直。胸腰椎棘突后缘置影像接收器中线外约 4cm。照射野上缘超过第 11 胸椎，下缘超过第 2 腰椎，两侧包括椎旁软组织。

【中心线及呼吸方式】　①中心线：对准剑突与脐连线中点与腋中线交汇处垂直射入。

②呼吸方式：平静呼吸下曝光。

【影像标准及显示内容】 影像显示第 11 胸椎至第 2 腰椎及椎旁软组织侧位影像；胸椎曲度呈后突弯曲，腰椎曲度呈前突弯曲；椎体前后缘呈切线显示，无双边影现象；椎间隙显示清楚，各椎体及附件结构清晰。骨皮质及骨髓质清晰显示，周围软组织层次清晰。

### （三）腰椎摄影

**1. 腰椎前后位（图 4-3-13）**

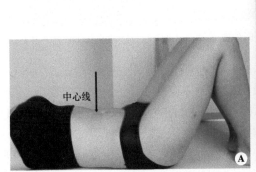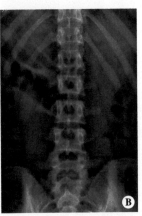

图 4-3-13　腰椎前后位摄影位置示意图（A）和腰椎前后位 DR 片（B）

【摄影目的】 观察腰椎及椎旁软组织情况，如外伤骨折、结核、增生等。

【摄影体位】 被检者仰卧于摄影床上，将腰椎置于影像接收器中心位置，身体正中矢状面垂直于床面。两上肢置于身旁，双下肢自然弯曲，足踏床面，保持身体平稳。照射野上缘包括第 12 胸椎，下缘包括骶骨，两侧包括椎旁软组织。

【中心线及呼吸方式】 ①中心线：对准脐上 3cm 垂直射入。②呼吸方式：深吸气后屏气曝光。

【影像标准及显示内容】 影像显示第 11 胸椎至骶骨、两侧腰大肌及椎旁软组织正位影像，椎间隙清晰；两侧横突、椎弓根对称显示；第 3 腰椎椎体各缘呈切线状显示，无双边现象；椎弓根、椎间关节、棘突和横突均清晰显示；骨皮质及骨髓质清晰显示，周围软组织层次清晰。

**2. 腰椎侧位（图 4-3-14）**

【摄影目的】 观察腰椎侧位形态、排列曲度、棘突、椎间孔、关节突及骨质等情况。同时以补充正位不足。

【摄影体位】 被检者侧卧于摄影床上，将腰部置于影像接收器中心位置。双臂上举抱头，下肢弯曲，保持身体平稳。人体正中矢状面与床面平行，人体冠状面与床面垂直。腰椎棘突后缘置影像接收器中线外约 5cm。照射野上缘包括第 12 胸椎，下缘包括骶骨，两侧包括椎旁软组织。

【中心线及呼吸方式】 ①中心线：对准对侧髂嵴向上 3cm 垂直入射。②呼吸方式：平静呼吸屏气曝光。

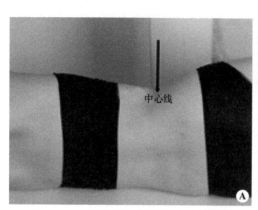
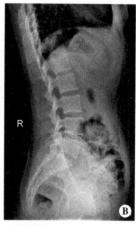

图 4-3-14　腰椎侧位摄影位置示意图（A）和腰椎侧位 DR 片（B）

【影像标准及显示内容】　影像显示第 11 胸椎至骶骨侧及椎旁软组织侧位影像；第三腰椎椎体无双边现象；椎弓根、椎间孔、椎间关节、腰骶关节及棘突显示；椎体骨皮质和骨小梁结构清晰显示；周围软组织层次清晰。

**3. 腰椎斜位（图 4-3-15）**

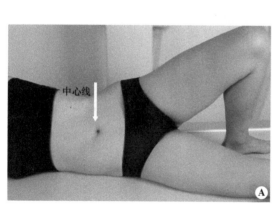
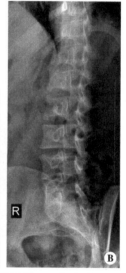

图 4-3-15　腰椎斜位摄影位置示意图（A）和腰椎斜位 DR 片（B）

【摄影目的】　观察腰椎椎弓峡部、上下关节等情况。同时以补充正位不足。

【摄影体位】　被检者仰卧于摄影床，以右前斜位为例，右侧臀部紧贴影像接收器，并使腰部置于其中心位置。左侧臀部稍抬起，使冠状面与床面成 45°角。两臂上举抱头，右侧下肢自然弯曲，左侧下肢膝部弯曲，足踏床面，保持身体平稳。第三腰椎棘突置于床中线后 4cm。照射野上缘包括第 11 胸椎，下缘包括骶骨，两侧包括椎旁软组织。摄左前斜位同上，被检体位方向相反。需双侧摄影，以做对比。

【中心线及呼吸方式】　①中心线：对准脐上 3cm 与髂嵴上 3cm 所在平面外 1/3 处垂直射入。②呼吸方式：深吸气后屏气曝光。

【影像标准及显示内容】　影像显示第 11 胸椎至骶骨斜位及椎旁软组织斜位影像；椎

体在前,其他部位在后,组成"小狗状"形状;近片侧为"头",横突投影为"狗嘴",椎弓为"眼",上关节突如"耳",下关节突为"前足";远片侧的下关节突为"后足",横突投影为"尾","狗颈"则为近片侧的椎弓峡部,"耳"与"前足"间的空隙为近片侧的小关节间隙。骨皮质及骨髓质清晰显示,周围软组织层次清晰。如果体位不正或切斜角度不够都不能显示良好。

**4. 腰椎过屈、过伸位（图 4-3-16，图 4-3-17）**

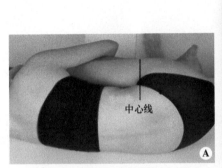
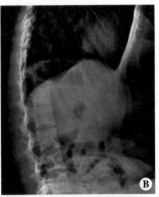

图 4-3-16 腰椎过屈位摄影位置示意图（A）和过屈位 DR 片（B）

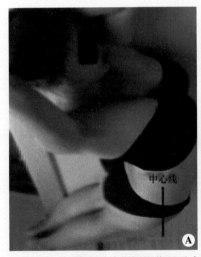
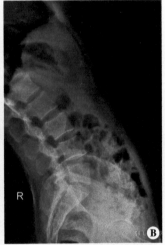

图 4-3-17 腰椎过伸位摄影位置示意图（A）和过伸位 DR 片（B）

【摄影目的】 观察腰椎椎体是否有滑脱、移位等情况。同时以补充正位不足。

【摄影体位】 被检者侧卧于摄影床上,将腰部置于影像接收器中心位置。人体正中矢状面与床面平行,人体冠状面与床面垂直。腰椎棘突后缘置影像接收器中线外约 5cm。曝光前,先取过屈位,下肢弯曲,上肢抱与膝部,腰部尽量向前弯曲。曝光后,嘱咐被检者保持基本姿势不变,双上肢抱头,下肢弯曲,腰部尽量后仰,取过伸位。照射野上缘包括第 11 胸椎,下缘包括骶骨,两侧包括椎旁软组织。

【中心线及呼吸方式】 中心线:对准对侧髂嵴向上 3cm 垂直射入。②呼吸方式:平静呼吸屏气曝光。

【影像标准及显示内容】 影像显示第 11 胸椎至骶骨及椎旁软组织侧位影像;腰椎生理曲度存在,椎体序列正常;第三腰椎椎体无双边;椎弓根、椎间孔、椎间关节、腰骶关节及棘突显示清晰；椎体骨皮质和骨小梁结构清晰显示；周围软组织层次清晰。

（四）腰骶部摄影

**1. 腰骶关节前后位（图 4-3-18）**

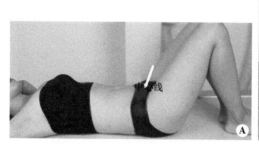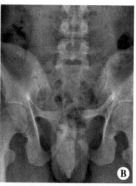

图 4-3-18　腰骶关节前后位摄影位置示意图（A）和腰骶关节前后位 DR 片（B）

【摄影目的】　观察腰骶关节等正常或异常情况。如外伤。

【摄影体位】　被检者仰卧于摄影床上，将腰骶部置于影像接收器中心位置，身体正中矢状面垂直于床面。两上肢置于身旁，双下肢自然弯曲，足踏床面，保持身体平稳。照射野上缘平脐，下缘包括骨联合，两侧包括周围软组织。

【中心线及呼吸方式】　①中心线：向头端倾斜 15°～20°角，经两侧髂前上棘连线中点处射入。②呼吸方式：深呼气后屏气曝光。

【影像标准及显示内容】　影像显示腰骶关节及软组织正位影像，关节面清晰显示，相邻椎体影像无重叠，下部腰椎及骶骨上部均可显示。骨皮质及骨髓质清晰显示，周围软组织层次清晰。

**2. 腰骶关节侧位（图 4-3-19）**

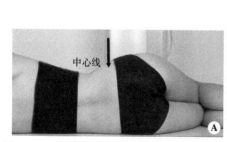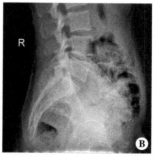

图 4-3-19　腰骶关节侧位摄影位置示意图（A）和腰椎关节侧位 DR 片（B）

【摄影目的】　观察腰骶关节间隙、移位等情况。同时以补充正位不足。

【摄影体位】　被检者侧卧于摄影床上，将腰骶部置于影像接收器中心位置。双臂上举抱头，下肢弯曲，保持身体平稳。人体正中矢状面与床面平行，人体冠状面与床面垂直。腰椎棘突后缘置影像接收器中线外约 5cm。照射野上缘平脐，下缘包括耻骨联合，两侧包括周围软组织。

【中心线及呼吸方式】 ①中心线：对准对侧髂嵴下 3cm 垂直射入。②呼吸方式：深呼气后屏气曝光。

【影像标准及显示内容】 影像显示部分腰椎、骶骨及软组织侧位影像。骨皮质及骨髓质清晰显示，关节间隙清晰可见，周围软组织层次清晰。

（五）骶尾部摄影

**1. 骶尾骨前后位（图 4-3-20）**

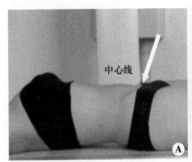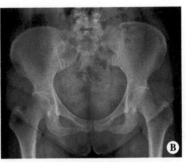

图 4-3-20 骶尾骨前后位摄影位置示意图（A）和骶尾前后位 DR 片（B）

【摄影目的】 观察骶骨、尾骨等正常或异常情况，如外伤骨折。

【摄影体位】 被检者仰卧于摄影床上，将骶尾部置于影像接收器中心位置，身体正中矢状面垂直于床面。两上肢置于身旁，双下肢自然弯曲，足踏床面，保持身体平稳。照射野上缘平髂嵴，下缘超过坐骨结节，两侧包括周围软组织。

【中心线及呼吸方式】 ①中心线：对准两侧的髂前上棘与耻骨联合连线中点的连线的中点射入。骶骨摄影时中心线向头端倾斜 15°～20°角，经两侧的髂前上棘与耻骨联合连线中点的连线的中点射入；尾骨摄影时中心线向足端倾斜 10°～15°角，经两侧的髂前上棘与耻骨联合连线中点的连线的中点射入。②呼吸方式：深呼气后屏气曝光。

【影像标准及显示内容】 影像显示骶骨、尾骨及软组织侧位影像，骶骨与尾骨骨质结构清晰，骶孔左右对称。骨皮质及骨髓质清晰显示，周围软组织层次清晰。

**2. 骶尾骨侧位（图 4-3-21）**

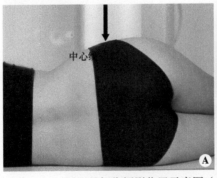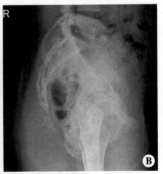

图 4-3-21 骶尾骨侧位摄影位置示意图（A）和骶尾骨侧位 DR 片（B）

【摄影目的】 观察骶骨、尾骨侧位骨质等情况，如外伤骨折。同时以补充正位不足。

【摄影体位】 被检者侧卧于摄影床上，将骶尾部置于影像接收器中心位置。双臂上举抱头，下肢弯曲，保持身体平稳。人体正中矢状面与床面平行，人体冠状面与床面垂直。骶尾后缘置影像接收器中线外约3cm。照射野上缘平髂嵴，下缘超过坐骨结节，两侧包括周围软组织。

【中心线及呼吸方式】　①中心线：对准髂前上棘向下 2.5cm 处垂直射入。②呼吸方式：平静呼吸屏气曝光。

【影像标准及显示内容】　影像显示骶骨、尾骨及软组织侧位影像，边界清晰；腰骶关节及骶尾关节间隙清晰。骨皮质及骨髓质清晰显示，周围软组织层次清晰。

# 四、摄影体位选择

脊柱摄影体位选择见表 4-3-2

表 4-3-2　脊柱摄影体位选择表

| 病变 | 首选体位 | 其他体位 |
| --- | --- | --- |
| 神经根型颈椎病 | 颈椎斜位 | 颈椎侧位 |
| 脊髓型颈椎病 | 颈椎侧位 | 颈椎前后位；颈椎斜位 |
| 锥动脉型颈椎病 | 颈椎斜位 | 颈椎前后位 |
| 颈椎骨折（第1、2颈椎） | 第1、2颈椎张口位 | 颈椎侧位 |
| 寰枢椎病变 | 第1、2颈椎张口位 | 颈椎侧位 |
| 颈椎骨折（下段） | 颈椎侧位 | 颈椎前后位 |
| 落枕 | 颈椎前后位；颈椎侧位 | 第1、2颈椎张口位 |
| 颈椎滑脱、移位 | 颈椎过屈过、伸位 | |
| 颈椎结核 | 颈椎侧位 | 颈椎前后位 |
| 颈部软组织病变 | 颈椎侧位 | 颈部软组织侧位 |
| 胸椎结核、肿瘤、炎症 | 胸椎前后位；胸椎侧位 | |
| 胸椎骨折 | 胸椎前后位；胸椎侧位 | 胸椎仰卧水平侧位 |
| 胸腰段骨折、结核等 | 胸腰段正侧位 | |
| 脊柱侧弯 | 胸椎前后位；腰椎前后位 | |
| 腰椎骨折 | 腰椎前后位；腰椎侧位 | 胸椎仰卧水平侧位 |
| 腰椎结核、肿瘤、炎症 | 腰椎前后位；腰椎侧位 | |
| 腰椎退行性病变 | 腰椎前后位；腰椎侧位 | 腰椎斜位 |
| 腰椎滑脱、移位 | 腰椎过屈过、伸位 | |
| 腰间盘脱出 | 腰椎前后位；腰椎侧位 | |
| 强直性脊柱炎 | 腰椎前后位；骶髂关节前后位 | 腰椎侧位；胸椎前后位 |
| 腰椎滑脱 | 腰椎前后位；腰椎侧位 | 腰椎斜位；腰椎侧位功能位 |
| 腰椎椎弓峡部裂 | 腰椎斜位 | 腰椎关节突关节位 |
| 脊柱裂 | 腰椎前后位；骶尾骨前后位 | |
| 腰椎骶化、骶椎腰化 | 腰椎前后位（包括骶髂关节） | |
| 致密性骨炎 | 骶髂关节前后位 | 骶髂关节前后斜位 |
| 布氏杆菌病 | 腰椎前后位 | 腰椎斜位；骶髂关节前后位 |
| 骶尾骨骨折 | 骶尾骨侧位 | 骶、尾骨前后位 |

（蓝天明　焦德琼）

# 第四节　骨盆摄影检查

## 一、应用基础知识

### （一）解剖

骨盆由两侧的髂骨，前下的耻骨，后下的坐骨及后面的骶尾骨构成。其中包括腰骶关节、骶髂关节、耻骨联合等微动关节。

### （二）体表定位标志

耻骨结节、耻骨联合、坐骨结节、髂前上棘、髂嵴等。

## 二、摄影注意事项

（1）做好摄影检查前的准备，清除肠内粪便及气体，排空膀胱内尿液，减小对影像诊断的难度。

（2）骨盆摄影检查，一般均应使用滤线器技术，新生儿除外。摄影管电压为 70～85kV，管电流量 5～30mAs，摄影距离为 90～100cm，根据被检者实际体型适当增加或减少曝光条件。同时选择适当的照射野。体厚的被检者需用滤线器。

（3）外伤患者摄影时，通过改变摄影方式来满足摄影位置的要求。若明确需要移动肢体时，应轻、准、快，以免骨折错位，尽量减少对患者的搬动，避免伤情加重。急诊摄影应根据被检者的状况灵活选择摄影体位。

（4）对被检者讲明摄影方式、过程，做好呼吸屏气训练，争取合作。避免曝光时产生运动模糊。调整照射野。骨盆摄影呼吸方式一般选择深呼气后屏气曝光。

（5）加强被检者的 X 线防护意识，合理运用体位防护，尽量使被检部位以外的其他部位远离辐射线。根据被检部位的大小，选择合适的照射野。孕妇绝对禁止 X 线检查。

（6）X 线标志（左右）应准确无误，位置适当。

## 三、常规摄影检查

### 1. 骨盆前后位（图 4-4-1）

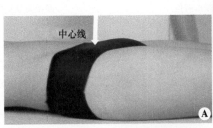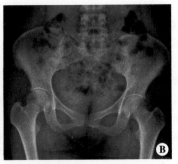

图 4-4-1　骨盆前后位摄影位置示意图（A）和骨盆前后位 DR 片（B）

【摄影目的】　观察骨盆形态,用于外伤性骨盆骨折、关节脱位、分离及股骨头坏死等情况。

【摄影体位】　被检者仰卧于摄影床上,身体正中矢状面垂直床面,两侧髂前上棘分别与同侧耻骨联合上缘连线的中点的连线的中点置于影像接收器中心位置。两下肢伸直,并稍内旋,两足尖并拢;照射野上缘超出髂骨嵴约 3cm;下缘达耻骨联合下 3cm,两侧包括周围软组织。

【中心线及呼吸方式】　①中心线:对准两侧髂前上棘分别与同侧耻骨联合上缘连线的中点的连线的中点垂直射入。②呼吸方式:深呼气后屏气曝光。

【影像标准及显示内容】　影像显示骨盆及软组织正位影像;可见骨盆左右对称、股骨近端及两侧软组织;骶骨棘与耻骨联合位于中线位置;耻骨不与骶骨重叠,左右髋关节分别位于骨盆两侧下 1/4 处,可见耻骨、坐骨围成的闭孔;骨盆诸骨、股骨近端皮质及骨小梁清晰可见,无明显的粪便气体及其他干扰影。

**2. 骶髂关节前后位（图 4-4-2）**

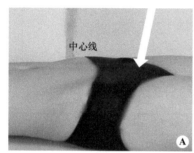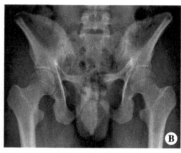

图 4-4-2　骶髂关节前后位摄影位置示意图（A）和骶髂关节前后位 DR 片（B）

【摄影目的】　观察骶髂关节正常或异常情况,如强直性脊柱炎等。

【摄影体位】　被检者仰卧于摄影床上,身体正中矢状面垂直床面,将骨盆部位置其中心位置。两下肢伸直,脚尖向上。照射野上缘包括髂骨,下缘包括耻骨联合,两侧包括周围软组织。

【中心线及呼吸方式】　①中心线:向头端倾斜 10°～20°角,对准耻骨联合上缘射入。②呼吸方式:深呼气后屏气曝光。

【影像标准及显示内容】　影像显示骶髂关节左右对称正位影像;骶骨呈正位影像,与髂骨的耳状面重叠;骶髂关节耳状面边缘、间隙显示清楚,骨皮质及骨髓质清晰显示,周围软组织层次清晰。

**3. 骶髂关节前后斜位（图 4-4-3）**

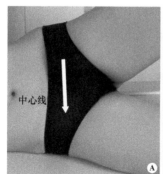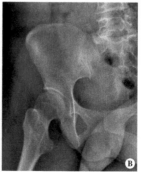

图 4-4-3　骶髂关节前后斜位摄影位置示意图（A）和骶髂关节前后位 DR 片（B）

**【摄影目的】** 观察单侧骶髂关节间隙切线位等正常或异常情况。同时以补充正位不足。

**【摄影体位】** 被检者仰卧于摄影床，以右后斜位为例，右侧臀部紧贴影像接收器，并使骶髂部置于其中心位置。左侧臀部稍抬起，使冠状面与床面成 15°角。右侧下肢自然弯曲，左侧下肢膝部弯曲，足踏床面，保持身体平稳。照射野上缘包括髂嵴，下缘包括耻骨联合，两侧包括周围软组织。摄左前斜位同上，被检体位方向相反。

**【中心线及呼吸方式】** ①中心线：对准髂前上棘向内 2.5cm 处垂直射入。②呼吸方式：深呼气后屏气曝光。

**【影像标准及显示内容】** 影像显示被检侧骶髂关节间隙呈斜位影像，关节间隙清楚；骨皮质及骨髓质清晰显示，周围软组织层次清晰。如果体位不正或切斜角度不够都不能良好显示。

# 四、摄影体位选择

骨盆摄影体位选择见表 4-4-1。

表 4-4-1　骨盆摄影体位选择

| 病变 | 首选体位 | 其他体位 |
| --- | --- | --- |
| 骨盆外伤 | 骨盆前后位 | 骨盆入口位、出口位 |
| 下腹部、臀部异物 | 骨盆前后位 | 骨盆侧位 |
| 股骨头坏死 | 骨盆前后位 | |
| 畸形性骨炎、骨软骨瘤 | 骨盆前后位 | |
| 致密性骨炎 | 骶髂关节前后位 | 骶髂关节斜位 |
| 强直性脊柱炎 | 骶髂关节前后位 | 腰椎前后位 |

（蓝天明　金德昊）

# 第五节　胸部摄影检查

# 一、应用基础知识

（一）解剖

胸部是由肺、胸膜、纵隔、横隔和胸廓（软组织和骨骼）构成。

**1. 软组织解剖——胸部**

肺位于胸腔内，坐落于膈上、纵隔的两侧，表面覆有胸膜。肺形似圆锥形，具有一尖（肺尖）、一底（肺底）、两面（肋面和纵隔面）、三缘（前缘、下缘和后缘）。纵隔面即内侧面，其中央有椭圆形凹陷，称肺门。肺门内有支气管、血管、神经和淋巴管等出入。两肺外形不同，右肺宽而短，左肺狭而长。肺借叶间裂分叶，左肺的叶间裂为斜裂，由后上斜向前下，将左肺分为上、下两叶。右肺的叶间裂包括斜裂和右肺水平裂，他们将右肺分为上、中、下三叶。

胸膜是衬覆于胸壁内面、膈上面、纵隔两侧面和肺表面等处的一层浆膜。被覆于胸壁内面、纵隔两侧面和膈上面及凸至颈根部等处的胸膜部分称壁胸膜；覆盖于肺表面的称脏胸膜；两层胸膜之间密闭、狭窄、呈负压的腔隙称胸膜腔。

纵隔是两侧纵隔胸膜间全部器官、结构和结缔组织的总称。纵隔稍偏左，其前界为胸骨，后界为脊柱胸段，两侧为纵隔胸膜，上界是胸廓上口，下界是膈。纵隔分区方法较多，解剖学常用四分法。该方法是在胸骨角水平面将纵隔分为上纵隔和下纵隔。下纵隔以心包为界，又分为前、中、后纵隔。上纵隔包括胸腺、出入心的大血管、气管、食管等。下纵隔包括①前纵隔包括少量结缔组织及淋巴结；②中纵隔包括心及心包；③后纵隔包括食管、气管、奇静脉、迷走神经、胸导管、交感干等。

心位于中纵隔内，1/3位于正中线右侧，2/3位于正中线左侧。可分为一尖、一底、两面、三缘，表面尚有4条沟。心尖位于左侧第5肋间隙锁骨中线内侧1~2cm。心被心间隔分为左、右两半心，左、右半心各分成左、右心房和左、右心室4个腔，同侧心房和心室借房室口相通。四条肺静脉从左右两侧进入左心房，上腔静脉和下腔静脉进入右心房。主动脉是体循环的动脉主干。它从左心室出发后，先向上行为升主动脉，然后从右前向左后弯成弓型，称为主动脉弓。再沿脊柱左侧下降即为降主动脉。肺动脉粗而短自右心室起始，在主动脉弓下约第五胸椎高度形成分叉分为左、右肺动脉入左、右肺内完肺循环。

横膈是分隔胸腹腔的扁肌，呈穹隆形，其隆凸的上面朝向胸腔，凹陷的下面朝向腹腔。

**2. 骨骼解剖——胸廓**　胸廓主要由12块胸椎、1块胸骨和12对肋借关节和韧带连结而成。

胸骨为扁平骨，位于胸廓的最前方。分胸骨柄、胸骨体及剑突。胸骨柄上部宽厚而下部窄薄，上缘有3个凹陷，中间为颈静脉切迹，外侧与锁骨相关节，称锁切迹。胸骨柄与胸骨体连接处微微先前突出，称为胸骨角，两侧连接第2肋。胸骨体呈长方形，外侧缘与第2~7肋软骨相关节的肋切迹。剑突窄而薄，末端游离，形态变化较大。

肋包括肋骨和肋软骨。肋骨为细长弓状扁骨，共12对。第1~7对肋前端与胸骨连接，称真肋。第8~10对肋前端借肋软骨与上位肋软骨连接，形成肋弓，称假肋。第11~12对肋前端游离于腹壁肌层中，称浮肋。同一肋骨前后段，并不在同一水平。肋软骨未钙化的部分，X线影像上不显示。

（二）体表定位标志

包括颈静脉切迹、胸骨角、剑突、男性乳头、肋弓等。

# 二、摄影注意事项

（1）胸部摄影检查前，应询问近日是否服用造影剂、高原子序数的药物，如有服用造影剂或药物，待排出体外在检查；是否贴膏药，如有膏药需清洁干净在检查。避免与肠腔相互重叠，影响诊断。

（2）胸部摄影时，必须掌握人体解剖学及体表标志内容。正确处理X检查时照射野范围、摄影距离及中心线的应用。

（3）胸部外伤患者摄影时，通过改变摄影方式来满足摄影位置的要求，尽量减少对患者的搬动，避免伤情加重。若明确需要移动肢体时，应轻、准、快，以免骨折错位，增加被检者痛苦。急诊摄影应根据被检者的状况灵活选择摄影体位。

（4）胸部摄影检查时需用高毫安、短时间方式，减少心脏搏动或呼吸对肺的影像。

（5）胸部摄影管电压为 75～120kV，管电流量 10～50mAs，摄影距离一般为 150～180cm；婴幼儿胶片距为 100cm；心脏大血管摄影胶片距为 180～200cm，测量心脏时为 200cm。根据被检者实际体型适当增加或减少曝光条件。体厚的被检者需用滤线器。调整照射野。

（6）婴幼儿胸部摄影时，在机器容量允许范围内，尽量利用大电流、短时间，以保证肺纹理清晰。

（7）对被检者讲明摄影方式、过程，做好呼吸屏气训练，争取合作。避免曝光时产生运动模糊。

（8）加强被检者的 X 线防护意识，合理运用体位防护，尽量使被检部位以外的其他部位远离辐射线。孕妇绝对禁止 X 线检查。

（9）X 线标志（左右）应准确无误，位置适当。

# 三、常规摄影检查

## （一）胸部摄影

### 1. 胸部后前位（图 4-5-1）

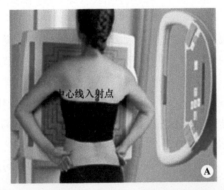

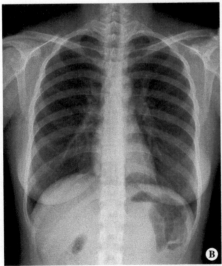
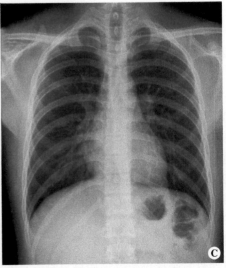

图 4-5-1　胸部后前位摄影位置示意图（A）和胸部后前位 DR 片（女）（B）与胸部后前位 DR 片（男）（C）

【摄影目的】　观察胸廓、肺部、心脏大血管、纵隔、膈肌正常或异常等。

【摄影体位】　被检者站立于摄影架前，双足分开，前胸紧贴影像接收器，身体正中矢状面与影像接收器垂直，并将胸部置于其中心部位。头后仰，双肩自然下垂，两手背放在髂部，双肘部尽量内旋向前，使肩胛骨移向外侧。照射野上缘超出双肩峰一拳高，下缘包肋膈角，两侧包括侧胸壁及周围软组织。胸部摄影成人胶片距为 150～180cm，婴幼儿胶片距为 100cm；心脏大血管摄影胶片距为 180～200cm，测量心脏时为 200cm。

【中心线及呼吸方式】　①中心线：对准两侧肩胛骨下角连线中点垂直射入。②呼吸方式：胸部摄影为深吸气后屏气曝光；心脏大血管测量摄影为平静呼吸屏气曝光。

【影像标准及显示内容】　影像显示胸部正位影像；两侧胸锁关节对称，两侧锁骨水平对称；肩胛骨内侧缘投影于肺野之外，第 1～4 胸椎清晰可见；双侧肺野对称，心脏居中偏左，心脏大血管边缘及膈肌影像锐利；肺纹理由肺门呈放射状伸向肺野；肋骨纹理清晰，气管和邻近的支气管清晰显示，双肺尖显示充分；胸部软组织层次清晰。

**2. 胸部侧位（图 4-5-2）**

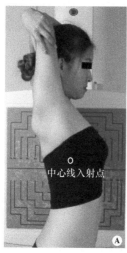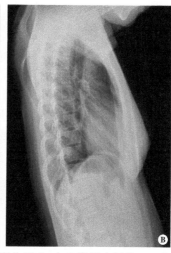

图 4-5-2　胸部左侧位摄影位置（A）和胸部右侧位 DR 片

【摄影目的】　观察纵隔、肋膈角等正常或异常情况，以补充正位不足。

【摄影体位】　被检者立于摄影架前，如摄左侧位时，取左侧位，双足分开，使身体站稳。左侧侧胸部紧贴影像接收器，并将侧胸部置于其中心位置，身体矢状面与影像接收器平行。两臂高举，交叉抱头，使两肩部尽量不与肺部重叠。照射野上缘超过肩部，下缘包括肋膈角，前缘包括前胸壁，后缘包括后背及软组织。胸部摄影成人胶片距为 150～180cm，婴幼儿胶片距为 100cm；心脏大血管测量摄影胶片距为 150cm。摄右侧位同上，被检体位方向相反。

【中心线及呼吸方式】　①中心线：经对侧肩胛骨下角所在平面与腋中线相交处垂直射入。②呼吸方式：胸部摄影为深吸气后屏气曝光；心脏大血管摄影前平静呼吸，吞钡后屏气曝光。

【影像标准及显示内容】　影像显示胸部侧位影像。包括肺尖、前后胸壁、膈肌及后肋膈角，膈肌前高后低；胸骨及胸椎呈侧位像，清晰显示；从颈部到气管分叉部，能连续追踪到气管影像，心脏大血管居中偏前，心脏前后缘、主动脉、心脏前后间隙、肺野、横膈影像清晰显示，食管显影时位于心影后方；胸部软组织层次清晰。

### 3. 胸部右前斜位（图4-5-3）

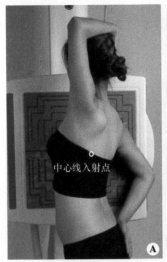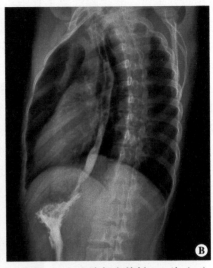

图4-5-3　胸部右前斜位摄影位置示意图（A）和胸部右前斜DR片（B）

【**摄影目的**】　观察左心房、肺动脉干、右心室漏斗部及右心房等情况。同时以补充正位不足。

【**摄影体位**】　被检者站立于摄影架前，双足分开，右前胸壁紧贴影像接收器，并置于其中心位置，身体冠状面与摄影架成45°～55°角。右手放于臀部，屈肘内收，左手上举抱头，保持身体平稳。照射野上缘超过肩部，下缘包括肋膈角，两侧包括两侧胸壁及其周围软组织。胶片距为150cm。

【**中心线及呼吸方式**】　①中心线：经左侧肩胛骨下角所在平面与腋中线相交处垂直射入。②呼吸方式：平静呼吸，吞钡后屏气曝光。

【**影像标准及显示内容**】　影像显示胸部右前斜位影像。心脏大血管投影于胸部左侧，不与胸椎重叠，胸椎投影于胸部右后1/3处；食管胸段钡剂充盈良好，位于心脏与脊柱之间。同时可见心前缘：包括升主动脉前缘，中部肺动脉圆锥；下段右心室少部分左心室。心后缘：包括由上至下左心房、右心房。如果体位不正或切斜角度不够都不能显示良好。

### 4. 胸部左前斜位（图4-5-4）

【**摄影目的**】　观察左心室、右心室、左心房、右心房、主动脉及主动脉窗等情况。同时以补充正位不足。

【**摄影体位**】　被检者站立于摄影架前，双足分开，左前胸壁紧贴影像接收器，并置于其中心位置，身体冠状面与摄影架成55°～70°角。左手放于臀部，屈肘内收，右手上举抱头，保持身体平稳。照射野上缘超过肩部，下缘包括肋膈角，两侧包括两侧胸壁及其周围软组织。胶片距为150cm。

【**中心线及呼吸方式**】　①中心线：经右侧肩胛骨下角所在平面与腋中线相交处垂直射入。②呼吸方式：平静呼吸，吞钡后屏气曝光。

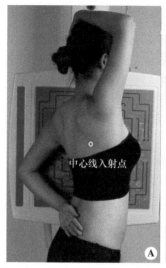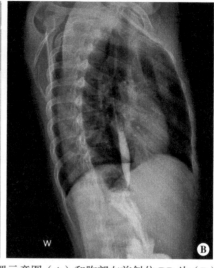

图 4-5-4 胸部左前斜位摄影位置示意图（A）和胸部左前斜位 DR 片（B）

**【影像标准及显示内容】** 影像显示胸部左前斜位影像。胸部呈斜位投影，心脏大血管投影于胸椎右侧，胸椎投影于胸部左后方 1/3 偏前处，心后缘上方是展开的主动脉弓，弓下透明区为主动脉窗，胸主动脉全部展示，边缘清晰。同时可见心前缘：包括自上而下 3 个弧，升主动脉、右心房、右心室；心后缘：自下而上为左心房、左心室。如果体位不正或切斜角度不够都不能显示良好。

**5. 胸部前凸前后位（图 4-5-5）**

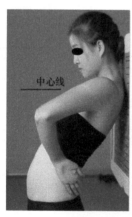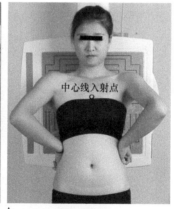

A

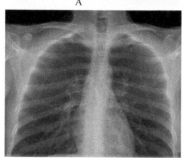

B

图 4-5-5 胸部前凸前后位摄影位置（A）和胸部前凸前后位 DR 片（B）

【摄影目的】 观察肺尖部病变等情况。

【摄影体位】 被检者站立于摄影架前约 30cm 处，双足分开与肩同宽，身体正中矢状面与影像接收器垂直并对准其中线，双手背放于髋部，肘部屈曲内旋，身体后仰，肩部紧靠摄影架，头稍前倾，下胸部及腹部前凸，使胸部冠状面与摄影架成 45°角。照射野上缘超出锁骨 6～7cm，下缘包括肋膈角，两侧包括两侧胸壁及其周围软组织。

【中心线及呼吸方式】 ①中心线：对准胸骨角与剑突连线中点垂直射入。②呼吸方式：深吸气屏气后屏气曝光。

【影像标准及显示内容】 影像显示胸部半轴位影像，锁骨位于胸廓的最上方，肺尖钝圆；肋骨呈水平状，肋间隙变宽；胸部软组织层次清晰。

（二）胸廓摄影

**1. 胸骨后前位（图 4-5-6）**

【摄影目的】 观察胸骨正常或异常情况，如外伤骨折等。

【摄影体位】 被检者俯卧于摄影床上，身体正中矢状面与影像接收器长轴正中线垂直，前胸紧贴床面，冠状面平行床面，胸骨中点置于影像接收器中心位置。颌部前伸贴床面，两臂内旋置于身体两旁，保持身体稳定。照射野上缘包括胸锁关节，下缘包括剑突，两侧包括周围软组织。

【中心线及呼吸方式】 ①中心线：自脊柱右侧向左侧倾斜 15°～30°（常用 20°）角，经两侧肩胛骨下角连线中点射入。②呼吸方式：连续缓慢浅呼吸曝光。

【影像标准及显示内容】 影像显示胸骨正位影像，不与胸椎重叠，骨皮质及骨髓质清晰显示，周围软组织层次清晰。

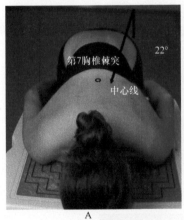
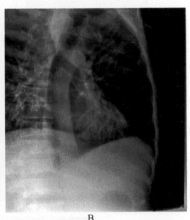

图 4-5-6　胸骨后前位摄影位置（A）和胸骨后前位 DR 片（B 为模拟人）

**2. 胸骨侧位（图 4-5-7）**

【摄影目的】 观察胸骨正常或异常情况，如外伤骨折。同时补充正位不足。

【摄影体位】 被检者侧卧于摄影架前，头部垫平，人体矢状面与影像接收器平行，并将胸骨置其中心位置。胸骨前缘垂直于影像接收器，头部后仰，颏部抬起，肩部尽量向后，胸部前挺，下肢自然弯曲。照射野上缘包括胸锁关节，下缘包括剑突，两侧包括周围软组织。

【中心线及呼吸方式】 ①中心线：对准胸骨侧位中点垂直射入。②呼吸方式：深吸气后屏气曝光。

【**影像标准及显示内容**】　影像显示胸骨侧位影像，全部胸骨不与肺组织或肋骨影像重叠；胸骨前后缘骨皮质及骨小梁显示清晰，双侧胸锁关节重叠，胸前壁软组织清晰可见。

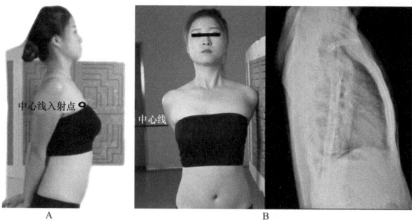

图 4-5-7　胸骨侧位摄影位置示意图（A）和胸骨侧位 DR 片（B）

### 3. 肋骨切线位（图 4-5-8）

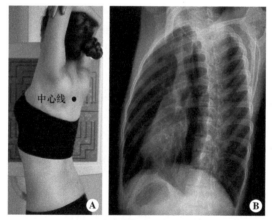

图 4-5-8　肋骨切线位摄影位置示意图（A）和肋骨切线位 DR 片（B）

【**摄影目的**】　观察肋骨局部骨质情况，如外伤骨折等。

【**摄影体位**】　以右前斜位为例：被检者站立于摄影架前，双脚分开，保持身体平稳。右前胸壁紧贴影像接收器，并置于其中心位置，身体冠状面与摄影架成 45°角。双手上举抱头。照射野上缘超过肩部，下缘包括肋膈角，两侧包括两侧胸壁及其周围软组织。摄左前斜位同上，被检体位方向相反。

【**中心线及呼吸方式**】　①中心线：对准两侧肩胛骨下角连线中点垂直射入；②呼吸方式：深吸气后屏气曝光。

【**影像标准及显示内容**】　影像显示被检侧肋骨斜位影像，腋中线部肋骨呈平面展示，肋骨颈部显示较好；骨皮质及骨髓质清晰显示，周围软组织层次清晰。如果体位不正或切斜角度不够都不能显示良好。

## 四、摄影体位选择

胸部摄影体位选择见表 4-5-1。

**表 4-5-1　胸部摄影体位选择**

| 病变 | 首选体位 | 其他体位 |
|---|---|---|
| 肺及支气管病变 | 胸部后前位；胸部侧位 | |
| 气胸、胸腔积液、气液胸 | 胸部后前位；胸部侧位 | 胸部侧卧后前位；胸部仰卧侧位 |
| 肺不张、中叶综合征 | 胸部后前位；胸部侧位 | 胸部前凸前后位；胸部后仰后前位 |
| 肺尖部病变 | 胸部前凸位 | |
| 左心房增大 | 胸部后前位；胸部左侧位 胸部右前斜位 | |
| 左心室增大 | 胸部后前位；胸部左侧位 胸部左前斜位 | |
| 右心房增大 | 胸部后前位；胸部左前斜位 | 胸部右前斜位；胸部左侧位 |
| 右心室增大 | 胸部后前位；胸部右前斜位 | 胸部左侧位；胸部左前斜位 |
| 纵隔病变 | 胸部后前位；胸部侧位 | |
| 横隔麻痹 | 胸部后前位（摄呼气相和吸气相） | |
| 支气管异物 | 胸部后前位（摄呼气相和吸气相） | |
| 胸部外伤 | 胸部后前位（依病变而定） | |
| 胸骨病变 | 胸骨后前位；胸骨侧位 | |
| 肋骨病变 | 胸部后前位；肋骨斜位 | |

（蓝天明　曹　阳）

# 第六节　腹部摄影检查

## 一、应用基础知识

### （一）解剖

　　腹部器官主要包括消化系统、泌尿系统及女性内生殖系统。肝脏位于右上腹部，胆囊的位置相当于肝下右肋弓与腹直肌外缘的相交处。胰腺横卧胃体的后方，十二指肠环抱胰头。脾脏于左上腹部，长轴与第 10 肋长轴一致，右邻胃体，上为膈肌。泌尿系统的肾居于腹膜之后，与第 12 胸椎至第 2 腰椎等高。输尿管沿腰大肌内侧的前方垂直下降进入骨盆。膀胱位于骨盆内，耻骨联合上方。子宫位于盆腔内，前邻膀胱后邻直肠。

　　由于腹部脏器均是软组织，相互之间缺乏对比度。目前临床对于急腹症中的消化道穿孔、肠梗阻、腹部异物、钙化及胆系阳性结石等疾病仍首选常规普通摄影检查。

### （二）体表定位标志

**1. 胆囊底的体表投影点**　　右腹直肌外侧缘与右侧肋弓相交处。

**2. 第 1 腰椎水平**　剑突与脐孔连线的中点平。

**3. 肋弓最低点**　约平第 3 腰椎水平。

**4. 成人肾门**　约平第 1 腰椎高度（肾上极平第 11 胸椎下缘；肾下极平第 2 腰椎下缘）。

**5. 第 1 腰椎**　剑突末端与脐连线中点的平面。

**6. 第 3 腰椎**　脐/髂嵴上 3cm 平面。

**7. 第 4 腰椎**　脐/髂嵴平面。

**8. 第 5 腰椎**　脐/髂嵴下 3cm 平面。

**9. 第 2 骶椎**　髂前上棘平水平。

**10. 膀胱**　位于耻骨联合上方。

**11. 耻骨联合**　约平尾骨水平。

# 二、摄影注意事项

1. 做好摄影检查前的准备，除急性肠梗阻、腹部脏器破裂及孕妇外，均应清除肠腔内容物（如粪便、肠气），减小对影像诊断的难度。清洁肠腔方法如下。

（1）自洁法：摄影检查前一天晚服用缓泻剂。例如蓖麻油 20～30ml、双醋酚丁约 2 片或番泻叶 1 剂。如患者便秘，服量适当增加，或连服 2d 左右。

（2）灌肠法：摄影检查前可做肥皂水或 0.9%氯化钠灌肠清洁。例如在检查前 2h，可用 0.9%氯化钠约 1500ml，灌肠中嘱咐被检者不断改变体位，尽量使 0.9%氯化钠到达升结肠，便于肠内粪便排出。此法缺点是肠腔内气体不易排出。

（3）摄影检查前一天下午 4 时及 8 时需各服用活性炭约 2g，吸收肠腔内气体。

（4）摄影检查当天早晨禁食、水，摄影检查前先行腹部透视，如果肠腔内粪便、气体较多或有不透 X 线物质（例如高密度造影剂），待肠腔内清洁后即可摄影检查。

2. 腹部摄影检查，一般均应使用滤线器技术，新生儿除外。摄影管电压为 70～85kV，管电流量为 5～30mAs，摄影距离为 90～100cm，根据被检者实际体型适当增加或减少曝光条件。同时选择适当的照射野。

3. 若明确需要移动肢体时，应轻、准、快，以免骨折错位，增加被检者痛苦。急诊摄影应根据被检者的状况灵活选择摄影体位。

4. 对被检者讲明摄影方式、过程，做好呼吸屏气训练，争取合作。避免曝光时产生运动模糊。腹部摄影呼吸方式一般选择深呼气后屏气曝光。

5. 观察肠腔内气液平面或腹腔内游离气体时，一般采用立位或侧卧位水平方向摄影。摄影检查前应让被检者坐立或侧卧片刻，使腹腔内游离气体移动到膈下或侧腹壁，以便于影像诊断。

6. 加强被检者的 X 线防护意识，合理运用体位防护，尽量使被检部位以外的其他部位远离辐射线。根据被检部位的大小，选择合适的照射野。孕妇绝对禁止 X 线检查。

7. X 线标志（左右）应准确无误，位置适当。

# 三、常规摄影检查

**1. 腹部仰卧前后位（图 4-6-1）**

【摄影目的】　观察泌尿系统结石，腹腔脏器的钙化，腹部异物，肠腔积气等。

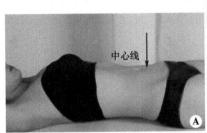
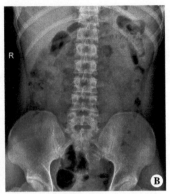

图 4-6-1　腹部仰卧前后位摄影位置示意图（A）和腹部仰卧前后位 DR 片（B）

【摄影体位】　被检者仰卧于摄影床上，人体正中矢状面与床面垂直，并将腹部置于影像接收器中心位置。双下肢伸直。照射野上缘包括剑突，下缘包括耻骨联合下 2cm，两侧包括腹壁软组织。

【中心线及呼吸方式】　①中心线：对准剑突至耻骨联合上缘连线中点垂直射入。②呼吸方式：深呼气后屏气曝光。

【影像标准及显示内容】　影像显示腹部正位影像，可见上缘的膈肌，下缘的耻骨联合及两侧腹侧壁；脊柱居中，两侧髂骨对称，双膈面清晰；双肾影轮廓、腰大肌由内上斜向外下影清晰可见；腹壁脂肪线显示清楚，无肠腔气体粪便影像。

**2. 腹部立位前后位（图 4-6-2）**

【摄影目的】　观察全腹，着重观察消化道穿孔、肠梗阻、腹部脓肿及肾下垂等情况。

【摄影体位】　被检者站立于摄影架前，两足分开，身体正中矢状面与影像接收器中线垂直，并将腹部置于其中心部位。两臂自然下垂，手掌置于身旁。照射野上缘超过剑突，下缘包括耻骨联合，两侧包括腹壁软组织。

【中心线及呼吸方式】　①中心线：对准剑突至耻骨联合上缘连线中点垂直射入。②呼吸方式：深呼气后屏气曝光。

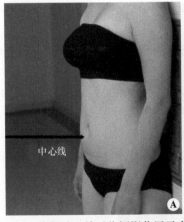
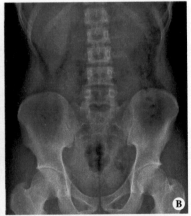

图 4-6-2　腹部站立前后位摄影位置示意图（A）和腹部站立前后位 DR 片（B）

【影像标准及显示内容】　影像显示腹部正位影像，可见上缘的膈肌，下缘的耻骨联合及两侧腹侧壁；脊柱居中，两侧髂骨对称，双膈面清晰；双肾影轮廓、腰大肌由内上斜向外下影清晰可见；腹壁脂肪线显示清楚，无肠腔气体粪便影像。

**3. 腹部侧卧侧位（图 4-6-3）**

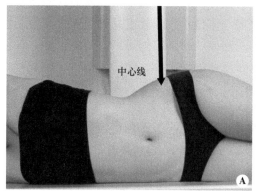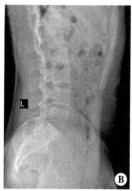

图 4-6-3　腹部侧卧位摄影位置示意图（A）和腹部侧卧位 DR 片（B）

【摄影目的】　观察泌尿系统结石、腹腔脏器的钙化、腹部异物、肠腔积气，鉴别胆结石与肾结石等。同时以补充正位不足。

【摄影体位】　被检者侧卧于摄影床上，人体正中矢状面与床面平行，人体冠状面与床面垂直。将腹部置于影像接收器中心位置。双臂上举抱头，下肢弯曲，保持身体平稳。照射野上缘超过剑突，下缘包括耻骨联合，两侧包括腹壁软组织。

【中心线及呼吸方式】　①中心线：对准剑突至耻骨联合上缘连线中点平面与腹部侧位前后腹壁交汇处垂直射入。②呼吸方式：深呼气后屏气曝光。

【影像标准及显示内容】　影像显示腹部正位影像，可见上缘的膈肌，下缘的耻骨联合及两侧腹前壁和背部；腰骶椎呈侧位，两侧髂骨重叠，腹壁脂肪线显示清楚。

**4. 腹部倒立位（正位）（图 4-6-4）**

【摄影目的】　观察婴儿先天性直肠肛管闭锁或畸形等情况。

【摄影体位】　婴儿采取倒立位，护理员一手提住婴儿两腿，另一手拖住头部，使头在下，足在上，后背紧贴影像接收器，人体正中矢状面与影像接收器垂直，双手置于身体两侧，避免与腹部重叠。在婴儿肛门处放置一高密度金属标记物，勿用力按压。照射野上缘超过肛门 3～5cm，下缘包括膈肌，两侧包括腹壁软组织。

【中心线及呼吸方式】　①中心线：对准剑突至耻骨联合上缘连线中点垂直射入。②呼吸方式：平静呼吸下短时间快速曝光。

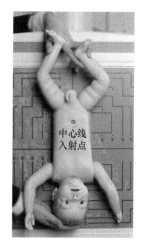

图 4-6-4　腹部倒立位（正位）摄影位置示意图（模拟人）

【影像标准及显示内容】　显示倒立位（正位）影像。可了解肠管闭锁的部位，并能测量闭锁部位与肛门处皮肤间的距离，对手术有很大帮助。

**5. 腹部倒立位（侧位）（图 4-6-5）**

【摄影目的】　观察婴儿先天性直肠肛管闭锁或畸形等情况。同时以补充正位不足。

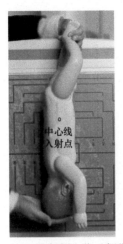

图 4-6-5　腹部倒立位（侧位）
摄影位置示意图（模拟人）

**【摄影体位】**　婴儿采取倒立位（侧位），护理员一手提住婴儿两腿，另一手拖住头部，使头在下，足在上，身体侧面紧贴影像接收器，人体正中矢状面与影像接收器平行，人体冠状面与影像接收器垂直并将腹部置其中心位置。双手前伸，双腿屈曲，臀部向外突出，避免重叠。在婴儿肛门处放置一高密度金属标记物，勿用力按压。照射野上缘超过肛门3～5cm，下缘包括膈肌，两侧包括腹壁软组织。

**【中心线及呼吸方式】**　①中心线：对准剑突至耻骨联合上缘连线中点平面与腹部侧位前后腹壁交汇处垂直射入。②呼吸方式：平静呼吸下短时间快速曝光。

**【影像标准及显示内容】**　显示腹部呈倒立影像，可见扩张的肠曲、直肠内气体末端距肛门皮肤表面金属标志的距离。

## 四、摄影体位选择

腹部摄影体位选择见表 4-6-1。

表 4-6-1　腹部摄影体位选择

| 病变 | 首选体位 | 其他体位 |
| --- | --- | --- |
| 急性胃扩张 | 腹部站立前后位 | |
| 急腹症（急性胃肠道穿孔、肠梗阻、肠套叠及肠扭转） | 腹部站立前后位 | 腹部侧卧后前位 |
| 泌尿系结石 | 腹部仰卧前后位 | 腹部侧卧侧位 |
| 游走肾、肾下垂 | 腹部站立前后位、腹部仰卧前后位 | |
| 异物 | 腹部仰卧前后位、腹部侧卧侧位 | |
| 先天性肛门闭锁 | 腹部倒立前后位、腹部倒立侧位 | |

# 第七节　急诊 X 线摄影检查

急诊 X 线摄影检查是指急诊被检者和陪同护士或医师拿着 X 线检查单到影像科，影像操作人员在较短时间内，准确完成 X 线摄影检查过程。急诊 X 线摄影检查在十分紧急的情况下，影像操作人员可以打破常规程序，例如申请单、划价、登记等常规程序，可直接对急诊被检者进行影像检查，被检者信息由后期人工补录并完善相关手续。

## 一、急诊 X 线摄影检查注意事项

（1）根据急诊检查申请单，影像科值班人员录入被检者相关信息。按照摄影检查位置分配检查室。影像操作人员快速阅读申请单，认真核对被检者信息和明确检查目的，同时可询问被检者或者家属相关病史，以了解病情，发现问题及时沟通。对于信息不符或不完全者，须更正后再进行 X 线摄影检查，避免发生医疗差错和医疗纠纷。

（2）被检者处于危重状态，生命指征不稳定，应一次性完成关键性检查项目，待生命指征稳定之后，可继续完善相关影像检查。

（3）摄影检查前去除伪影的衣物、饰物及膏药等体外物品。在紧急情况下，如被检位置有可识别物品，不必强行去除，减少被检者疼痛。如有临时固定物，必要时则由跟随护士或医师负责处理。

（4）摄影检查体位选择原则是最大限度地显示病变信息，影像操作人员灵活采用常规摄影位，最大限度减轻被者痛苦，避免被检者的二次损伤。急诊X线摄影检查在病变范围不能确定的情况下，要适当扩大检查范围，以减少漏诊概率。

（5）急诊X线摄影检查时，对生命指征不稳定被检者，应缩短曝光时间，选择最佳的曝光条件及摄影时机进行曝光。同一位置时，应选择相同条件曝光，以做对比。

（6）注意X线防护，采取各种措施，控制或减少患者和医护、医技人员的X线剂量。如被检者为孕妇，应更加注意X线防护措施。

（7）急诊X线摄影检查后，应进行影像图片处理，达到诊断要求后发送诊断工作站。若影像图片质量欠佳，及时采取补照措施，确认检查达到要求后，协助被检者安全离开。

（8）搬运被检者需要遵循安全搬运原则，同时还要掌握正确的搬运方法。如固定和保护被检者受伤的关键部位，同时向被检者或家属说明摄影体位的注意事项，随时注意观察被检者的状态和反应，必要时与急诊医师或护士共同完成被检者搬运。

（9）对开放性外伤患者和手术患者应有无菌意识，尽量做到无菌操作，避免对患者造成医源性感染。

（10）急诊被检者可能是突发事件或各类事故的受害者，他们的病历往往是具有法律诉讼的可靠依据。因此，主治医生应注意本次检查程序的严谨性，以求影像学诊断的客观性与延续性。没有留院观察的急诊被检者，应留下联系方式，以利于随访。

# 二、急诊常用摄影检查

## （一）四肢外伤摄影检查

**1. 适应检查范围**　四肢多发生骨折和（或）脱位、异物，受伤部位出现疼痛、肿胀、畸形及活动障碍等。

**2. 常用摄影检查体位**　常规采用正、侧位，个别部位可根据骨的结构特点，采用特殊或专用摄影体位，如轴位、切线位等。

**3. 摄影检查范围**　长骨摄影检查必须包括病变邻近的关节，若以关节为中心的病变应包括关节两端部分长骨及该部位的软组织。

**4. 注意事项**

（1）骨折术后的肢体外固定装置或石膏外固定，摄影检查时不宜自行拆除，有临床医师陪同下可现场处置。被检者不能移动时，陪检护士或临床医师及影像操作人员应给予扶助，避免二次受伤。

（2）已经骨折或伤情较重摄影检查时，不能完成此次摄影检查过程，可根据被检者体位，灵活运用X线设备，减少被检者搬动。骨折部位和损伤范围显示良好，但至少包括两个以上的摄影体位，常规摄取正、侧位。

（3）关节部位的摄影检查，应显示关节面和关节间隙。若发现关节面破裂和较小的撕脱骨折骨片，应选择最佳曝光条件，软组织层次清晰可见。软组织的显示对骨与骨关节损伤的诊断是很重要。

（4）高处坠落、交通伤或所受到的暴力较大，致使下肢骨折，应注意传导性骨折的可能性，必要时，加摄骨盆正位。外伤后被检者临床症状明显，但影像图像上没有显示出骨折征象，需要排除隐性骨折或骨挫裂伤，应采用 CT、MR 等其他检查，减少漏诊概率。

（5）注意 X 线防护，采取各种措施，控制或减少被检者和医护、医技人员的 X 线剂量。如被检者为孕妇，应更加注意 X 线防护措施。

### （二）头颅外伤摄影检查

**1. 适应检查范围**　脑颅骨、面颅骨、颌骨等部位骨折、异物，或颌面部、五官区严重感染等情况。

**2. 常用摄影检查体位**　常规摄取仰卧前后位，如颅骨凹陷性骨折可用切线位；疑鼻骨骨折，取鼻骨侧位等。在摄影检查前应了解受伤情况和主要受外力部位，观察受伤部位体表特征（头皮损伤、出血、压痛、头皮血肿等）有助于摄影体位选择。

**3. 摄影检查范围**　全部颅骨。如摄取局部时，仅包括被检部位即可。

**4. 注意事项**

（1）去除可能影响的伪影，如发卡、眼镜、耳环、项链、义齿等。如果去除有困难，被检位置有可识别物品，不必强行去除，减少被检者疼痛。病情危重情况下，需要在临床医师的监护下进行 X 线检查。

（2）头颅外伤的被检者应保持清洁，体表有感染或出血，应在摄影检查后对被检者接触区域消毒，避免院内交叉感染。

（3）头部出现皮肤肿胀的摄影体位和定位时，应灵活运用 X 线设备，减少被检者二次移动。对躁动或不合作的被检者可用制动带固定或镇静药，曝光时，观察被检者，减少动伪影。

（4）头颅为对称性器官，摄影检查时尽可能保持对称性，标明影像左、右或上、下标志，以指示病变所在位置。头颅摄影检查时管电压较高，应使用滤线栅消除散射线对影像的影响，以提高影像图片质量。

（5）注意 X 线防护，采取各种措施，控制或减少患者和医护、医技人员的 X 线剂量。如被检者为孕妇，应更加注意 X 线防护措施。

### （三）脊柱外伤摄影检查

**1. 适应检查范围**　高处坠落、地震伤、车祸伤等暴力导致脊柱爆破型损伤，也可观察脊柱骨折、脱位、破坏等情况。

**2. 常用摄影检查体位**　常规摄取仰卧前后位，必要时摄仰卧水平侧位，急诊脊柱 X 线摄影检查忌摄功能位（即脊柱过伸、过屈侧位）。

**3. 摄影检查范围**　适当加大检查范围，并保证在影像照片上有可靠的脊柱节段定位标志点。

**4. 注意事项**

（1）脊柱损伤的被检者上、下床移动时，采用多人平托法，尽量不要翻动身体。同时在医师指导下平抬被检者整个躯干，防止身体发生扭转或旋转，加重被检者的病情。

（2）已经发生脊柱畸形的，在医师指导下需特殊摄影体位检查。

（3）疑有胸段骨结核者，应考虑到脊柱旁冷脓肿的可能性，易发生骨折，注意采用较高千伏和适当后处理技术达到影像标准。

（4）腰椎疼痛、失稳，疑有腰椎峡部裂或腰椎滑脱、失稳，采用正、侧位加斜位。

（5）注意X线防护。采取各种措施控制或减少被检者和医护、医技人员的X线剂量。如被检者为孕妇，应更加注意X线防护措施。

### （四）骨盆外伤摄影检查

**1. 适应检查范围**　骨盆骨折大多有暴力外伤史，主要由于压砸、轧碾、撞击或高处坠落等所致骨盆诸骨骨折，也可因肌肉剧烈收缩造成挫裂或撕脱骨折等闭合性损伤，枪弹，弹片火器伤等开放性盆骨损伤。临床检查体征表现为疼痛，骨盆分离试验与挤压试验阳性，髂嵴不对称、畸形，肢体长度不对称，皮肤瘀斑和损伤（包括开放伤口和闭合性皮肤撕脱伤）等。

**2. 常用摄影检查体位**　常规采用仰卧前后位，根据被检者病情和临床需要加摄特殊体位。

**3. 摄影检查范围**　骨盆正位上缘包括髂嵴，下缘包括股骨头颈部。

**4. 注意事项**

（1）骨盆外伤被检者上、下床移动时，采用多人平托法，尽量不要翻动身体。同时在医师指导下平抬被检者整个躯干，防止身体发生扭转或旋转，加重被检者的病情。

（2）已经发生骨盆畸形的，在医师指导下需特殊摄影检查体位检查。选择最佳曝光条件，达到影像诊断标准。也可采用急诊骨盆CT检查技术，全方位三维立体成像，减轻被检者疼痛。

（3）注意X线防护。采取各种措施，控制或减少患者和医护、医技人员的X线剂量。如被检者为孕妇，应更加注意X线防护措施。

### （五）胸部外伤摄影检查

**1. 适应检查范围**　肺部感染、胸部外伤检查和原因不明的胸痛待诊的检查。如肺挫裂伤、胸骨骨折、肋骨骨折、胸壁与胸膜损伤、纵隔损伤、横膈损伤、胸部异物、气胸、气液胸、胸腔积液、呼吸困难，严重者出现皮肤瘀斑、胸廓畸形、反常呼吸运动（连枷胸）、皮下气肿等。

**2. 常用摄影检查体位**　常规采用站立后前位和侧位，疑有肺尖部病变可摄胸部前凸位，床旁摄影、术中摄影或病情不允许站立时，正位摄影采用仰卧前后正位或半坐前后位，侧位摄影采用仰卧水平侧位。

**3. 摄影检查范围**　常规采用深吸气后屏气曝光，对不能配合的被检者，应抓住曝光时机和缩短曝光时间，减少呼吸伪影和被检者移动伪影，得到符合诊断的影像图像。

**4. 注意事项**

（1）疑有呼吸道传染性疾病的被检者，检查后立即对被检者接触区域进行消毒，防止院内交叉感染。

（2）骨折术后外固定，摄影时不能很好配合陪检护士或临床医生及影像操作人员应给予扶助，避免二次受伤。

医学影像检查技术

（3）注意 X 线防护。采取各种措施，控制或减少被检者和医护、医技人员的 X 线剂量。如被检者为孕妇，应更加注意 X 线防护措施。

### （六）腹部外伤摄影检查

**1. 适应检查范围**　常用于泌尿系统结石和急腹症检查。如肾、输尿管、膀胱结石；消化道穿孔、肠梗阻等。

**2. 常用摄影检查体位**　泌尿系统结石摄影检查，采用腹部仰卧前后位摄影；急腹症摄影检查采用腹部站立前后位；初生婴儿先天性直肠肛管闭锁或畸形采用倒立正、侧位。

**3. 摄影检查范围**　泌尿系统结石摄影检查上缘包括第 12 胸椎高度，下缘包括耻骨联合。急腹症摄影检查上缘包括膈肌，下缘尽量包括耻骨联合。初生婴儿先天性直肠肛管闭锁或畸形，上缘包括肛门皮肤贴的标记，下缘包括膈肌。

**4. 注意事项**

（1）急腹症摄影检查前，不需要进行肠道准备，如有可能，检查前排便，减少腹部肠腔内容物（食物、粪便、气体、药物）对影像的干扰，禁止灌肠（各种病因造成肠穿孔）、胃肠减压、服镇痛药等临床处理，急腹症可能有胃肠穿孔，禁止服用钡剂。急腹症需要及时了解当前状态，必要时结合透视进行诊断。对育龄期和（或）孕妇的下腹部 X 线摄影检查，特别是在妊娠 8～15 周时，非急需不得实施。检查前告知放射线的危害，获得被检者同意后方可实施。

（2）注意 X 线防护。采取各种措施，控制或减少患者和医护、医技人员的 X 线剂量。

# 第八节　床旁 X 线摄影检查

床旁 X 线摄影检查是针对急诊危重被检者、移动不便被检者，将移动式（或携带式）X 线机移动至床旁进行摄影检查的方式。目前，数字化床旁摄影检查技术的快速发展，由传统的屏-片系统过渡到数字摄影模式，如 IP、移动 DR 探测器，具有快速成像、可进行后处理等优点，为临床诊治提供了便捷而更有效的影像信息。

## 一、床旁 X 线摄影检查注意事项

（1）床旁 X 线摄影检查时，被检者病情危重，或者处于牵引状态、各型夹板和石膏固位状态，不能很好配合摄影检查。摄影前，要仔细认真阅读申请单，了解摄影目的。体位不便搬动时，可通过调整 X 线设备，减轻被检者二次疼痛。病房通道狭窄、重症病房及手术室有心电监护仪、呼吸机、牵引架等医疗器械，摄影检查距离难以达到标准距离，摄影检查时要根据诊断要求，合理进行体位设计。

（2）在病房或手术室内进行 X 线检查，对被检者进行 X 线防护比较困难，要确保摄影检查一次性成功，减少被检者辐射剂量，劝离同室的其他人员，对不能离开者需采取有效防护措施。

（3）使用数字影像设备摄影检查时要及时进行影像后处理，使感兴趣区域或特定区域解剖结构显示良好，并及时将影像信息传到诊断工作站或打印出照片，同时与医师沟通，完成床旁 X 线摄影检查工作。

（4）移动 X 线机输出功率较小，床旁 X 线摄影检查一般不使用滤线栅，或使用低栅比（6：1/8：1）的固定滤线栅，有效提高床旁摄影检查影像质量。床旁摄影检查不是常规 X 线检查，为了保证影像诊断质量，在病情许可的情况下，尽可能到放射科检查或病情改善后再到放射科随诊复查。

（5）移动式 X 线机应有合适的外电源插座，电瓶充电式 X 线机，要有充足的电能存储量，保证机器顺利到达病房，X 线机接通电源后，务必将地线连接好。

（6）正确使用和维护保养 IR：①已照与未照的影像接收器有明显区分标记或放置在不同区域，避免在摄影过程中混淆；②严格规范影像接收器的放置方向，确保原始图像与被检部位上、下、左、右方位一致；③对被检部位有感染、出血等进行摄影检查时，需将影像接收器放入一次性塑料袋内进行摄影检查，术中床旁 X 线摄影检查时，也要将影像接收器用一次性无菌巾包好后再进行摄影检查，防止影像接收器受到污染及防止被检者伤口被感染；④采用清洁剂或消毒水润湿的毛巾，定期清洁影像接收器表面的灰尘和污点，影像接收器盒内集成有探测芯片，不能直接将液体倾倒在其表面；⑤注意对移动 DR 平板探测器的保护。

## 二、床旁 X 线摄影检查防护原则

床旁 X 线摄影检查是在病房或手术室实施的特殊的 X 线摄影检查，较常规 X 线检查，它是一项辐射效应更加明显的放射实践活动。床旁 X 线摄影检查实施辐射防护比较困难，表现在：①影像操作人员在近距离和没有屏蔽的房间进行放射学检查；②被检者病情重，检查时对被检者的防护有限；③被检者的同室其他患者，往往不能撤离，有被放射线照射的危险；④通常采用小型移动式床旁机进行的摄影，辐射量较大。因此，床旁 X 线摄影的防护必须遵循以下原则。

**1. 床旁 X 线摄影检查正当化原则**　床旁 X 线摄影检查是针对急诊和特殊被检者的一种 X 线摄影检查，床旁 X 线摄影检查中放射实践的正当化判断是很重要的，不能把床旁 X 线摄影检查视为上门检查的优质特殊服务之一，而忽略了辐射的危害，应该严格把握申请限度，杜绝滥用床旁 X 线摄影检查。床旁 X 线摄影检查针对的是危急症被检者与不能移动被检者，必须利用 X 线影像进行病情诊断。

**2. 床旁 X 线摄影检查防护原则**　床旁 X 线摄影检查时，按照辐射防护"三原则"（距离防护、时间防护、屏蔽防护），采取有效措施，尽量减少床旁 X 线摄影检查的辐射剂量，采取措施如下：①使用高频移动 X 线机进行床旁 X 线摄影检查，采用高管电压、低管电流曝光；②必要防护措施保护操作人员和被检者同室的其他患者，使用符合要求的个人防护用品，采取屏蔽防护或体位防护；③劝离病房中无关人员，如果病房有其他不能移动的患者，可以在床旁使用移动铅屏风遮挡；④留在房间的人员尽量远离被检者，距离 X 线管 2m 内尽量不要留人。

## 三、移动 CR 床旁 X 线摄影检查流程

（1）阅读床旁 X 线摄影检查申请单，了解摄影目的，选择适当大小的 IP，在无菌环境（手术室、传染／隔离病房）或感染环境进行摄影检查，按手术室管理换装，将 IP 套上无菌套或用一次性床单包裹。

（2）检查现场核对申请单信息，正确输入被检者信息（姓名、性别、年龄、ID号、检查部位、摄影体位及IP放置方向等），确保原始CR图像与被检者被检部位完全一致，为后期信息检索提供更多原始检查数据。摄影前，要根据环境条件采取适当防护措施。

（3）摆放摄影体位，选择摄影条件，调整并固定摄影装置，进行必要的呼吸训练后进行曝光。

（4）摄影检查完毕后，将IP上的条形号码填写在被检者申请单上，返回影像科立即进行IP扫描，在本机或图像打印工作站做图像处理和打印照片，一体化移动CR应在检查现场立即扫描，判定摄影检查质量，并将图像传送至存储服务器和打印工作站。

## 四、移动DR床旁X线摄影检查流程

（1）阅读床旁X线摄影检查申请单或院内网络紧急预约单，了解摄影目的，在无菌环境或感染环境进行摄影检查时，将DR探测器套上无菌手套或用一次性床单包裹。

（2）检查现场核对申请信息，进行信息登录（被检者姓名、性别、年龄、ID号、检查部位、摄影体位及探测器放置方向等），根据环境条件采取适当防护措施，劝离病房中其他人员，或对无法撤离的人员采取屏蔽防护。

（3）设计摄影检查位置，选择摄影检查条件进行曝光，预览所摄影像，确认是否满足诊断要求，及时保存图像，适当图像后处理后，在本机进行打印或将图像传输到服务器。

（4）床旁X线摄影DR检查时，通常可显示出本次检查的辐射剂量，在图像DICOM属性内没有该项目的情况下，需要在备注栏加注辐射剂量记录。

（5）若被检者信息不全，在检查后必须及时通过PACS（或手工录入RIS）对被检者检查信息进行补充/匹配，若采用特殊检查方法，需要在RIS技师工作站信息提示栏录入本次检查方法的备注内容。

## 五、床旁X线摄影检查

**1. 床旁X线摄影检查体位**　主要针对危重被检者、严重外伤被检者、术后被检者及各种原因不能移动的被检者等，许多被检者不能按照规范的体位进行摆放，只有通过调整中心线和（或）影像接收器位置，来保证中心线、被检部位与影像接收器三者关系不变，摄取满足诊断要求的影像。

**2. 床旁X线摄影检查条件**　选择数字摄影与传统屏-片摄影系统相比，曝光宽容度大，但并不意味着数字摄影的摄影条件可随意选择，根据使用机型制定规范的曝光条件表，并确定是否使用滤线栅。床旁X线摄影检查一般不用滤线栅，有些较厚部位摄影检查时，可采用低栅比的固定滤线栅，适当增加曝光条件，选择合适的摄影检查距离。

**3. 影像处理及后处理**　操作人员根据临床需求，对感兴趣区影像进行后处理：①根据不同的摄影检查部位和诊断要求进行窗宽、窗位调整，图像旋转或剪裁，按需要进行各种测量与标记；②需要时进行图像重建，例如胸部摄影检查，肺窗观察肺部病变，骨窗观察肋骨骨折或其他病变；四肢摄影检查，骨窗观察骨折或其他病变，而软组织窗用于观察软组织，如异物或软组织损伤等；③各种原因造成不能满足诊断要求的床旁影像图像，应及时重照。

**4. 图像存储与照片打印**　床旁X线摄影检查图像一般先存储在本机，向医院存储信息中心发送前，需要再次核对被检者信息，发现有误立即编辑修改。床旁X线摄影检查内容应刻录光盘备份，要求按照急诊标记卷标、被检者检查索引、检查日期等，按顺序存放在档案柜中，由专人管理。床旁X线摄影检查应有急诊识别标志，便于及时打印，术中影像图像应及时送到手术室，以便外科医师决定手术方案。

（焦德琼）

# 第九节　牙X线摄影检查

牙病是多发病，临床上对于牙颈、牙根及牙周组织的病变，常利用X线摄影来明确诊断。牙的常用摄影方法为牙型片，也叫口内片，可显示牙的整体影像。有时亦摄取咬殆片，以了解牙周及牙冠情况。

## 一、牙　解　剖

### （一）牙的萌出及名称

牙对称的排列在颌骨上。在生后6个月乳牙开始萌出，3岁出齐，6～12岁逐步脱落换成恒牙。乳牙共20个。恒牙从6岁萌出第1前磨牙（六龄齿）开始，逐渐替代乳牙，并生出第2磨牙。第3磨牙在17～25岁萌出。恒牙共32个，由中线向外依次为中切牙、侧切牙、尖牙，第1～2前磨牙及第1～3磨牙。牙的位置可用符号表示，方法是画一"十"字，横线上为上颌牙，横线下为下颌牙，竖线左右表示相应的两侧牙。牙由中线向外，可依次用数字表示，乳牙用罗马数，恒牙用阿拉伯数表示。

### （二）牙的构造

牙分为牙冠、牙颈及牙根3部分（图4-9-1）。牙冠暴露于口腔内，牙颈由牙龈覆盖，牙根嵌于颌骨的牙槽内。每个牙的牙根数目也不同，下颌乳磨牙为双根，上颌乳磨牙有3根，余者乳牙为单根。恒牙的切牙、尖牙及前磨牙为单根，只有上颌第1前磨牙有时为双根，上颌磨牙一般有3根，下颌磨牙一般为双根。

牙是人体最坚硬的器官，主要由釉质、牙质和结合质构成。牙的中心有牙髓腔，内有牙髓，牙根中的管腔为牙根管。

牙周组织有牙周膜、牙槽骨质和牙龈。牙周膜是位于牙根与牙槽之间的结缔组织，有固定牙根的作用；牙槽是颌骨的突起部分，包绕牙根；牙龈为口腔黏膜，包绕着牙颈和牙槽嵴。

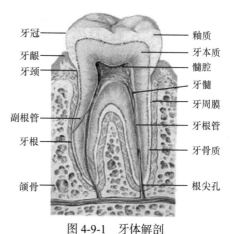

图4-9-1　牙体解剖

### （三）牙片

**1. 牙片**　成人牙片约30mm×40mm，儿童牙片约20mm×30mm。牙片多系单面药膜，细微组织结构可以显示（图 4-9-2）。

**2. 咬𬌗片**　成品咬𬌗片为 57mm×70mm，一端呈弧形（图 4-9-2）。

**3. 数字传感器**　与牙片等大，带数据线与电脑相连，可将产生的牙图像呈现在电脑屏幕上（图 4-9-3）。数字传感器一般与高频牙科 X 线机配套使用。

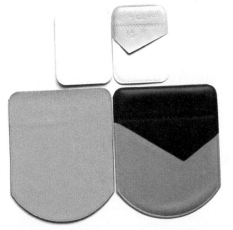
图 4-9-2　上图为牙片，下图为咬𬌗片

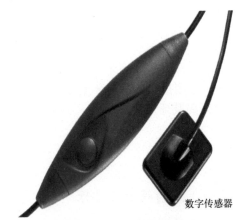
数字传感器
图 4-9-3　数字传感器

# 二、摄 影 体 位

摄取牙片多使用牙科 X 线机。被检者坐于椅上，利用椅子的靠背和头托支持头颅。为了准确地倾斜 X 线中心线的角度，需将头颅固定在基础位置上。一般取坐位，头颈伸直，矢状面与地面垂直，瞳间线与地面平行。摄取上颌牙时，外耳孔至鼻翼的连线与地面平行。摄取下颌牙时，外耳孔至口角的连线与地面平行，即下颌牙的咬𬌗面平行地面。

# 三、胶片放置与固定

## （一）胶片放置

拍照时将胶片放入口内，应将感光面贴近牙的舌侧。牙片的外缘与牙咬𬌗面平行，露出牙冠 0.5cm，牙根包括在牙片内，牙片与牙冠紧贴，力求保持胶片平直，避免过度弯曲。

## （二）胶片固定

牙片在口内由医生戴手套放好位置后，由被检者自己固定在原位，再进行曝光。

胶片的固定：摄取上颌牙时，患者用对侧拇指轻压牙片背面中心，余 4 指屈曲；摄取下颌牙时，被检者对侧肘部抬高，以示指轻压牙片背面，余 4 指屈曲；用手指压迫牙片时，以胶片不动为准，避免紧压胶片，产生伪影。

# 四、中心线射入方向及射入点

摄牙片时所用的 X 线中心线，多与身体水平面及矢状面形成一定的角度，才能得到牙的良好图像。

## （一）中心线与水平面夹角

为保持牙像不变形，中心线必须垂直于牙长轴与胶片夹角的平分线（图 4-9-4）。正常人各牙摄影时中心线与人体水平面的夹角如下：①上颌切牙为 40º～50º，尖牙为 35º～45º，前磨牙为 30º～40º，磨牙为 25º～30º。口腔穹窿高者，所用角度应较小；口腔穹窿低者，所用倾角应较大。②下颌切牙为–15º～–25º，尖牙为–10º～–20º，前磨牙为–10º，磨牙为–5º。

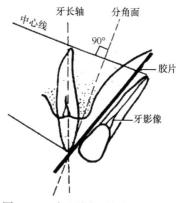

图 4-9-4　中心线与牙长轴正确关系

## （二）中心线与矢状面夹角

摄片时中心线应与牙的邻面平行，方可避免牙影像的互相重叠。根据正常人牙弓形态，摄取各部位牙时，中心线向正中矢状面倾斜的角度：①磨牙以前各牙，以两侧第 1 磨牙连线的中点为圆心，上颌切牙为"0"，尖牙为60º～75º，前磨牙为70º～80º，下颌切牙为"0"，尖牙为45º～50º，前磨牙为 70º～80º；②上、下颌磨牙均以对侧第 3 磨牙为圆心，倾斜角度为80º～90º。

## （三）中心线射入点

摄取牙片的中心线应经根尖或牙根中部射入胶片。上颌牙的根尖位于外耳孔至鼻翼的连线上；下颌牙的根尖在下颌骨下缘上方约 1cm 处。上、下颌牙体在体表的位置：切牙对称，位于头颅正中矢状面两侧；尖牙在鼻翼至水平面的垂线上；前磨牙重叠于眼眶中点至水平面的垂线；磨牙与眶外缘至水平面垂线重合。上述四条线分别与上、下颌牙根尖连线相交的八个点或由此点向牙冠侧移动 1cm 处，即为相应牙摄影时的中心线射入点（图 4-9-5）。

牙科 X 线机球管窗口处，设有圆筒状遮线器，锥尖代表中心线。摄影时锥尖或圆筒的边缘置于邻近皮肤处，即为摄取牙片所用的焦-片距。

牙片摄影，一般使用 20～30cm 的焦-片距，70～75kV，50～80mAs。采用小焦点，利于显示细微结构。

## 五、标准牙片影像

符合诊断要求的优质牙片，应将所摄牙全部包入片内，并清晰显示根尖周围部位的颌骨组织，图像有良好的对比度。牙冠影像密度极高，为白色，牙颈及牙根密度略高于牙槽骨组织；牙髓腔及根管

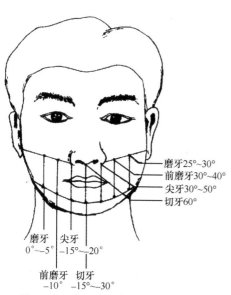

图 4-9-5　中心线入射点与水平面关系

的密度较低，根管呈线形；牙周膜位于牙根周围，为线样透亮影；牙槽骨质可见网状骨纹理。牙影像状态不失真，长径与牙实际长径相符，牙邻面无重叠现象。

## 1. 上颌切牙（图 4-9-6）

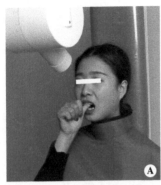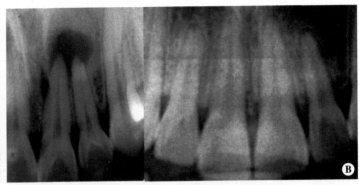

图 4-9-6　上颌切牙摄影位置示意图（A）和上颌切牙摄影显示图（B）

【摄影目的】　用于观察切牙、侧切牙的牙体缺损、骨质破坏、牙周膜、根尖周情况。

【摄影体位】　被检者坐于牙科 X 线机的椅子上，使头颅矢状面与地面垂直，上颌牙咬𬌗面与地面平行。

【牙片放置及固定】　将牙片置于口内，牙弓方圆形者牙片横放。牙片紧贴切牙舌侧，两侧中切牙邻面对准牙片中线，牙片下缘与牙切缘平行，边缘距牙冠 0.5cm。牙片放好后，令被检者用一拇指抵按牙片背面中心，予以固定。按压力量适中，以片不动为宜。

【中心线】　向足侧倾斜约 42°，即垂直于切牙与牙片夹角的平分线，经鼻尖或鼻尖稍下方，与矢状面平行射入胶片。

【照片显示】　切牙全部摄入片内，牙体、牙髓及根管显示清晰，有时侧切牙与尖牙的邻面发生部分重叠。

注意：应以病牙为中心进行摄影。照片上牙根的影像过长，是因中心线倾斜角度偏小，若牙体影像过短，为中心线倾斜角度偏大所致。

## 2. 右下颌尖牙（图 4-9-7）

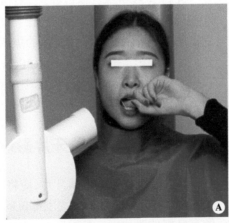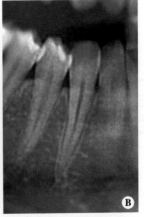

图 4-9-7　右下颌尖牙摄影位置示意图（A）和右下颌尖牙摄影显示图（B）

【摄影目的】　用于观察尖牙的牙周膜、根尖周情况。

【摄影体位】　被检者坐于牙科 X 线机的椅子上，头依在头托上，使矢状面与地面垂直，张口时听口线与地面平行。

【牙片放置及固定】　将牙片竖放或斜放，中心对准尖牙，牙片上缘露出牙尖外 0.5cm。牙片放好后，令被检者用左手示指按压牙片背面，予以固定。左手其余 4 指屈曲。

【中心线】　中心线向头端倾斜 18º～20º 角，向矢状面倾斜 45º～50º 角，经鼻翼垂线与下颌牙的根尖连线的交点，射入胶片。遮线筒接近鼻翼，即为焦-片距。

【照片显示】　较长的尖牙全部包入片内。牙釉质、牙质及结合质显影清晰。牙的中部有密度减低的牙髓腔和根管，牙根周围的线形透亮区为牙周膜影。尖牙长度不失真，与邻面牙互不重叠。

### 3. 磨牙摄影（图 4-9-8）

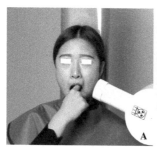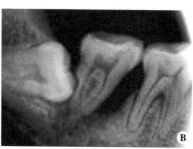

图 4-9-8　左下颌第三磨牙摄影位置示意（A）和左下颌第三磨牙摄影显示（B）

【摄影目的】　第 3 磨牙常发生阻生。临床上利用摄片来了解牙的准确位置、牙长轴方向、根尖是否弯曲及与第 2 磨牙的关系。

【摄影体位】　被检者坐于牙科 X 线机的椅子上，使头颅矢状面与地面垂直。头向后仰，置下颌牙咬𬌗面张口时与地面平行的位置。

【牙片放置与固定】　将牙片长轴呈水平置于磨牙舌侧，上缘 1/5 位于咬𬌗面之上。如磨牙阻生，牙长轴可呈横位，牙根伸向后方，故牙片放置部位力求向后，牙片前缘齐第 2 磨牙中部。牙片放好后，令被检者用对侧示指向下按压胶片中部上缘固定。

【中心线】　在水平的基础上，向头端倾斜 5º，与矢状面成 80º～90º 角。经眼眶外缘的垂线与下颌牙根尖连线的相交点，或上方 1cm 处，即第 3 磨牙远中面牙根中 1/3 处射入胶片。

【照片显示】　显示第 3 磨牙像，牙邻接面不重叠。若系阻生牙，可以观察第 3 磨牙，向近中或远中阻生及倾斜的角度，明确第 3 磨牙位置的高低及与第 2 磨牙的关系。

欲观察阻生牙向颊或舌侧倾斜情况及是否移位，应摄取下颌的口底咬𬌗片。

### 4. 咬𬌗片摄影

【摄影目的】　①通过摄取上、下颌咬𬌗片，使学生能够掌握摄取该位片的头颅体位、胶片放置、中心线射入方向及射入点，学会咬𬌗片的摄影技术。②认识上、下颌咬𬌗片的正常图像。

（1）上颌咬𬌗片：　上颌咬𬌗片为前部硬腭和牙槽位（图 4-9-9）。

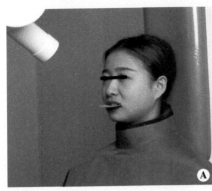
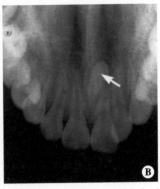

图 4-9-9    上颌咬𬎑片摄影位置示意图（A）上颌硬腭和咬𬎑位显示图（B）

【摄影体位】    被检者坐于牙科 X 线机附设的椅子上，头颅矢状面与地面垂直，听鼻线与地面平行。

【胶片放置与固定】    将咬𬎑片圆端向后，沿上颌牙咬𬎑面放入口内，最大限度的推向后方，使胶片前缘位于切牙外 1cm 处，两侧包括磨牙。胶片放好后，令被检者轻轻咬住咬𬎑片，予以固定。

【中心线】    前部硬腭和牙槽位，此位置临床应用较多，中心线向背侧倾斜 25° 角。经鼻骨前缘射入胶片。

【照片显示】    前部硬腭和牙槽位片，切牙影像较长，磨牙仍为轴位像，前部牙槽及硬腭骨质显示清晰。

（2）下颌咬𬎑片：下颌咬𬎑片有口底咬𬎑位和颏部咬𬎑位，两者的摄影体位相同（图 4-9-10，图 4-9-11）。

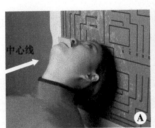
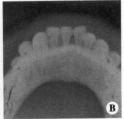

图 4-9-10    口底咬𬎑位摄影位置示意图（A）和颏部咬𬎑位摄影位置示意（B）

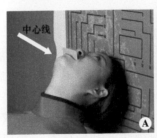
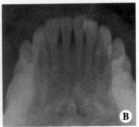

图 4-9-11    口底咬𬎑位示意图（A）和颏部咬𬎑位显示图（B）

【摄影体位】    被检者坐于牙科 X 线机的椅子上，头后仰靠于头托，使头颅矢状面及上颌牙的咬𬎑面均与地面垂直。若取卧位摄影，被检者仰卧摄影床上，仍保持矢状面及上颌牙咬𬎑面与地面垂直。

【胶片放置及固定】 将胶片圆端向后，沿下颌牙咬𬌗面放入口内，最大限度地推向后方，胶片前缘位于切牙外 1cm。令被检者闭口轻咬胶片，予以固定。

【中心线】 向头端投射。①口底咬𬌗位片的中心线与胶片垂直，经两侧第 2 前磨牙连线的中点射入胶片。②颏部咬𬌗位摄影的中心线向背侧倾斜 45° 角，经下颌颏部中点射入胶片。

【照片显示】 ①口底咬𬌗位片显示下颌骨体部及后部牙的轴位像，前部牙为半轴位像，颏部牙面及唇面的骨皮质为切线位像，颏棘呈刺状突起。颌下腺及腺管内若有结石则显影于下颌骨弓内。②颏部咬𬌗位片为颏部的斜位像，颏部骨质显影清晰。

**5. 第 3 磨牙口外摄影（图 4-9-12）**

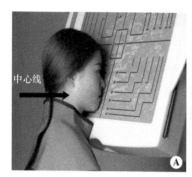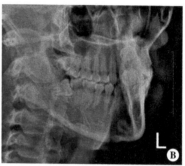

图 4-9-12 第 3 磨牙口外摄影位置（A）和第 3 磨牙口外摄影 DR 片（B）

【摄影目的】 克服第 3 磨牙口内摄影时患者口底浅、恶心、患者不配合等弊端。用于观察第 3 磨牙的形态及萌出情况、阻生方向；少年儿童第 3 磨牙牙胚发育情况。

【摄影体位】 被检者面向摄影架站立或坐位，暗盒倾斜于底面夹角 75°，头颅侧转，被检侧的颧骨、鼻翼、下颌尖三处紧贴暗盒，头颅矢状面与暗盒成 45°。

【中心线】 对准对侧下颌角后 1cm、上 1cm 处水平射入胶片。

【照片显示】 可显示第 3 磨牙的影像及上颌结节。

# 六、口腔曲面断层摄影

口腔曲面断层摄影使用专业摄影机，一次拍片就可取得全口牙、颌骨、鼻腔、上颌窦、颞下颌关节等结构的影像（图 4-9-13，图 4-9-14）。

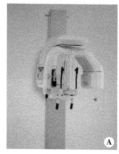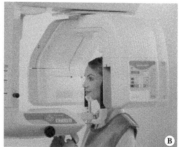

图 4-9-13 口腔曲面断层摄影机（A）和口腔曲面断层摄影体位（B）

【摄影目的】 适合用于检查全牙列、颌骨多发病变、范围较大的病变。

【摄影体位】 患者站于或坐于全景机前将头颅置于头颅固定装置上，保持体位不变；由于曝光时间较长，患者宜深吸气后屏气曝光。

【照片显示】 全牙列、颌骨、上颌窦、颞下颌关节等。

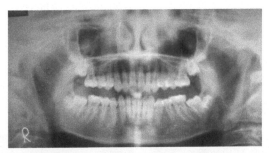

图 4-9-14 口腔曲面断层片（全景片）

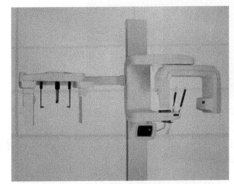

图 4-9-15 头影测量摄影机

头影测量片摄影（图 4-9-15，图 4-9-16）。

【摄影目的】 适合用于正畸治疗检查。

【摄影体位】 患者站于或坐于头影测量机前将头颅置于头颅固定装置上，使双外耳孔保持在一条直线上，眶点指针指到眼眶下缘既确定眶耳平面于地面水平并保持体位不变；曝光时患者宜平静呼吸屏气曝光。

【中心线】 头影测量正位时对准胶片中心；头影测量侧位时对准外耳孔。

【照片显示】 分别显示头颅正侧位的影像及有关头影测量用的标志点。

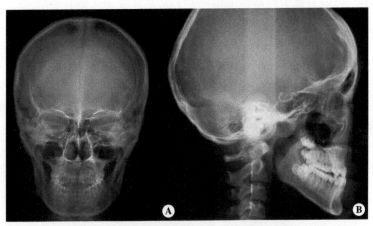

图 4-9-16 头影测量正位（A）和侧位（B）

（曹 阳 刘东辉）

122

# 第十节 乳腺X线检查技术

## 一、概 论

乳腺摄影主要为了对乳腺进行筛选性体检，排除临床上有乳腺病者。乳腺摄影的适应证有以下几点：①乳腺癌高危人群和35岁以上女性的普查。②发现乳头肿块、结节或乳头异常溢液（排除了垂体病变者）。③一侧乳腺癌术后随访者或曾做隆胸手术疑植入的假体有异常。

乳腺摄影的禁忌证：无绝对禁忌证，妊娠妇女相对禁忌（放射性伤害）。

乳腺X线检查是利用钼或钨靶X线球管所产生的软X线对乳腺进行成像的平片检查技术，又称钼靶摄影，是最为传统的乳腺影像学检查方法，能较全面准确地投照出乳腺的形态、大小、结构，发现乳腺增生、各种良性肿瘤、恶性肿瘤，乳腺组织结构紊乱、微小钙化点及钙化块。

软X线是指40kV以下管电压产生的X线，其波长较长、能量较低，穿透力较弱。软X线管电压较之于正常X线管电压低，而在X线对比度不同的情况下，管电压越低，照片对比度越强（软X线乳腺摄影的优越之处）。常规X线在乳腺摄影方面对其组织结构显示不清，软X线摄影适用于一些腺体组织、脂肪组织、不与骨骼重叠且有效原子序数较低的软组织，也称软组织摄影，如乳腺、侧位喉部等。

最早开展的软X线摄影：乳腺摄影、鼻咽部软组织摄影、喉部软组织摄影、四肢软组织摄影等。目前使用软X线摄影最多的为乳腺摄影。

## 二、乳腺摄影设备

（1）乳腺摄影（图4-10-1）：常规为钼靶X线机，其机架为c形臂或球形臂。乳腺X线摄影阳极靶面有钼靶、铑靶和钨靶。钼靶适用于密度较低的乳腺摄影。钨靶和铑靶适用于致密型乳腺、巨大型乳腺（压迫厚度大于6 cm）及钙化较多的乳腺摄影。

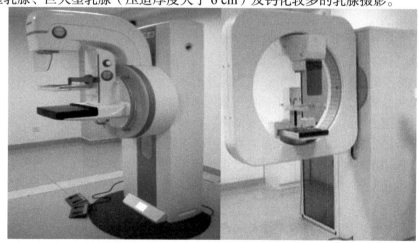

图4-10-1 乳腺摄影设备

（2）乳腺摄影设备的管电压为 20～40kV，管电流为 4～600mAs，摄影距离（FFD）

为 50～65cm，焦点为双焦距——0.3/0.1。

（3）X 线接受装置有 IP、FPD、屏-片系统、FPD。

（4）增感屏为高清晰型单页后屏。

（5）X 线胶片采用 γ 值大的单乳剂胶片。

（6）乳腺摄影所用的滤线栅是线型滤线栅或高通多孔型滤线栅。

（7）具有压迫装置。

（8）曝光控制方式有手动曝光、自动曝光（AEC）及全自动曝光控制（AOP）。

（9）辅助系统方面有立体定向活检系统，计算机辅助检测，数字乳腺体层合成、放大摄影系统。

必须使用专用活动滤线栅，乳腺摄影所用的滤线栅是线性滤线栅（碳基密纹滤线栅），栅密度 36～80LP/cm，栅比 4∶1～6∶1，焦距 65cm；高通多孔型滤线栅（蜂窝状滤线栅）铅条交叉排列，不需填充物，提高了有用射线的通过力。

接受媒介：选用乳腺专用 X 线胶片或高分辨率、高对比度的屏-片系统。

影像显示装置的要求：使用 5MP 竖屏医用显示器或亮度均匀，亮度≥3500cd/m² 观片灯。

乳腺 X 线摄影专业防护服：对被检者的腺体需重点防护，如甲状腺、生殖腺，减少辐射对人体的伤害。

# 三、乳腺摄影的注意事项及准备工作

## （一）注意事项

（1）摄影检查前接待被检者（核对被检者信息）并正确引导被检者做好检查准备（更衣），嘱咐好被检者检查过程中的注意事项。

（2）妊娠、哺乳期、乳腺有急性炎性肿块者不宜做该检查。

（3）投照时要对乳腺进行适当压迫，加压的程度应在患者能够耐受的最大程度，但恶性肿瘤肿块较大时不宜加压过度，以免造成肿瘤扩散。加压可使乳腺前部和后部差别减小，避免因呼吸或移动而产生的模糊，从而最大限度地提高疾病检出率和影像清晰度。

（4）乳腺 X 线摄影采用多变的体位、摄影角度及 X 线入射方向进行摄影。操作时应将乳头置于切线位置，避免乳腺皮肤产生皱褶而使其影像与皮肤局限性增厚相混淆。操作过程中手法要轻柔，注意保护个人隐私。

（5）做好准确的信息标记，乳腺摄影照片的标记包括体位、方位和医院名称、病人的唯一标识号和检查日期，所有标记都应尽量远离被摄影的乳房。

（6）哺乳期的乳腺投照前要用吸奶器将乳汁吸净，这样有利于均匀投照。另外，要使用专制的乳腺钼靶摄影暗盒。要根据乳腺大小及类型确定摄片条件。

（7）乳腺检查时间月经 7 天后最佳，正确按照不同年龄，不同生理状态，不同体型大小的乳腺选择合适的管电压、管电流量等曝光条件，对巨大乳腺采用多次分段拍片法。

## （二）检查前准备工作

**1. 患者准备**　患者尽量避开经期前后 3～5 天检查，在月经后 1 周检查最为合适；检查前将乳房清洗干净，不要在胸前涂抹任何护肤品及外用药物或药膏等，保持乳腺皮肤干净，以免影响摄片质量，甚至造成误诊；乳腺影像检查过程中，患者应主动向临床医师及放射科医师提供病史、生育史、婚姻状况、生活状况及月经情况。

**2. 医务人员准备**　乳腺摄影前，医务人员与患者沟通，建立融洽的关系，告知压迫的必要性及给患者带来的不适，消除患者的紧张心理，取得患者的配合；充分掌握患者的年龄、体型、乳房形态、大小、厚度等特征，并且注意胸部曲线，减少摄影盲区；询问患者病史，并进行有必要的乳房触摸，了解患者病变的位置、质地、大小、与周围组织的关系及腋下淋巴结的情况，避免病变遗漏，必要时加拍特殊位置。

# 四、乳 房 解 剖

**1. 乳房的位置**　成年女性乳房内侧 2/3 位于胸大肌之前，外侧 1/3 超过胸大肌边缘，位于前锯肌表面。其基底部上缘平第 2～3 肋，下缘平第 6～7 肋，内侧达胸骨旁线，外侧可至腋中线。乳房的外上部向腋窝方向突出形成一尾部，称腋尾（图 4-10-2）。

**2. 乳房的形态**　成年女性的乳房因乳腺的发育程度不同及所含脂肪组织的多少不同，而存在体积大小的差异。未孕女性，一般两侧乳房的体积，形态对称；已孕并哺乳的女性，因两侧哺乳量的不同可有不对称。乳头一般位于锁骨中线第 4 肋或第 5 肋间隙，并向前略外偏（15°左右）突出。

**3. 乳腺的主要结构**　乳房由皮肤、乳腺、脂肪组织和纤维性结缔组织构成（图 4-10-3）。脂肪组织主要位于皮下。纤维性结缔组织包

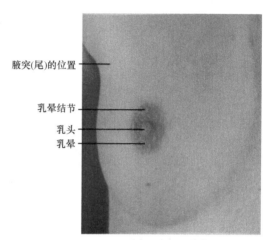

图 4-10-2　乳房

绕乳腺，并有纤维隔嵌入乳腺叶之间将乳腺分隔成 15～20 个腺叶并以乳头为中心呈放射

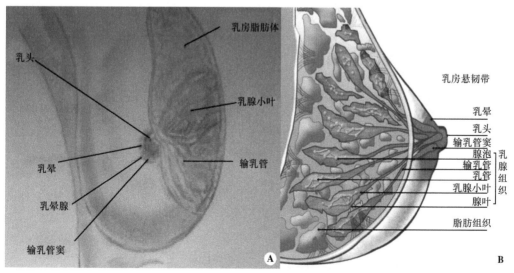

图 4-10-3　乳房的前面观（A）和矢状面（B）

状排列。每一个腺叶又由许多腺小叶组成。一个乳房所含腺叶的数目是固定不变的，而腺小叶的数目和大小却有很大的变化，青年女性的腺小叶为数不多而体积大，绝经后的女性腺小叶明显萎缩，但在一些乳房小的女性也可仅有少量不发育的腺小叶。在乳房的乳管周围和乳晕皮下都有横纹肌束，呈圆周性和放射状排列，具有收缩乳头、使其勃起的功能。除乳头外，乳房腺体被一层脂肪包围。

# 五、乳腺摄影位置

在乳腺 X 线摄影中，内外斜位（medial-lateral oblique，临床上通常简写为 MLO）、上下轴位又称头尾位（cranio-caudal，临床上通常简写为 CC）及内外侧位（medial-lateral，临床上通常简写为 ML）为乳腺摄影的常用体位。可根据检查目的不同选取不同的摄影体位。

乳腺的象限（图 4-10-4）以乳头为中心分为外上象限、内上象限、外下象限、内下象限、乳头中心区域、腋尾区，其中外上象限为恶性肿瘤的好发部位，乳腺内外斜位为此象限组织的最佳体位，也是显示单侧乳腺组织的最佳体位。

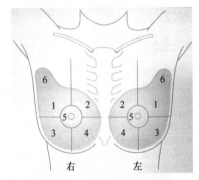

图 4-10-4　乳腺象限分布图

1. 外上象限　2. 内上象限　3. 外下象限　4. 内下象限　5. 乳头中心区域　6. 腋尾区

## （一）乳腺内外斜位

**1. 摄影目的**　主要用于观察乳腺外上象限的组织，是具有筛选性及诊断性的乳腺摄影。

**2. 摄影体位**　被检者面对摄影架面板自然站立，双脚张开与肩同宽，转动摄影台与被检侧胸大肌平行，使 X 线投射方向由内上至外下，被检侧上肢抬高，放在机架手柄上。外下方紧贴乳腺摄影台，包括腋部乳腺组织、胸大肌及腋窝前部，将乳腺置于摄影台上抚平乳腺向上向外牵拉，自内上向外下方调整压迫器使乳头呈切线位，调节的同时避免皮肤出现褶皱，如图 4-10-5。

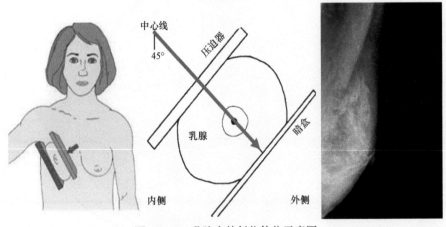

图 4-10-5　乳腺内外斜位体位示意图

**3. 中心线**　自被检测乳腺内上方射入外下方射出。

**4. 照片显示**　乳腺、部分胸大肌及腋窝组织（淋巴结）。

## （二）乳腺头尾位（CC）

**1. 摄影目的**　检查和诊断乳腺原体是否良好，清楚地显示乳腺内侧的组织密度。

**2. 体位**　被检者站立位面对摄影平台，头部转向对侧，身体放松肩部放平；根据受检者乳房的自然活动高度调节摄影位置，摄影台调节至平行于地面，胸壁向前紧贴；被检者乳腺正下方紧贴摄影台，双手托住受检乳腺置于摄影平台中心，调节压迫乳腺使乳头呈切线位，上下固定，调节的同时避免皮肤出现褶皱，如图 4-10-6。

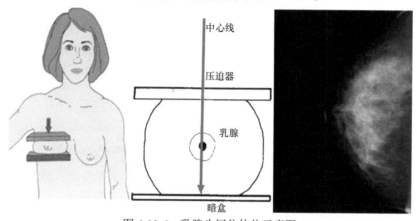

图 4-10-6　乳腺头尾位体位示意图

**3. 中心线**　经乳腺，腺体中心垂直射入。

**4. 照片显示**　乳腺边缘清晰，密度均匀，同时可观察到内侧腺体组织及胸肌。

## （三）乳腺 90° 侧位

乳腺 90° 侧位包括内位侧位（medial-lateral，ML）和外内侧位（latero-medial，LM）。

**1. 摄影目的**　主要用于检查乳腺内外两侧的组织。

**2. 体位**　摄影时被检者立于乳腺 X 线机前，将机架旋转 90°，使身体正中矢状面平行于摄影台，被检侧乳腺紧贴摄影台，调节压迫器使乳头呈切线位，同时用手轻轻将乳腺向上牵拉避免被检侧乳房下出现褶皱，使腺体脂肪组织均匀呈侧位扁平状，如图 4-10-7。

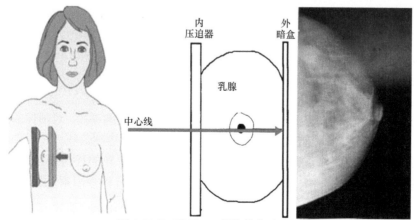

图 4-10-7　乳腺 90° 侧位体位示意图

**3. 中心线**　经乳腺内侧向外侧水平射入。

**4. 影像显示**　乳腺边缘清晰，密度均匀，同时可观察到部分胸大肌。

# 六、其他摄影技术

## （一）人工（植入物）乳腺摄影

随着隆胸手术普及，隆胸术后并发症也随之增多。因此隆胸术后的患者需要定期进行影像检查复查。通常采用乳腺内外斜位和头尾位进行摄影，手动设置曝光参数，在压迫器下压的同时将乳腺向背离胸壁的方向牵引，在压迫乳腺体的同时将假体推向胸壁，从而拍摄到只包含乳腺组织而没有假体或仅包含少量假体影像。该乳腺摄影的压迫程度根据所植入物的可压迫性而设定。

## （二）乳腺导管造影

**1. 适应证**　所有病理性乳头溢液者，分泌性溢液除外。

**2. 禁忌证**　处于哺乳期、患有乳腺炎及对造影剂过敏者均不能做此检查。

**3. 检查前准备**　一般采用静推 76% 复方泛影葡胺 1ml 或眼角滴入试验，确认被检者为阴性。清除乳头表面分泌物并准备相应造影器具及其他一些备用品。

**4. 检查步骤**　首先将被检者乳腺以乳头为中心进行消毒，然后轻轻挤压乳头，确认溢液后将自溢液导管插入，缓慢注入 0.2～0.4ml 造影剂，当患者感觉胀痛时停止注入，用橡皮筋扎住乳头防止造影剂外溢，最后采用乳腺头尾位和侧位进行摄影（图 4-10-8）。

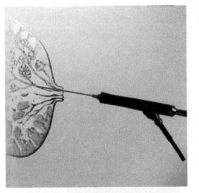

图 4-10-8　乳腺导管造影技术

# 七、影响乳腺影像质量的相关因素

**1. 压迫**　减小乳腺厚度，从而减少剂量、散射线和影像模糊度。乳腺压迫不足主要表现为乳房结果重叠、纤维及腺体组织曝光不一致，乳腺较厚部分穿透不充分、较薄部位曝光过度及运动模糊等。

**2. 曝光条件**　为乳腺摄影检查最常见的因素。曝光条件不当会造成影像对比度和黑化度不足，青春型乳腺组织较厚而致密，投照条件宜较高，退化型乳腺条件则低。曝光不足的致密纤维化腺体组织光学密度低（1.0 以下）的区域照片对比度降低，尤其对微小钙化和低对比病变的显示严重受限。

**3. 图像后期处理**　根据不同的检查目的来选择合适的处理手段，对图像的窗宽、窗位进行调节，使乳头、皮肤、脂肪及腺体组织清晰度、对比度达到最佳。

**4. 伪影**　伪影是指在影像中没有反映物体真正衰减差异的任何密度的改变。它可以表明暗室清洁、胶皮操作、增感屏维护、冲洗或 X 线设备等因素。影像中存在多种伪影，最常见的为滤线栅铅条和滤线栅不均匀伪影。当然，乳腺摄影可能产生的伪影远大于屏-片系统。

**5. 对比度**　对比度是指照片上相邻区域间光学密度的差异，适中的对比度能显示乳腺中微小差异。通常较薄的乳房对比度高，较厚的乳房对比度低。在乳腺摄影中一定要寻求对比度和宽容度之间的平衡，因为过高的对比度可能会妨碍同一影像中薄组织和厚组织可视性。

**6. 准直**　X线束应尽可能地准直在胶片的边缘而不是乳房，接近乳房表面的准直可能会切掉一部分乳房影像。圆形准直器会使影像在观灯上不能获得满意的遮盖。

（吴　丹　罗凤媛）

# 第十一节　X线造影检查技术

在人体器官和组织缺乏天然对比的情况下，为了达到诊断目的，用人工的方法，将高于或低于该组织结构的物质引入器官或其周围间隙，使之产生对比显影，此即造影检查。引入的物质称为对比剂。理想的对比剂应当具备以下条件：①显影清楚；②无毒，副作用少；③易于吸收或排出；④使用简便；⑤成本低廉；⑥性质稳定，易于贮存。

## 一、对　比　剂

### （一）X线对比剂的种类

**1. 按原子量和比重分为两大类**

（1）原子量高，比重大的物质，如钡剂和碘剂，称阳性造影剂。

（2）原子量低，比重小的物质，如各种气体，称阴性造影剂。

**2. 钡剂**　医用硫酸钡为纯净硫酸钡，在胃肠道中不被吸收，根据需要可配制成不同的浓度。硫酸钡主要用于消化道造影。

**3. 碘剂**　用碘剂制成的造影剂很多，可分为无机碘化物、有机碘化物和碘的油脂类三类。

**4. 无机碘化物**　常用者为碘化钠，常用制剂为12.5%碘化钠溶液。因其对组织刺激性大，只限于逆行肾盂造影、膀胱和尿道造影、胆道术后T形管造影、脓腔及瘘道的造影等，禁用于任何血管内造影。

**5. 有机碘化物**　主要经肾排泄的造影剂，皆为血管内注射剂。目前常用的有：①离子型的（泛影钠、泛影葡胺、康瑞等）；②非离子型的（阿米培克、优维显、欧乃派克等）。

（1）泛影钠：含碘量为59.87%，黏稠度低，但毒性较大。主要用于排泄性尿路造影和各种血管造影。用于脑血管造影时必须稀释。

（2）泛影葡胺：含碘量为62.1%，黏度低，耐受性好。这种造影剂毒性较低，副作用少且轻，局部和周身耐受性好。可用于排泄性尿路造影、周围血管造影、心血管和脑血管造影。

（3）康瑞：又名碘酞葡胺。本品黏度低，毒性小。可用于各种血管造影，还可用于脑室造影。本品用于脊髓造影时只能用于下腰段。

（4）非离子型造影剂：浓度高、黏度低、毒性小，基本可以消除药物的毒性和过敏的顾虑。非离子型造影剂价格昂贵，根据病情可选择使用。

**6. 碘油脂类造影剂**  常用的有碘化油、乙碘油和碘苯酯等。碘化油用于器官腔内造影，如支气管造影和子宫输卵管造影。乙碘油用于淋巴造影。油脂类造影剂不能作血管内注射。

## （二）对比剂的引入方法

对比剂要通过一定的途径引入欲行造影检查的目标器官或组织，对比剂的引入方式分为直接引入法和间接引入法两类。

**1. 直接引入法**  是通过人体自然孔道、病理瘘管或体表穿刺等途径，直接将对比剂引入造影部位。一般分三种途径：口服法，如上消化道造影；灌注法，如钡灌肠和子宫输卵管造影等；穿刺注入法，如血管造影、关节造影等。

**2. 间接引入法**  是将造影剂口服或者静脉注入体内，经过吸收，利用某些器官的排泄功能，使对比剂有选择地聚集到需要的检查部位而产生对比。一般有两种途径：生理排泄法，如静脉肾盂造影；生理吸收法，如间接淋巴管造影等。

# 二、药敏试验、药物反应及处理方法

在造影过程中，有些被检者可能对碘制剂或麻醉药产生过敏反应或其他不良反应，严重时可危及生命。因此，造影前除必须做常规的碘制剂和麻醉药过敏试验外，还应准确判断造影中的意外，采取及时的急救措施。

## （一）药敏试验

**碘过敏试验**

（1）静脉注射法：30%有机碘对比剂 1ml 缓慢静脉注射，观察 15min，若出现恶心、呕吐、胸闷、气急、荨麻疹及休克者，为阳性反应。口服法：检查前 3d 口服 10%碘化钾溶液，每日 3 次，每次 10ml。亦可口服复方碘溶液 10 滴，每日 3 次，在 3d 内观察有无反应。出现恶心、呕吐、唾液腺肿胀、唾液增加、皮肤潮红，手脚麻木等症状为阳性。

（2）眼结膜法：向一侧眼滴入 1～2 滴水溶性对比剂（原液），5～10min 后观察结膜，有充血、流泪刺激感为阳性反应。

以上碘过敏试验中，静脉注射法最可靠。应当注意，在做碘过敏试验时偶尔也有过敏反应现象，重者甚至会出现休克死亡。过敏试验为阴性者，在造影过程中也可发生迟缓过敏反应现象，因此，应随时观察患者变化。

## （二）药物反应及处理方法

碘对比剂不良反应的临床表现及处理方法如下。

**1. 轻度反应**  面部潮红，眼及鼻分泌物增加，打喷嚏、恶心、头痛、头晕、皮肤瘙痒、发热与瘙痒，结膜充血，少数红疹、咳嗽、轻度呕吐、轻度荨麻疹等。出现此类反应时，停止注射，让患者安静休息，做好安慰及解释工作，让患者松弛，深呼吸，观察反应发展的动态。

**2. 中度反应**  胸闷、气短、剧烈呕吐、腹痛腹泻、大片皮疹、结膜出血，表现为荨麻疹样皮疹，眼、面、耳部等水肿，胸闷气短、呼吸困难、声音嘶哑、肢体抽动等；中度呕吐，轻度喉头水肿和支气管痉挛等，血压也可呈暂时性下降。此类反应表现较危急，应立即停止注射造影剂，千万要保留静脉通道。

**3. 重度反应**　循环衰竭：血压下降、脉搏细速、意识模糊、知觉丧失、心搏停止。呼吸衰竭：喉与支气管痉挛、呼吸困难、并发肺水肿咳大量泡沫样或粉红色痰。过敏性休克：面色苍白、四肢青紫、发冷、呼吸困难、肌肉痉挛、血压下降、心搏骤停、意识丧失、惊厥等。上述反应的出现，往往危及生命。处理方法：必须迅速通知有关科室及急诊科医师，就地急救处理。

# 三、造影检查技术

## （一）数字减影血管造影（DSA）

**1. 设备及器械（图4-11-1）**

（1）大容量X线机。

（2）压力注射器。

（3）穿刺针。

（4）导引钢丝。

（5）扩张器。

（6）心导管。

**2. 基本操作步骤**

（1）术前准备

1）被检者准备：①做碘过敏和麻醉药过

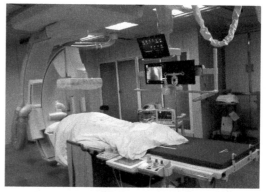

图4-11-1　DSA

敏试验；②查血常规，心、肝功能及出凝血时间；③穿刺部位备皮；④术前4h禁食、水；⑤向被检者做好解释工作，消除被检者的顾虑和紧张，争取术中配合；⑥向被检者家属说明此项检查的必要性及可能出现的并发症，征得被检者家属同意并签字；⑦重危被检者要建立静脉通道，便于术中给药和急救。

2）器械准备：①术前检查DSA设备、高压注射器，以免术中发生故障；②准备相应的导管、导丝、穿刺针和必要的抢救设备，如氧气、除颤器、吸痰器、插管器械等。

3）药品准备：①对比剂选用非离子型对比剂为宜；②局麻药、肝素及0.9%氯化钠；③术前、术中用药，如阿托品、利多卡因、地西泮、硝酸甘油、溶栓药物（尿激酶和链激酶）、栓塞剂、镇痛药等；④各种心肺复苏的抢救药品。

（2）被检者资料输入：DSA图像采集前，应将有关资料如被检者姓名、性别、年龄、住院ID号、检查号等输入计算机内，以便检查后查询，同时也为图像的拷贝和照片激光打印留下文字记录。这样，有利于对图像进行分析，为复查提供依据，为相关研究提供资料，同时也为PACS图像格式（DICOM 3.0）提供相关信息。

（3）被检者体位选择：DSA检查应尽量减少非血管影的干扰，选择合适体位的方法有：①根据解剖设计体位；②根据实际摆正体位；③利用切线效应；④使用特殊体位。

（4）穿刺插管技术：①　经皮穿刺插管法；②　直接插管法。

（5）对比剂及注射参数：血管造影常用对比剂有碘海醇、碘佛醇、碘帕醇、伊索显及优维显等。①注射流速；②注射剂量；③注射斜率；④注射压力。

（6）图像采集及后处理技术

1）图像采集：①图像采集时机的选择原则；②采集帧率。

2）图像后处理技术。

（7）术后操作

1）被检者处理：介入手术结束拔管后，需立即按压股动脉以防出血。行全身麻醉的被检者应在麻醉复苏后方可离开导管室。术后应密切观察被检者，预防并及时处理并发症。

2）图像处理：根据诊断要求，进行 DSA 影像处理，优化图像质量。进行血管测量、定量分析和三维重建等后处理，为介入治疗提供更多的信息。

3）图像的存储与记录：检查完成后，应及时刻录光盘（CD-R）备份资料；按照临床需求，打印激光照片。

（8）血管造影检查并发症及其预防和处理：①穿刺插管所致并发症及其预防和处理；②严重心律失常（窦性心动过缓、窦房结暂停、房性或室性期前收缩、室上性或室性心动过速、房室阻滞、心室纤颤和心脏停搏等），因此，在造影过程中需要专人做连续心电图监护，发现异常及早处理；③心绞痛，应暂停手术，舌下含服硝酸异戊酯；④急性心肌梗死，一旦发生应终止操作并进行抢救；⑤脑栓塞症状突发，先短暂意识模糊，随后出现神经定位症状，甚至昏迷惊厥，危及生命，一旦出现应及时使用低分子右旋糖酐静脉加压滴注和抗凝治疗；⑥对比剂所致并发症及其预防和处理详见本节叙述。

**3. 临床应用**

（1）适应证和禁忌证

1）适应证：①血管性疾病：动脉瘤、血管畸形、血管狭窄、血管闭塞、血栓形成等；血管疾病的介入治疗；血管手术后随访；②肿瘤性疾病：了解肿瘤的血供、范围及肿瘤的介入治疗；肿瘤治疗后的随访；③心脏、冠状动脉疾病诊断：如冠心病和心肌缺血的诊断；冠状动脉疾病的介入治疗；④血管外伤：诊断与介入治疗。

2）禁忌证：①碘过敏；②严重的心、肝、肾功能不全；③严重的凝血功能障碍，有明显出血倾向；④严重的动脉硬化；⑤高热、急性感染及穿刺部位感染；⑥恶性甲状腺功能亢进、骨髓瘤；⑦女性月经期及妊娠 3 个月以内者。

（2）头颈部脑血管造影（cerebral angiography）（图 4-11-2）操作技术：①对比剂及参数的选择。常选用非离子型对比剂如碘海醇。颈总动脉造影，总量 25～35ml，流速 15～20ml/s；颈内动脉用量 8～10ml，流速 5～7ml/s；椎动脉用量 6～8ml，流速 4～5ml/s；颈外动脉用量 6～8ml，流速 3～5ml/s。②常用 Seldinger 技术。经股动脉穿刺插管，用相应的导管分别选插颈总、颈内、颈外和椎动脉，行相应血管造影。③摄影体位。颈内动脉造影常规体位是标准的正侧位。椎动脉造影常规位是标准的侧位、汤氏位及华氏位；④DSA 的成像方式。常规脉冲方式，每

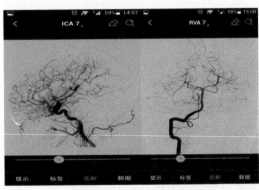

图 4-11-2　脑血管造影

秒 2～3 帧，曝光至静脉窦显示为止。不配合、易动者可选用超脉冲方式，每秒 25 帧。

（3）胸部（图 4-11-3）

1）选择性右心造影（selective right cardiography）适应证：①右心室造影。紫绀型先

天心血管畸形，肺动脉瓣狭窄，主要累及右心室的心肌病。②右心房造影。先天性三尖瓣畸形，大动脉转位，心房水平右向左或双向分流的其他畸形，如肺动脉闭锁。③肺动脉造影：肺动脉、肺静脉先天畸形，肺动脉栓塞，大动脉炎累及肺动脉，肺癌等。

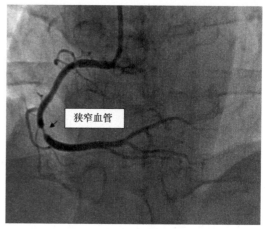

图 4-11-3　胸部血管

2）选择性左心造影（selective left cardiography）适应证：①左心室造影。左向右分流的室间隔缺损，心内膜垫缺损，主动脉瓣、二尖瓣和左心室病变，单心室、大动脉转位。②左心房造影。房间隔缺损，二尖瓣狭窄，左心房肿瘤和血栓等。

造影方法及操作技术：常用 Seldinger 技术。经股动脉穿刺插管，心导管头端置于左心室中部，透视确定位置后，经导管试验注入 5～10ml 对比剂，核实部位后接高压注射器，嘱被检者深呼气屏住，立即快速注射和图像采集。

3）主动脉造影（aortagraphy）：系经皮穿刺或切开周围动脉插入导管的一种造影检查方法，用于检查胸主动脉、腹主动脉及其分支的病变。

适应证：①主动脉瘤；②主动脉畸形，如动脉导管未闭、主-肺动脉隔缺损、主动脉缩窄及主动脉窦瘤破裂；③多发性大动脉炎；④主动脉瓣关闭不全；⑤胸、腹主动脉分支病变。

造影方法及操作技术：①在股动脉处经皮肤穿刺插管，透视下将心导管送入主动脉。导管顶端位置距离主动脉瓣 2～3cm 为宜。使用端孔导管时，顶端放置部位不应距离主动脉弓太近，防止在高压注射时因反冲力使导管顶端进入头臂干，造成大量对比剂进入脑血管。②摄取左侧位、左前斜位或前后位。

4）选择性冠状动脉造影（selective coronary arteriography）造影方法及操作技术：①采用 Seldinger 技术，经皮股动脉穿刺，行左右冠状动脉插管注射造影剂；②对比剂：碘苯六醇，每侧冠状动脉每次注射量为 6～8ml，注射速度 3～5ml/s；③一般选择左、右前斜位，注射对比剂同时开始曝光，并以每秒 3 帧速度采集或行电影摄影。

（4）腹部（图 4-11-4）

1）肝 DSA：①采用 Seldinger 技术，经股动脉穿刺插管，将导管头放置肝动脉处注射对比剂。②对比剂。常用碘海醇，腹腔动脉造影时，用量每次 35～40ml，流速 15～20ml/s。肝总动脉造影时，对比剂每次 15～20ml，流速 5～7ml/s。超选择性肝固有动脉造影时，对比剂每次 8～12ml，流速 4～6ml/s。栓塞后复查造影，对比剂用量相应减少。③造影体位。腹腔动脉和肝动脉造影均采用正

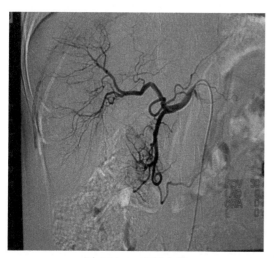

图 4-11-4　腹部血管

位，对于动脉瘤和血管主干相互重叠者，可选用不同角度的左或右前斜位。④肝血管造影的 DSA 程序，一般选用脉冲方式，每秒 2～4 帧，采用先曝光后注射对比剂，即注射延迟。

2）胃肠道 DSA：①采用 Seldinger 技术，经股动脉穿刺超选择性插管，行肠系膜上、下动脉造影。②对比剂。常用碘海醇，肠系膜上动脉造影的对比剂用量每次 15～20ml，流速 5～7ml/s。肠系膜下动脉造影的对比剂用量每次 10～12ml，流速 4～6ml/s。胃十二指肠动脉造影对比剂用量每次 4～6ml，流速 2～3ml/s。③造影的体位。胃肠道 DSA 一般正位摄影即可。肠系膜上动脉瘤时加照不同角度左前斜位，肠系膜下动脉造影，可采用轻度的左后斜位。对肠系膜动脉闭塞者，且病变在动脉起始处或距血管开口 3cm 以内时，应摄侧位。④造影程序。腹主动脉造影，腹腔动脉造影，肠系膜上、下动脉造影，一般选用脉冲方式采集成像，每秒 2～4 帧，先曝光后注药，曝光至毛细血管期显示满意为止。也可应采用 DSA 超脉冲方式采集成像，采集成像帧率为每秒 25～50 帧。

3）肾及肾上腺 DSA 造影检查及操作技术：①选择性肾动脉造影（selective renal arteiography）时，经股动脉插管，采用 Seldinger 技术；②肾上腺动脉造影时，可先进行腹主动脉造影，这样一方面可显示肾上腺主要动脉的开口，有利于进行选择性或超选择性肾上腺动脉造影，另一方面有时可显示较大的或多血管的肾上腺肿瘤；③肾上腺上动脉造影时，应先行腹主动脉造影，再行同侧膈动脉造影，继而行肾上腺上动脉插管；④肾上腺中动脉造影时，也先行腹主动脉造影，根据显影的肾上腺中动脉，再行选择性插管；⑤肾上腺下动脉造影时，先行同侧的肾动脉造影，根据显影的肾上腺下动脉，再行选择性插管（图 4-11-5）。

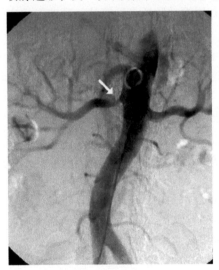

图 4-11-5　肾血管

4）脾动脉 DSA：①采用 Seldinger 技术，经股动脉穿刺插管，行超选择性脾动脉造影。②对比剂。常用碘海醇，脾动脉造影，对比剂的量为每次为 15～20ml，流速 5～7ml/s。③造影体位及程序。脾动脉造影一般用正位。对于血管性病变，如动脉瘤、动静脉瘘、动静脉畸形，需要显示病变全貌，加摄不同角度的斜位。造影程序，一般选用 DSA 的脉冲方式，每秒 4～6 帧。采用先曝光后注药，曝光采集成像至实质期及静脉期显示满意。对于不易配合，肠蠕动明显，腹式呼吸幅度大者，可采用 DSA 超脉冲方式采集成像。

（5）盆腔

1）适应证：①血管性疾病，鉴别良、恶性葡萄胎和绒癌有无子宫肌壁转移；②来源于不明体积大或粘连重的盆腔肿块；③寻找出血原因，栓塞止血。

2）禁忌证：除造影检查禁忌证外还包括：①月经期及阴道流血者；②急性盆腔炎或慢性炎症的急性、亚急性发作期。

3）对比剂：碘海醇，低位腹主动脉造影用 20～30ml，12s 内注完；髂总动脉造影用 15～20ml，2s 内注完；选择性髂内动脉造影用 10～15ml，1～2s 注完。

（6）四肢适应证：①骨与软组织肿瘤的诊断，尤其肿瘤与炎症、良性与恶性肿瘤之鉴别诊断；②闭塞性动脉疾患和其他血管性疾患及周围血液循环障碍等；③手术后的疗效观察，如血管重建术后；④静脉血栓。

## （二）消化系统造影检查

消化系统的器官包括食管、胃、小肠、结肠及肝、脾、胰等脏器和胆道系统。它们均由肌肉、结缔组织、腺体等构成，密度大致相同，无良好的天然对比，通过引入对比剂后才能观察。以下介绍消化系统常用的几种造影检查。

**1. 食管造影**（esophagography）　可以单独做食管透视，也可以在上消化道透视前检查。无绝对禁忌证，但静脉曲张大出血后做造影检查时应慎重。一般不需对被检者做任何准备。

（1）适应证：①吞咽不适及吞咽困难；②门静脉高压症；③食管异物及炎症；④食管肿瘤；⑤观察食管周围病变与食管的关系。

（2）对比剂：应根据不同目的和要求，以及被检者吞咽困难的程度调成不同浓度的钡剂。有食管-气管瘘者应选用碘油或碘水。

造影检查方法：患者取站立位，先做常规胸部透视。患者在吞钡的同时，从不同体位进行透视，观察食管在不同的充盈下显示出的轮廓和黏膜像。还要注意观察食管的蠕动、柔软度和通畅度，并需做多方位透视，发现病变立刻点片。常规摄取左前斜位片及右前斜位片见图 4-11-6。

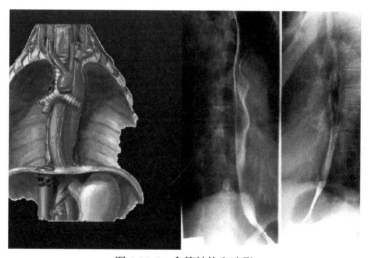

图 4-11-6　食管结构和造影

**2. 胃及十二指肠造影**（routine gastroduodenography）（图 4-11-7）　口服钡剂后，在透视下不断按摩上腹部以观察其黏膜的形态和充盈后的轮廓。如有异常，随时摄片。

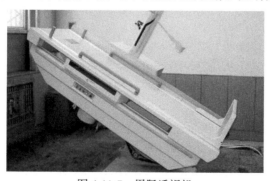

图 4-11-7　胃肠透视机

（1）适应证：①有任何上腹部不适及消化道症状；②疑有胰腺囊肿及胰头癌等。

（2）禁忌证：①上消化道穿孔；②胃肠道大出血后 1 周之内；③肠梗阻；④做低张双对比造影需注射抗胆碱药，故青光眼及明显心律不齐者禁做。

（3）术前准备：①检查前 6～12h 禁饮食；②胃有潴留者先抽出胃液；③备好对比剂及辅助药物；④对比剂：硫酸钡制剂，用 80%～250%浓度的混悬液，加入少量胶粉做混悬剂，用量 100～200ml。

（4）造影方法：分为常规法和气钡双重对比法。

1）常规法：先行胸腹透，服稠钡剂观察食管，如看不清，可以最后再看。然后服中等稠度钡剂按压上腹部，显示黏膜。按压方向是从大弯向小弯推去，然后从小弯回推至大弯以显示黏膜，逐渐向下由胃体、胃窦、幽门前区至十二指肠，并作多方位旋转观察各部的形态、轮廓、位置、张力及蠕动情况（图 4-11-8）。需要进行仰卧位及俯卧位观察，不致于漏诊。

2）气钡双重对比法：目前多采用此方法。患者先服 2.5～3.0g 产气剂使胃充气扩张，然后口服钡剂 30～ 50ml 形成气钡双重对比，嘱患者变换体位使钡剂均匀地涂布在黏膜表面，以显示内腔表面的细微结构（胃小区）。以站立左前斜位看胃形态。

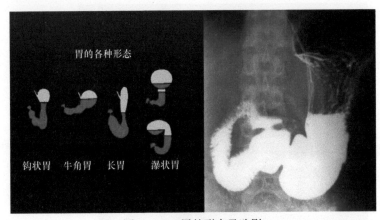

图 4-11-8　胃的形态及造影

### 3. 空肠、回肠造影（jejunoileography）

（1）适应证：空肠、回肠及回盲部病变者均可进行检查，肠梗阻被检者适用于小肠插管检查。

（2）禁忌证：①消化道穿孔、大出血及肠坏死；②十二指肠球部溃疡被检者禁做插管检查。

（3）术前准备：①造影前禁饮食 6～12h；②硫酸钡制剂，钡水重量比为 1：1，加少量阿拉伯胶制成混悬液，用量 200～1000ml。疑有小肠梗阻者可用泛影钠或泛影葡胺，用量 40ml。

（4）造影方法

1）钡餐造影：可作为全消化道钡餐造影的一部分。上消化道检查完毕，即观察钡剂充盈的空肠上段，以后每隔半小时透视 1 次，直至钡剂到达回盲部。

2）小肠气钡双对比造影：利用插入十二指肠内的导管，注入稀钡 600ml，充插盈整个小肠，再经导管注入气体，使肠腔扩张即可仔细观察小肠的细微结构和轮廓并摄片（图

4-11-9）。

### 4. 结肠造影（colography）

（1）适应证和禁忌证：①结肠良、恶性肿瘤，炎症及结核；②肠扭转、肠套叠的诊断及早期肠套叠的灌肠整复；③观察盆腔病变与结肠的关系；④除结肠破裂外，无绝对禁忌证。

（2）术前准备：主要是清除结肠内容物。①检查前 1 天晚 8 时冲服番泻叶 5～10g；②钡灌肠前 1h 给被检者做清洁灌肠，清除结肠内粪便；③禁用刺激肠蠕动的药物；④备好灌肠用具及对比剂，老年及幼儿被检者宜用双腔气囊管（Foley 管）；⑤对比剂：硫酸钡制剂，一般配成钡水比 1：4 的溶液，用量 800～1000ml，加 10～20g 阿拉伯胶增加钡剂黏度，防止快速沉淀。

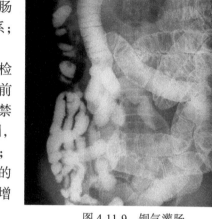

图 4-11-9　钡气灌肠

（3）造影方法：一般使用较稀的钡剂，传统钡灌肠检查是灌注稀硫酸钡 150～300ml，使大肠充盈，观察钡柱前端有无受阻、分流及狭窄，结合转换体位和按压，了解各段大肠的轮廓、宽度、移动性及激惹征象，观察其充盈像，然后使钡剂排出，显示黏膜，观察其黏膜像（图 4-11-10）。也可采用低张双重对比造影。

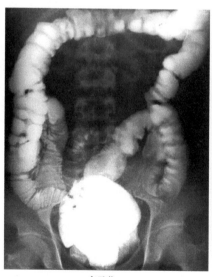
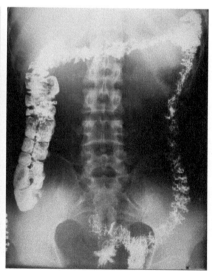

充盈像　　　　　　黏膜像

图 4-11-10　结肠造影

### 5. T 形管胆管造影（postoperative T-tube cholan-giography）（图 4-11-11）

是胆道手术后常规检查方法。可以了解手术后胆道内有无残留结石、蛔虫、胆管狭窄及 Oddi 括约肌的通畅情况，从而决定是否终止引流或再次手术。

（1）适应证：①凡带有 T 形管引流的被检者，1～2 周内均可进行；②无严重胆系感染、出血者。

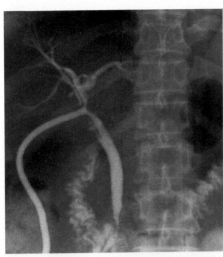

图 4-11-11　T 形管胆管造影

（2）禁忌证：①严重的胆系感染和出血者，造影可使炎症扩散或引起再次大出血；②碘过敏者；③心、肾功能严重损害者。

（3）术前准备：不需特殊准备，只需抽出管内胆汁或用温 0.9%氯化钠进行冲洗。对比剂：30%复方泛影葡胺或碘海醇 20~60ml。

（4）造影检查方法：头低足高位，严格消毒后，从引流管抽出胆汁 10ml 与造影剂混合。左侧卧位，慢慢注入造影剂 10ml，使左侧肝管分支充盈，再仰卧，注入剩下造影剂 10ml，立即摄片。看是否充盈良好，15min 后看排空情况。

### （三）泌尿生殖系统造影检查

**1. 静脉肾盂造影**（intravenous pyelography；IVP）（图 4-11-12）　又称排泄性尿路造影，是利用对比剂在静脉注射后，几乎全部经肾小球滤过排入肾盏、肾盂而使之显影，不但可以观察整个泌尿系统的解剖结构，而且可以了解分泌功能及各种尿路病变。IVP 简单易行，痛苦小，危险性小，是临床上最常用的一种泌尿系 X 线检查方法。

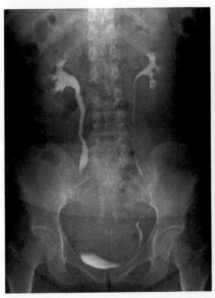
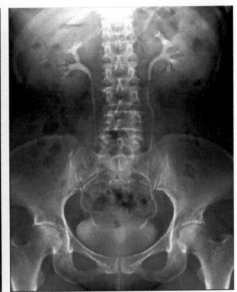

图 4-11-12　静脉肾盂造影

（1）适应证：①肾、输尿管疾患，如结核、肿瘤、畸形和积水；②证实尿路结石的部位，了解有无阴性结石；③原因不明之血尿和脓尿；④尿道狭窄不能插入导管或做膀胱镜检查者；⑤了解腹膜后包块与泌尿系的关系；⑥用于肾血管性高血压的筛选检查。

（2）禁忌证：①碘过敏者；②全身情况衰竭；③急性传染病或高热，急性泌尿系炎症及严重血尿、肾绞痛，妊娠期及产褥期；④骨髓性白血病有严重蛋白尿时，脱水可能使过多的蛋白沉积在肾小管而导致梗阻；⑤严重的甲状腺功能亢进。

（3）术前准备：①碘过敏试验；②造影前 2～3d 不吃易产气和多渣的食物，禁服铋剂、碘剂、含钙或重金属的药物等；③检查前一日下午服轻泻剂，如服蓖麻油 20～30ml；④对老年长期卧床、习惯性便秘者，可提前 2～3d 每晚服缓泻剂；⑤检查前 12h 内禁食、禁水；⑥检查前 1～2h 做清洁灌肠；⑦造影前摄腹部平片；⑧如腹内仍有较多气体，可注射垂体加压素 0.5ml；⑨造影前排尿，使膀胱空虚。

（4）对比剂：常用的有 60%～70%泛影葡胺或碘海醇。成人用量一般均为 20ml。老年人肾血流量减少，可酌情加大剂量。儿童因不能压迫输尿管，故剂量可偏大，可按每千克体重 0.5～1ml。

（5）造影方法：患者仰卧位，压迫输尿管。静脉注射对比剂后，使对比剂停留于肾盂、肾盏内。适度的头低足高位效果更好。注射对比剂后 7min、15min、30min 分别摄双肾区片。如双肾盂显影不佳，加摄 60min 甚至 120min 片。肾盂肾盏充盈良好，松开腹带。膀胱充盈后摄全尿路平片。如怀疑肾下垂加摄立位腹平片。

**2. 大剂量静脉滴注肾盂造影**（high dose intravenous drip pyelography）

（1）适应证：①常规造影不满意，如肥胖、腹部有巨大肿块者；②不能禁水和不能加腹压者；③输尿管疾病；④儿童不配合者。

（2）禁忌证：①碘过敏者；②尿闭及多发性骨髓瘤被检者；③肝功能严重受损者。

（3）对比剂：常用的有 60%～70%泛影葡胺或碘海醇，按 2ml/kg 的剂量，加上等量5%葡萄糖溶液或 0.9%氯化钠做静脉滴注。

（4）造影方法：造影前准备基本与静脉肾盂造影相同，造影前拍摄腹部平片。用 60%复方泛影葡胺，按 2ml/kg 的剂量，加上等量的葡萄糖溶液，对比剂量最大不超过 140ml。一般采用输血针头，盐水瓶位置要高，以利于快速滴注，内滴注完毕，不需压迫输尿管。从滴注开始，分别在摄取全尿路片。有阻塞性病变时，可根据情况延迟摄片。

**3. 逆行肾盂造影**（retrograde pyelography）（图 4-11-13）　系在膀胱镜的观察下，将特制的导管插入输尿管并注入对比剂，使肾盂、肾盏、输尿管和膀胱充盈，用以观察全尿路情况。其优点是显影清楚，不受肾分泌功能的影响。但由于检查痛苦较大，且易发生逆行性感染，故多作选择性应用。

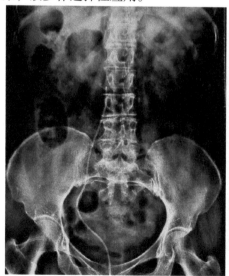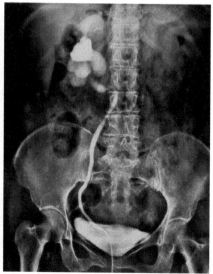

图 4-11-13　逆行肾盂造影

（1）适应证：①不适于做静脉肾盂造影者，如心、肝、肾功能差；②静脉法不显影的肾、输尿管疾患，如严重的肾结核、肾积水及先天性多囊肾等；③多次静脉肾盂造影无法将肾盂、肾盏显影满意者；④了解肾、输尿管与邻近器官的关系，观察有无受累情况。

（2）禁忌证：①尿道狭窄不能做膀胱镜检查者；②急性下尿路感染及出血；③严重的心血管疾患。

（3）术前准备：同静脉肾盂造影，但不禁水，一般无须做碘过敏试验。

（4）对比剂：复发泛影葡胺或碘海醇，每侧肾盂、输尿管 5～10ml。

（5）造影方法：患者取仰卧位，将导管插入输尿管后固定在肾盂下一个椎体处，经导管注入对比剂。速度不宜过快，压力不宜过高，以免造成对比剂回流至肾小管、淋巴管和静脉内，影响诊断。在透视下观察肾盂、肾盏充盈满意后拍片。如充盈不理想或有可疑处，可根据需要改变体位再注入对比剂重复拍片。如严重肾积水，不可以注射过多造影剂，增加肾负担，主要目的是了解梗阻病变的性质和位置。

**4. 膀胱造影**（cystography）（图 4-11-14） 是将导尿管经尿道插入膀胱，然后注入对比剂使膀胱充盈显影，以观察膀胱的大小、形态、位置及其邻近关系。亦可利用静脉肾盂造影排入膀胱的对比剂而显影。

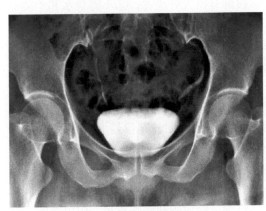

图 4-11-14 膀胱造影

（1）适应证：①膀胱疾病，如肿瘤、炎症、结石、发育畸形和憩室等；②盆腔肿瘤和前列腺病变与膀胱的关系。

（2）禁忌证：①膀胱及尿道急性炎症；②尿道严重狭窄。

（3）术前准备：①清洁灌肠，减少胀大之肠管压迫而造成膀胱变形，并摄膀胱平片；②充分排尿或腹部加压使残余尿排尽；③对比剂：用 10%～15%复方泛影葡胺或碘海醇，并加温至体温。

患者仰卧于检查台，将导管经尿道插入膀胱，固定于尿道外口部。经导管注入对比剂（阳性或阴性对比剂），注完规定量对比剂后，用镊子夹住导管，以防对比剂流出。或者拔出导管即时摄影。

（4）摄影方法：患者仰卧摄影台，正中面对台面中线，矢状面与台面垂直。胶片横放，胶片中心对准耻骨联合上 4cm 处。先摄膀胱平片在注入对比剂后摄膀胱的前后位，再摄取矢状面与台面成 45° 角的左后斜位和右后斜位片。

**5. 尿道造影**（urethrography）（图 4-11-15） 多用于检查男性尿道。

（1）适应证：①尿道的先天畸形，外伤后了解尿道的损伤部位及范围；②尿道周围的瘘管、窦道，尿道结石。

（2）禁忌证：①尿道急性症及龟头炎症；②尿道出血。

（3）术前准备：①如单独检查尿道，检查前少饮水；②如膀胱尿道合并检查，与膀胱造影准备相同；③对比剂，多采用稀释为 10%左右的复方泛影葡胺或碘海醇。为减少对比剂对尿道的刺激，造影前可在尿道内注入少量麻醉药物。

（4）造影方法：①注入法：将较粗的导尿管插入尿道口内少许，胶布固定，牵拉前尿道与身体长轴垂直，注入造影剂20ml时，让患者做排尿动作，使随意括约肌松驰，后尿道充盈。继续注药5ml，同时曝光。（用注射器乳头直接插入外尿道，适于前尿道狭窄的患者）②自排法：尿道口插入导尿管，注入造影剂150ml，拔出导管。患者仰卧于摄影台上，请患者自行小便，与排尿过程中摄片。整个尿道显影。

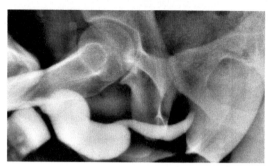

图4-11-15　尿道造影

**6. 子宫输卵管造影**（uterosalpingography）（图4-11-16）是妇科目前常用的一种检查方法，能清楚显示子宫及两侧输卵管的位置、形态、大小和其内部改变，对妇科疾病的诊断、预后及治疗均具有重要的价值。

（1）适应证：①了解不孕症原因（输卵管梗阻或不通畅）、生殖道畸形的类型和性质；②诊断输卵管慢性炎症、积水及结核性病变，子宫肿瘤、异物和卵巢肿瘤及其他盆腔内肿瘤；③寻找子宫不正常出血原因；④观察绝育术后输卵管情况，多用于输卵管结扎后考虑再通术者；⑤使轻度输卵管炎引起的粘连再通。

（2）禁忌证：①各种急性或亚急性内生殖器炎症；②月经前期、月经期或经后4d内不宜造影；③严重心肺疾患或全身性疾病及子宫内恶性肿瘤者；④妊娠期、分娩后6个月内和刮宫术后30d内或内生殖器出血期间；⑤碘过敏者。

（3）造影方法：①造影前肠道准备、碘过敏试验；②患者取仰卧位，将导管插入子宫颈管内，并用橡皮套顶紧以免对比剂外漏。对比剂常用，抽取5～7ml，注入子宫腔内。在透视观察下注射对比剂，患者有胀感时停止，即刻摄第1张照片，为子宫腔充盈像；等输卵管充盈后摄第2张照片；③术后处理：检查后如下腹及腰部疼痛，应休息1h后才离开。术后须休息1周，给予抗生素预防感染。

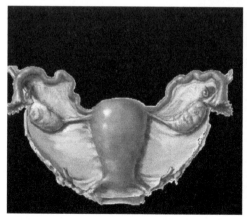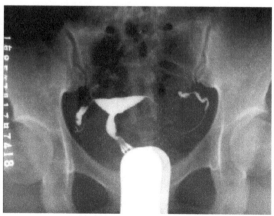

图4-11-16　子宫输卵管形态和造影影像

## （四）其他造影

**1. 泪道造影**

（1）适应证：慢性泪囊炎、泪囊瘘、泪囊和泪道先天性发育异常、泪囊良性肿瘤。

（2）禁忌证：泪道急性炎症及恶性肿瘤。

**2. 瘘管及窦道造影适应证**　临床有瘘管和窦道存在的症状和体征，为明确其沟通关系即可做造影检查，目前临床上经常选用。

（邵立军）

# 本 章 小 结

本章重点阐述了 X 线常规检查技术种类及身体各部位摄影检查步骤。

X 线常规检查技术包括透视检查与摄影检查。透视检查的主要优点是能实时成像、动态观察；缺点是影像质量和防护较差，影像不能保存。摄影检查的优点是影像质量较高，防护较好；缺点是瞬时像，不能多角度和动态观察。

各部位的 X 线常规摄影检查是本章的主要内容，分别介绍了四肢、脊柱、头颅、骨盆、胸部、腹部，其重点是身体各部位的摄影目的、摄影体位、中心线及呼吸方式、影像标准及显示内容。

床旁 X 线摄影检查和急诊 X 线摄影检查属于非常规的特殊情况下的 X 线摄影检查方式。床旁 X 线摄影检查逐步过渡到数字摄影模式，其快速成像、图像后处理等优点，使数字床边摄影技术得到迅速发展。在床旁 X 线摄影检查中要求操作人员必须具备丰富的实践经验，正确运用防护原则，熟练 X 线机操作规程。急诊 X 线摄影检查有急诊四肢摄影检查、头颅摄影检查、脊柱摄影检查、骨盆摄影检查、胸部摄影检查、腹部摄影检查。

以上重点基本知识内容需影像医学生熟练掌握，达到学以致用。

# 思 考 题

1. 简述 X 线常规检查技术种类有哪些？其优缺点各是什么？

2. 简述上肢 X 线常规摄影检查种类。并口述其检查过程。

3. 简述下肢 X 线常规摄影检查种类。并口述其检查过程。

4. 简述头颅 X 线常规摄影检查种类。并口述其检查过程。

5. 简述脊柱 X 线常规摄影检查种类。并口述其检查过程。

6. 简述骨盆 X 线常规摄影检查种类。并口述其检查过程。

7. 简述胸部 X 线常规摄影检查种类。并口述其检查过程。

8. 简述腹部 X 线常规摄影检查种类。并口述其检查过程。

9. 口述急诊 X 线摄影检查的注意事项。

10. 口述床旁 X 线摄影检查的注意事项。

11. 牙片 X 线摄影方式是什么？

12. 急诊摄影的注意事项是什么？

13. 对比剂的分类是什么？

# 第五章 CT 检 查

📚 课堂学习目标

1. 掌握 CT 图像的特点与 CT 检查的基本参数；掌握 CT 检查在人体常用部位的技术参数、图像处理及临床应用原则。

2. 熟悉 CT 检查前的准备与 CT 检查的适应证；熟悉 CT 平扫与增强扫描的检查方法；熟悉多层螺旋 CT 基本结构与常用后处理技术的原理及临床应用。

3. 了解 CT 检查技术与常规 X 线检查技术的异同。

## 第一节 CT 成像技术概述

CT 是计算机断层成像（computed tomography，CT）的英文简称，又被称作 X-CT。与 X 线的平面成像相比，CT 避免了断面以外组织结构的成像干扰，能获取真正的断面图像，且图像清晰、密度分辨力高，提高了病变的检出率和诊断准确率，扩大了人体影像检查的范围。

## 一、CT 成像技术发展史

CT 是继威·康·伦琴（Wilhelm Conrad Roentgen）1895 年发现 X 线以来，在放射诊断方面最重要的突破，被誉为 20 世纪医学影像领域最伟大的发明之一。

第一台实验室 CT 机由英国 EMI 公司的工程师 Godfrey N.Hounsfield 于 1967 年建成；第一台可供临床应用的 CT 机于 1971 年 9 月安装在 Atinson-Morley 医院，同年 11 月 4 日，使用这台扫描仪首次获得了第一例患者的头部 CT 图像，可以清晰地看到额叶的囊性病灶。

1979 年，Cormack 和 Hounsfield 因为在计算机断层成像方面所做出的开创性工作，共同荣获了诺贝尔生理学或医学奖。

CT 一经问世，就进入了迅速发展的快车道，技术在不断革新换代。第一代 CT 机是 EMI 实验室机型，数据采集为平移-旋转方式（图 5-1-1）。扫描时，机架（X 线管和探测器的组合）沿直线平移，一个扫描场内收集 160 个单独的测量数据。完成平移后，机架环绕患者旋转 1°，开始下一场数据集的采集测量，直至得到 180 场测量数据集，共 28 800 个数据。虽然第一代 CT 机的临床结果尚可接受，但射线利用率很低，一幅图像的采集时间长达 3～5min，扫描过程中患者运动引起的伪像难以避免。

第二代 CT 才是正式进入市场销售的机型，仍然是平移-旋转扫描方式（图 5-1-2）。但 X 射线束改为 5°～20° 的小扇形束，探测器单元增加到 3～30 个，平移扫描后的旋转角度由 1° 提高到扇形

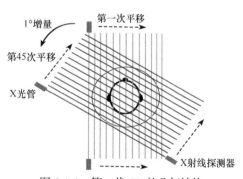

图 5-1-1 第一代 CT 的几何结构

射线束夹角的度数，单幅图像的采集时间缩短到 1 分钟左右。到 1975 年末，EMI 推出一台 30 个探测器单元的 CT 机，单幅图像的采集时间缩短到 20s，使得一次屏气时间内能够获得一幅完整的图像，从此 CT 不再限于头部扫描，可检查人体各个部位的全身 CT 成为现实。

第三代 CT 机改变了数据采集方式，为旋转-旋转方式（图 5-1-3）。X 射线束是 30°～45°的宽扇形束，探测器单元成扇形排列，数目增加到 300～800 个。一个投影可以得到 300～800 个测量数据，X 线的利用效率提高，并且机架只做旋转运动，不再需要平移，单幅图像的数据采集时间缩短到 2～9s。该扫描方式的缺点：扫描时需要对每一个相邻探测器的灵敏度差异进行校正，否则由于同步旋转的扫描运动会产生环形伪像。

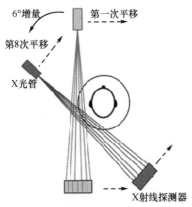

图 5-1-2　第二代 CT 的几何结构

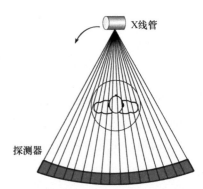

图 5-1-3　第三代 CT 的几何结构

由于第三代 CT 机构造设计上的原因，探测器的稳定性较差，容易出现采样不足引起的混叠现象。为克服上述问题，固定-旋转采集方式的第四代 CT 机得以研发（图 5-1-4）。在这种设计中，探测器单元组成一个闭合的圆环，数目多达 600～2000 个，扫描过程中只有 X 线管围绕患者旋转，探测器保持静止，X 线束的扇形角达 50°～90°，单幅图像的数据采集时间为 1～5s。第三代 CT 的采样间隔是由探测器单元尺寸决定的，而第四代 CT 的采样间隔唯一地取决于测量速率，解决了采样不足的问题。此外，在 X 线管旋转过程中，只有部分探测器单元暴露在 X 线照射中，大多数没有吸收 X 线的探测器单元可以得到及时的校正，从而显著降低了对探测器稳定性的要求。第四代 CT 设计的潜在缺点是散射现象，由于每个探测器单元要以很大的张角接收 X 线光子，不能用后准直器来有效去除散射影响。此外，圆环探测器要求的单元数目太多，从经济和实用两方面考虑，第四代 CT 在面市后不久即遭到淘汰。

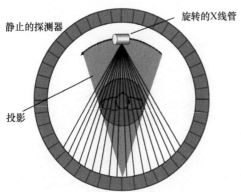

图 5-1-4　第四代 CT 的几何结构

第五代 CT 机又称电子束 CT（图 5-1-5），它包括一个电子枪、偏转线圈和圆弧形多靶迹钨靶阳极。整个装置密封在真空中，高速电子束由精心设计的电磁线圈聚焦并控制其偏转沿靶环扫描。探测器环和靶环相互错开不共平面，其搭接部分形成一定厚度的空间。当使用多重靶迹和探测器环时，扇形 X 线束可以在患者长轴方向覆盖 8cm 的厚度，用于心脏扫描。由于没有 X 线管和探测器的机械运动，扫描时间可以缩短至

50ms，真正"冻结"心脏运动，得到无运动伪像的心脏成像和动态成像。然而，由于其造价昂贵、图像信噪比较差和空间分辨力低的缘故，目前电子束 CT 的临床应用已少见。

滑环技术的引入将 CT 的发展带入了 90 年代初的螺旋 CT 时代，此后，也不再以"代"称呼 CT。但是 CT 技术的改进和发展并未停滞，一直在朝着这样一个目标前进：在尽可能短的时间内，以尽可能薄的层面，完成大范围的容积扫描。1998 年推出 4 层 CT 后，几乎以摩尔定律的速度更新到 16 层、64 层、128 层、256 层、320 层及双源 CT。有关螺旋 CT、多层 CT 和双源 CT 的基本结构和数据采集方式将在本章第三节详细介绍。

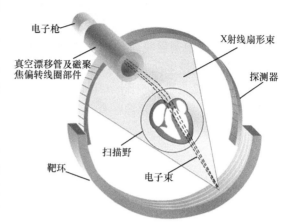

图 5-1-5　第五代 CT 的几何结构

# 二、CT 成像技术的临床应用评价

CT 自发明伊始，就成为医学影像检查的重要手段，在疾病的临床诊断上发挥着巨大的作用。

## （一）临床应用价值

CT 是一种透过人体表皮观察内部结构的无创性检查方法，凭借其断面成像和高密度分辨力的优势，应用范围几乎涵盖了人体的任何部位和器官，其临床价值体现在以下几方面。

（1）CT 主要用于人体解剖结构的大体形态学判断，以区别正常与变异，显示异常或畸形，发现器质性疾病，部分用于组织器官的功能性评价。

（2）CT 可在一定程度上对人体各系统的多种疾病做出定位、定量和定性诊断，对疾病分期和治疗决策均有一定的帮助。但 CT 检查仍属于临床诊断的范畴，是疾病诊断的一种辅助手段。

（3）CT 可选择性地用于高危人群的健康筛查、疾病随访和治疗效果的评价。

（4）作为介入放射学的一种影像导引设备，可在 CT 导向下对人体某些病变部位进行穿刺活检和多种介入治疗。

（5）CT 可用于多类外科手术前、手术中和各种放射治疗前或治疗中的定位定形计划。

（6）CT 还可与 PET、MRI 或超声成像等技术整合，得到优势互补的融合图像。

## （二）临床应用的局限性

CT 虽然成像性能优越，临床应用范围广泛，但由于受到成像源的固有特性、机械构造、数据获取及图像重建等多种因素的影响，CT 技术也难免存在一些缺陷和不足，在一定程度上限制了它在临床上的应用，其局限性主要表现在以下几方面。

**1. CT 的空间分辨力低于 X 线摄影**　目前，高档 CT 机的极限空间分辨力为 20～30LP/cm，而传统 X 线摄影的空间分辨力可达 10～30LP/mm，CR 和 DR 的空间分辨力也可达 4～5LP/mm。

**2. CT 的密度分辨力不如 MRI**　尽管与 X 线摄影相比，CT 的密度分辨力高，可以显示软组织，但在密度差异不大时，对软组织分辨能力却明显低于 MRI。

**3. CT 的时间分辨力不及 DSA** 虽然 CT 技术得到飞跃发展，时间分辨力大为提高，但对运动器官的实时成像能力仍无法与 DSA 相比。

**4. CT 辐射剂量较高** 一次 CT 检查的典型有效剂量为 2～10mSv，而常规 X 摄影检查的典型有效剂量多在 1mSv 以下。

**5. CT 检查费用较贵** CT 设备昂贵，成本较高，所以检查费用远高于简单经济的 X 线摄影、超声等常规影像检查。

# 三、CT 成像技术的新进展

随着 CT 机器的硬件设备和软件技术的不断改进和升级，推动了 CT 技术性能的提升，拓展了 CT 技术应用的范围。下面从技术性能和临床应用两方面对 CT 的新进展作一简述。

## （一）CT 技术性能的进步

**1. 覆盖面积更宽** 256 层 CT 探测器 Z 轴（纵轴）覆盖宽度为 80cm（128mm×0.625mm），320 层 CT 机探测器 Z 轴覆盖宽度高达 160mm（320mm×0.5mm），机架旋转 1 周可以覆盖单个器官。

**2. 扫描速度更快** CT 单个层面内的时间分辨力依赖于机架的旋转速度。螺旋扫描速度还取决于 Z 轴上检查床的移床速度，双源 CT 采用两个 X 线管同时曝光，填补了大螺距时的采样空隙，其最大螺距可达 3.4，最快移床速度为 458mm/s。运用大螺距加上高转速技术，目前业界最先进的 CT 机完成单器官的扫描时间为 0.35s，胸部扫描的时间为 0.6s，全身扫描不超过 5s。

**3. 分辨力更高** 目前，各厂家高端 CT 机的采集层厚为 0.5～0.625mm，通过共轭采集或飞焦点技术，可实现 Z 轴上的双倍采样，Z 轴空间分辨力可达 0.2～0.3mm，真正实现了图像的各向同性高分辨力。

**4. 辐射剂量更低** 在 CT 成像链的各个环节中，设备厂家在辐射剂量优化方面都做出了不懈的努力，研发的新技术主要包括三维管电流自动调制、管电压智能选择、敏感器官选择性屏蔽、动态准直器、适形滤过器及迭代重建算法等，大大降低了 CT 检查的辐射剂量。

## （二）CT 技术应用的进展

**1. 心脏成像** CT 心脏成像主要通过判断冠状动脉狭窄、钙化斑块积分和易损斑块分析来诊断冠心病。CT 心脏成像还可以用于先天性变异的诊断、支架植入和旁路移植术后的随访、心肌灌注及全心或左心功能的评价等。

**2. 灌注成像** CT 灌注成像（CT perfusion imaging，CTPI）是在静脉快速团注碘对比剂后，对选定层面进行快速动态 CT 扫描，获得层面内每一像素的时间-密度曲线，利用不同的数学模型计算出受检组织的灌注参数，并通过数/模转换得到相应的彩色功能图像，反映活体组织、器官微循环的血流动力学改变，临床上主要用于脑、心、肺等重要器官的缺血评估，各脏器实体肿瘤的良、恶性鉴别及疾病的预后与疗效评价等。

**3. 能量成像** CT 能量成像是基于物质在不同 X 线能量下的衰减系数不同的原理，利用 CT 探测不同物质在不同管电压（80kVp 和 140kVp）下衰减值的变化差异，识别出某些物质的化学组分。

能量成像突破了常规 CT 单纯依靠组织密度（CT 值）的成像技术，步入了 CT 多参数成像的时代。一次 CT 能量成像可以得到：①基础物质（如碘、钙、水、脂肪等）的密度图和定量分析；②特定物质的特异性识别；③单能量图像；④组织的能谱曲线；⑤有效原子序数分布图。上述能量成像技术，已经或有望为临床带来以下新的应用。

（1）通过碘钙物质分离，实现双能减影，去除骨骼获得无干扰的血管成像，消除钙化斑块对血管腔狭窄评判的影响。

（2）突显增强后组织或病灶的强化程度，并可定量测定其摄碘能力，用于小病灶的检出、病变性质的鉴别、肿瘤边缘的识别及心肌、肺等组织灌注功能的评价。

（3）通过碘水物质分离，去除增强图像中的碘密度，得到虚拟平扫图像，可免去常规平扫给患者带来的辐射剂量。

（4）重建单能量图像，可消除颅底骨质、对比剂、金属植入物等高密度物质所致的线束硬化伪影；通过选择最佳单能量图像和单能量图像融合，可获得低对比和高对比良好的图像，用于提高软组织细微结构的显示能力和改善显影不佳的血管成像。

（5）通过对组织的能谱曲线和有效原子序数分布的分析和比照，可以鉴别病灶的良恶性质，指导肿瘤的分型分级及进行胸水、斑块、栓子、结石等成分分析。

（6）通过特异性识别胶原成分，可以突出显示韧带、肌腱及软骨；通过特异性识别尿酸盐结晶，可以定性诊断痛风石和泌尿系统尿酸盐结石。

（王　勇）

# 第二节　CT 成像原理

CT 图像本质上是通过计算机计算出来的 X 线衰减值的二维分布，由一定数目的像素按矩阵排列所构成的二维断层图像。这些像素反映相应单位容积的 X 线吸收系数，并以相同的灰度等级显示在显示屏或胶片上。为更好地认识 CT 图像，以下简单介绍一些与 CT 图像有关的基本概念，在后续相关内容中还会有一些解析。

## 一、图 像 矩 阵

矩阵（matrix）是指纵横排列的二维数据表格，一个 $m×n$ 的矩阵是一个由 $m$ 行 $n$ 列元素排列成的矩形阵列。一幅 CT 图像可以用 $m×n$ 的矩阵表示，一般 CT 中常用的矩阵为 512×512 和 1024×1024。

## 二、体素和像素

体素（voxel）是指一定厚度的组织在三维空间上体现的体积单元，是 CT 容积数据采集中最小的体积单位。像素（pixel）是指图像矩阵的基本单元，即构成 CT 图像最小的单元，它与体素相对应，是一定大小的体素在 CT 图像上的二维表现。

## 三、重　　建

对物体扫描后得到的原始数据，经计算机采用特定的算法处理，最后得到用于诊断的一幅图像，这种处理过程称为重建（reconstruct）。

# 四、算　　法

算法（algorithm）是针对特定输入和输出的一组规则。主要特征：算法规则描述的步骤必须是简单、易操作，并且概念明确，能够由机器实施。

# 五、灰　　阶

图像矩阵中每个像素的不同 CT 值，经数/模转换成相应的不同亮度的信号，将从白色到黑色之间的灰度分成若干等级，则称为灰阶（greyscale）。

# 六、部分容积效应

若同一体素内存在不同衰减系数的物质时，图像中对应像素的 CT 值是这些不同衰减系数平均值的体现，这种现象被称为部分容积效应（partial volume effect）或部分容积现象（partial volume phenomenon）。

# 七、螺　　距

螺距（pitch）是指在螺旋扫描中球管旋转 1 周扫描床移动距离与准直器宽度之间的比，即：螺距＝球管旋转 360° 床移动距离（mm）/准直器宽度（mm）。使用小的螺距可以提高图像扫描质量，但是增加了患者的曝光计量。

# 八、重 建 间 隔

重建间隔（reconstruction interval）是指在螺旋 CT 图像重建过程中，相邻两层重建图像之间的间隔。理论上螺旋扫描后重建间隔可以任意设定。重建间隔是采集数据后的处理，重建间隔的改变不会影响到扫描时间，只会改变重建时间和重建图像祯数，重建间隔的缩小意味着重建图像数量的增多和重建时间的延长。

# 第三节　CT 图像处理

图像处理，一般是指利用计算机对数字图像进行分析处理，达到所需结果的技术。

# 一、简单的图像处理功能

CT 图像的简单处理，包括图像的缩放、移动、裁剪、偏转及滤过等图像效果的加工，为一般数字图像都具有的处理功能，而在医学影像诊断中有独特意义的主要是窗口显示和几何学测量技术。

## （一）窗口显示技术

窗口显示技术，可以通过鼠标、键盘、电位器或类似装置来调节窗位和窗宽。窗位

（window level，WL）表示图像显示的中心 CT 值，又称窗中心（window center，WC），窗位调高，图像变黑，窗位调低，图像变白，所以窗位的选择应大致相当于目标结构的 CT 值。窗宽（window width，WW）为图像显示的 CT 值范围，窗宽的选择由观察者期望的图像对比度来决定，窗宽调窄，对比度提高，但显示的组织层次减少，反之亦然。如图 5-3-1 所示，为显示 CT 值相差不大的纵隔内大血管，可选择较窄的窗口；对于 CT 值相差较大的支气管和肺内血管的显示，则应选择较宽的窗口。

### （二）几何测量技术

常用的 CT 图像几何测量包括距离、角度、面积、体积和 CT 值的测量，这些都是在数字图像上通过电子测量软件实现的，精度高，不受图像放大倍数的影响。CT 值的测量是诊断中最常用的手段，通过 CT 值的测量，可反映病变的 CT 值范围，推论病变的性质。

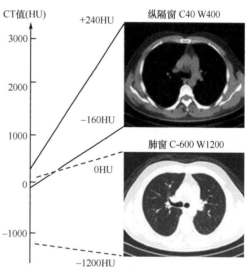

图 5-3-1　CT 图像的窗口显示

## 二、高级图像后处理技术

一般常规 CT 检查中的后处理，多指对源图像的多方位显示和三维可视化处理。这里所指的源图像，就是 CT 扫描重建得到的原始断层图像，用作三维成像后处理的素材。三维成像技术包括多平面重组、最大/最小密度投影、表面阴影显示、容积再现及仿真内镜等后处理重组方法。

### （一）多平面重组

多平面重组（multi-planar reformation，MPR）是将一组以像素为单元的源图像通过插值运算，重构为以体素为单元的三维体数据，再根据诊断需要截取得到其他平面或曲面的二维重组图像（图 5-3-2）。

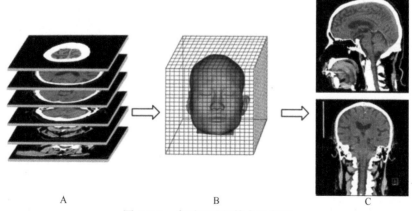

A　　　　　　　　　　B　　　　　　　　　　C

图 5-3-2　多平面重组技术示意图

A.叠加原始断层图像；B.重构体数所据；C.重构冠矢图像

对于弯曲走行的结构，可以进行曲面重组（curved planar reformation，CPR），它由操作者以平面图像为参考，沿感兴趣器官的中心轨迹划一条曲线，从三维数据中截取得到沿该曲线展开、拉直的曲面重组图像。如齿科 CT 后处理中沿着牙槽弓绘制曲线得到的牙列全景图，即为冠状曲面重组图像（图 5-3-3）。

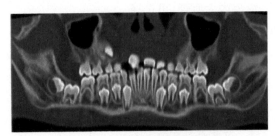

图 5-3-3　齿科 CT 的牙列全景图

多平面重组后处理中，可以通过增加重组图像的厚度，降低图像的噪声。也可以批量生成多幅连续的重组图像，用于拍片和存储。

### （二）最大或最小密度投影

最大/最小密度投影（maximum/minimum intensity projection，MIP）是利用投影成像原理，将由若干源图像组成的三维体数据朝向任意方向进行投影，设想有许多条平行投影线穿过三维体数据，取每条投影线经过的所有体素中最大或者最小的一个体素值作为投影结果图像的像素值（图 5-3-4）。最大密度投影用于突出显示碘对比剂、骨骼及钙化等高密度结构，低密度的组织结构被去除。最小密度投影用于突出显示气道、扩张的胆道等低密度结构，高密度的组织结构被去除。

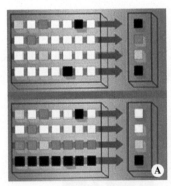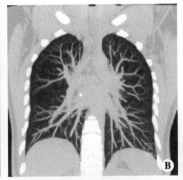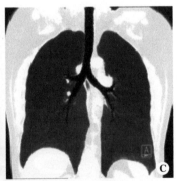

图 5-3-4　最大/最小密度投影

A. 上、下图分别为最大和最小密度投影原理图，白色立方体代表高密度，黑色立方体为低密度；B. 层块最大密度投影显示肺血管树；C. 层块最小密度投影显示支气管树

### （三）表面阴影显示

表面阴影显示（surface shaded display，SSD）是指通过选定的阈值，确定三维体数据中物体的表面几何信息，并用虚拟光源加上明暗阴影，呈现出立体感较强的三维效果（图5-3-5）。SSD 又称作表面再现或表面绘制，主要用于骨骼、增强血管及气道的立体显示，了解其空间位置关系。

## （四）容积再现

容积再现（volume rendering，VR）是技术利用投影成像原理，将穿过三维体数据后每条投影线上的所有体素值，经传递函数加权运算后，以不同的阻光度和颜色表示各 CT 值区间，绘制在结果图像中。VR 又称作体积再现或体绘制，无论是从显示原理还是从性能效果方面都比前述的 MIP 和 SSD 具有优势，它保留了所有体素中的许多细节信息，最大限度地再现了组织结构的空间关系，立体效果逼真（图 5-3-6）。

## （五）仿真内镜显示

仿真内镜（virtual endoscopy，VE）技术利用源图像生成的体数据，通过 SSD 或 VR 重组得到管道结构内表面的三维成像，再运用计算机空腔导航技术模拟光学纤维内镜进行腔内观察。仿真内镜主要用于呼吸道、充气的肠道、鼻窦及增强血管等管状结构内壁表面的立体观察，显示管腔内异物、新生物、钙化及管腔狭窄较好。还可用于有创检查或外科手术的模拟导航和教学演示。操作时，将视点置入结构内部，调整视角、景深，旋转视向，自动或手动进行视点漫游，对视点前方结构进行动态实时显示（图 5-3-7A，图 5-3-7B）。

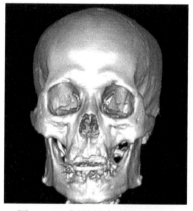

图 5-3-5 颅骨的表面阴影显示

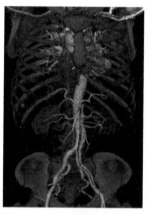

图 5-3-6 主动脉的容积再现

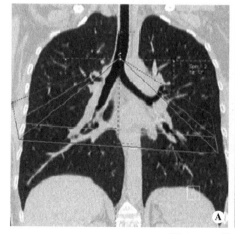

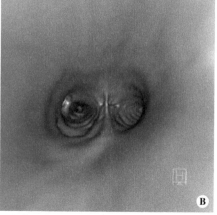

图 5-3-7 仿真内镜显示

A.冠状面参考图，线图示视点位置、视向、视角和景深；B.气管隆突处的 VE 图像

如前所述，三维成像技术都需要利用原图像生成体数据后，才能做进一步的处理。那么，要获得高质量的三维显示，CT 原始断层图像必须满足以下条件：①层厚薄，尽可能达到各向同性空间分辨力；②间距等于或小于层厚，即相互重叠的重建；③卷积核选择恰当，没有明显伪像；④原图像的技术参数一致，且在同一容积扫描范围内。

# 第四节　CT 图像质量

CT 图像质量的优劣，直接决定了影像诊断的准确性。要获得优质的 CT 图像，应了解图像质量的评价指标，熟悉影响图像质量的技术因素，掌握图像质量的控制方法。

在 CT 扫描过程中由于某些因素导致 CT 图像中出现与被扫描的组织结构无关的异常影像，通常称为伪影（artifact）。理论上，重建图像中 CT 值与物体真实衰减值的偏差都属于伪像，任何一幅 CT 图像都或多或少地存在各种形式的伪像。伪像通常表现为或明或暗的条状、带状、环状、片状及其他各种形状的阴影。直线状或条纹状伪像通常是由个别测量值的误差或缺失造成。片状伪像多由一组探测器通道或多个投影数据的偏差引起，常常出现在高对比物体附近（如骨与气腔旁的软组织内），边界不清晰，形似病理表现，容易导致误诊。CT 伪像根据其成因大致可以分为两类：设备引起的伪像和患者造成的伪像。

**1. 与设备相关的伪像**

（1）部分容积伪像：高密度物体部分位于扫描层厚内时，探测器测得高密度物体与其周围结构 X 线衰减强度的平均值，没有完全反映强度与衰减值的线性关系、非线性成分产生部分容积伪像。另外一种情况，如果部分伸入扫描层面内的物体偏离旋转中心，当机架旋转至探测器靠近该物体时，该物体位于投影内，机架旋转至对面时，该物体位于投影之外，这种投影数据的不一致性也可导致非线性的部分容积伪像（图 5-4-1A）。部分容积伪像在 CT 图像上表现为高密度物体周围明暗相间的条纹（图 5-4-1B）。薄层扫描可减少该伪像。也可进行图像空间的计算校正，消除此伪像。

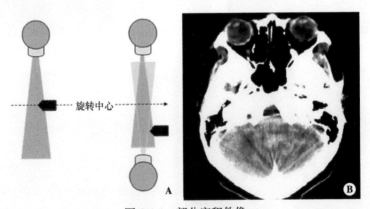

图 5-4-1　部分容积伪像

A. 两种部分容积伪像形成；B. 枕内隆突区放射状的部分容积伪像

（2）线束硬化伪像：X 线束是由多波长组成的宽能谱，穿过物体时低能量的光子比高能量的光子吸收更多，线束的平均能量增加，穿透性更强或"变硬"。扫描均质的圆柱形物体，中心部分较厚，线束硬化现象较边缘部分更明显，这种非线性的衰减特性导致杯状伪像（图 5-4-2A），结果图像周围的 CT 值较中心高，在颅脑扫描时表现为邻近颅骨的脑组织 CT 值增加，骨-脑界面模糊（图 5-4-2B）。线束硬化现象在致密物体之间则表现为低密度的暗带，如颅脑 CT 图像中颞骨岩部之间的亨氏暗区（图 5-4-2C）、体部骨性结构及高浓度碘对比剂旁边的暗条带。操作者还可通过恰当的患者摆位和倾斜机架来避开骨性结构，同时应正确选择预置了校正软件和特定滤过器的扫描序列。

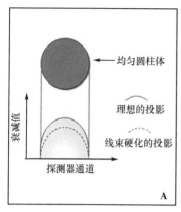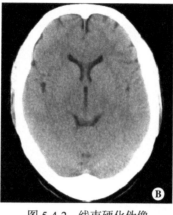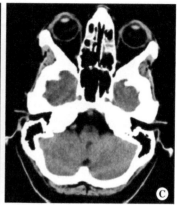

图 5-4-2　线束硬化伪像

A.线束硬化伪像形成；B.杯状伪像；C.颞骨岩部之间的暗区为线束硬化伪像

（3）条纹噪声伪像：当用来成像的 X 线光子数不足时，图像上出现颗粒状的噪声。噪声被图像重建过程中的滤波运算进一步放大，反投影处理将这些波动明显的采样映射为图像中亮或暗的直线，称为条纹噪声伪像。临床上，条纹噪声伪像一般出现在曝光条件较低时，或采用薄层厚扫描较厚的组织时，如肩部 CT 图像（图 5-4-3）。可通过增加管电压、管电流量，采用自适应滤波算法及迭代重建算法等措施消减这种伪像。

（4）螺旋伪像：在螺旋扫描方式下，数据采集发生在检查床的连续移动过程中，Z 轴上的投影数据不一致，图像上可出现条带状伪像，有时形似运动伪像。这种螺旋扫描特有的伪像在大螺距和倾斜机架扫描时愈发明显。通过合理的插值算法和重建平面选择，可在一定程度上减少螺旋伪像（图 5-4-4）。

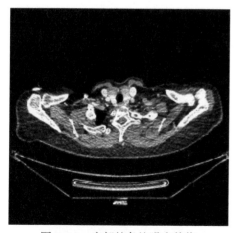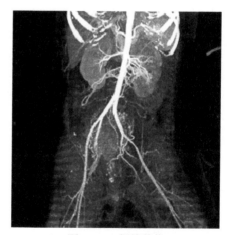

图 5-4-3　肩部的条纹噪声伪像　　　　　　图 5-4-4　螺旋伪像

**2. 与患者相关的伪像**

（1）运动伪像：患者的运动直接导致投影数据的不一致，在图像上产生或明或暗的条片状伪像，运动显著时图像发生畸变。运动伪像多由于扫描时患者的不自觉体位移动造成（图 5-4-5A）。也可由患者的生理运动引起，如呼吸（图 5-4-5B）、胃肠蠕动和心脏搏动等。通过沟通、训练等方法取得患者的配合，保持扫描时的体位静止，也可采用药物镇静、绑带固定等手段控制患者的运动。

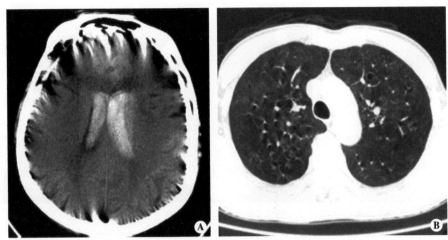

图 5-4-5 运动伪像

A. 脑出血患者意识障碍，头部在扫描时移动引起伪像；B. 肺血管的变形、模糊与呼吸运动相关

（2）金属伪像：金属的衰减系数明显高于人体组织，在 CT 扫描时往往发生严重的投影数据失真，CT 图像上表现为明暗相伴的带状、条状或星芒状伪像，图像质量显著劣化（图 5-4-6）。常见金属多为体内植入物，如动脉瘤夹、钛钉等，也可为附在体表不能去除者，如外固定、穿刺针等。

（3）不完全投影伪像：当被扫描物体积大于扫描野，或物体的一部分被不当置于扫描野外时，部分投影被截断，不能用于重建，在靠近截断区域产生亮的片状伪像，称为不完全投影伪像。如伸出于扫描野之外的上臂成像时，在图像边缘产生高亮片状伪像（图 5-4-7）。

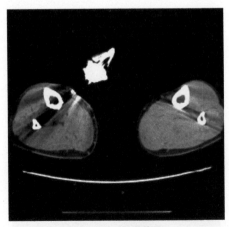

图 5-4-6 金属像影

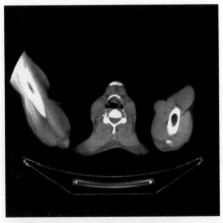

图 5-4-7 不完全投影伪像

综上所述，CT 伪像的发生几乎贯穿数据采集、图像重建和后处理等整个成像链。可以说，图像生成过程中计算机进行的大部分运算和处理都与减少和消除伪像有关。CT 伪

像的形成与 X 线的物理特性（如线束硬化、散射辐射、偏焦辐射等）、系统结构设计（如混叠伪像、部分容积伪像等）、数据采集方式（螺旋扫描、锥形束投影等）、图像重建方法（算法、半重建、插值处理等）及设备固有缺陷等有关，也与被扫描物体本身的结构特点（密度、厚度分布及有无斜面等）有关。伪像常常是上述多个原因相互作用的结果，如颅底的伪像就是线束硬化、部分容积等原因的共同作用。

# 第五节　CT 检查技术

CT 检查技术是一门实践性很强的医学技术，规范的操作对保证 CT 诊断的准确性至关重要。在学习各部位 CT 检查技术之前，本节对 CT 检查的适应证、检查前准备和检查步骤、扫描方式及检查用对比剂等相关临床知识加以概括性介绍，并提出一些基本要求和指导原则。

## 一、CT 检查适应证

从理论上讲，CT 检查没有绝对的禁忌证。基于电离辐射危害的考虑，怀孕 3 个月内的妇女慎行腹盆部 CT 检查。CT 增强检查注射碘对比剂时，还需要考虑药物的使用禁忌证。

**1. 颅脑**　主要包括颅脑外伤、脑血管病、颅内肿瘤、脑感染性疾病、脑积水、颅脑先天性畸形、脑变性疾病及代谢性疾病等。

**2. 头颈部**　主要包括眼与眼眶、耳、鼻与鼻窦、鼻咽部、口与口咽、喉与喉咽、腮腺、甲状腺与甲状旁腺、颌面部、颅底及颈部等，上述器官和部位的外伤、炎症、肿瘤与肿瘤样病变、血管性及先天性疾病等。

**3. 胸部**　主要包括肺炎、肺脓肿、肺结核、肺部肿瘤、弥漫性肺部疾病；气管支气管疾病；胸内甲状腺肿、胸腺肿瘤、纵隔内畸胎类肿瘤与神经源性肿瘤、纵隔大血管变异与畸形、主动脉肺动脉病变；胸腔积液、胸膜间皮瘤、胸膜转移瘤；先天性心脏病、冠状动脉粥样硬化性心脏病、心脏肿瘤、心包积液；胸部外伤，乳腺、胸壁、食管与膈的肿瘤和非肿瘤性病变等。

**4. 腹部**　主要包括肝、脾、肾上腺、胰腺等实质器官的良、恶性肿瘤与感染性疾病；泌尿系统结石、囊肿、肿瘤与感染性病变；肠梗阻、胃肠道肿瘤与炎性病变；腹膜后肿瘤，腹膜后纤维化、腹主动脉、腔静脉与内脏血管病变；腹部外伤，腹部脏器的变异和畸形等。

**5. 盆部**　主要包括膀胱结石、肿瘤与感染性病变；前列腺增生和肿瘤性病变；睾丸发育异常、肿瘤性与感染性病变；子宫肌瘤、子宫癌、卵巢囊肿与肿瘤；骨盆外伤、盆腔感染性与血管性疾病等。

**6. 脊柱和脊髓**　主要包括脊柱的发育异常和畸形、颅颈连接异常；脊柱退行性、感染性与代谢性疾病；脊柱外伤、脊柱脊髓肿瘤与肿瘤样病变等。

**7. 四肢骨关节**　主要包括四肢骨关节的外伤、感染与退行性疾病、肿瘤与肿瘤样病变、结缔组织疾病、发育变异和先天性畸形；肌肉软组织创伤、感染与肿瘤等。

随着 CT 和其他检查技术的快速发展，CT 检查的适应证范围也在不断变化。譬如，神经系统疾病现已优先适用 MR 检查，缩窄了 CT 检查的适用范围，但 CT 血管成像和功能成像又拓展了 CT 检查的适用范围。

# 二、CT 检查前准备和检查步骤

充分细致的检查前准备是确保 CT 检查成功的前提。严格执行规范的检查步骤是确保 CT 检查安全与质量的关键。

## （一）检查前的准备

### 1. 接待登记

（1）审核检查申请单是否填写完整，检查项目是否符合要求。

（2）登记被检者基本信息、检查项目、编排检查号，也可从 RIS 或 PACS 进行电子登记。

（3）根据病情缓急和部门工作情况，合理安排检查时间。

（4）告知被检者检查注意事项、电离辐射危害及使用碘对比剂的风险等，并会同患者签署检查知情同意书。

### 2. 被检者的准备

（1）去除检查部位的金属饰物和高密度异物，或更换检查专用衣。

（2）胸、腹部检查前需作严格的呼吸训练。

（3）增强扫描检查前应禁食 3～4h，体质虚弱、低血糖及急诊患者等特殊患者可不禁饮食。

（4）先行消化道钡餐、钡灌肠或尿路造影者，应于 2～7d 后待造影剂排空时才能进行腹部 CT 检查。

（5）腹部检查使用 1%～2% 的碘对比剂水溶液或清水充盈胃肠道，必要时行清洁灌肠和注射山莨菪碱。

（6）下腹部及盆腔检查前须留尿至膀胱充盈。

（7）对于年幼、意识改变、精神异常等不配合的患者，有关科室给予镇静、催眠或麻醉，一般口服 10% 水合氯醛溶液（成人用量 5～10ml，儿童 0.5～0.8ml/kg，最大用量不超过 10ml，也可稀释 2 倍灌肠）或肌内注射苯巴比妥钠（成人用量 100～200mg，儿童 5～10mg/kg）。

（8）危重患者由临床科室的医护人员陪同检查。

（9）尽量备齐相关的影像资料（如 X 片、CT、MRI 和 B 超等）及其他重要检查结果，交给检查室工作人员。

（10）与被检者进行有效沟通，开展健康宣教，消除其恐惧心理，取得患者的配合。

### 3. 机器的准备

（1）每日一次进行空气校准，扫描空气，以修正探测器增益失调、数据获取系统暗电流等导致的零点漂移。

（2）开机或中断扫描 3h 以上需对 X 线管进行加热训练，由低千伏至高千伏逐步升高，曝光数次，以保护 X 线管。

同时，确保 X 线管预热和空气校正过程中无人进入扫描间，扫描孔径内无任何物体。

（二）检查步骤

**1. 摆位**

（1）被检者常规以仰卧位舒适躺于检查床上，头颈部扫描取"头先进"方式，下肢及增强扫描检查取"足先进"方式，必要时行俯卧位、侧卧位或冠状位等特殊体位。

（2）利用激光定位灯，尽量将检查部位置于机架的旋转中心（即扫描野中心），避免被检体长轴与扫描平面平行，以保证获得最佳的图像质量和优化的辐射剂量。

（3）对于年幼、意识不清、精神异常或有癫痫病史的患者，使用软垫、约束带等辅助装置将其固定于检查床。

（4）排查防范被检者的手臂、衣服、头发、被褥等绞在检查床的移动部件之间，避免患者的生命维持系统（如呼吸管、输液管等）在检查床的移动过程中脱落。

（5）非检查部位用铅围裙包裹，尤其注意辐射敏感器官（如甲状腺、性腺）的防护，眼晶状体可使用铋材料屏蔽。

**2. 扫描**

（1）确认被检者身份，录入基本信息如姓名、性别、出生年月日及检查号等。有医院信息系统（HIS）或影像归档和通信系统（PACS）的单位，可从工作列表中调取被检者基本信息。

（2）确认被检者体位后，执行定位扫描。定位扫描时，机架不旋转，X线管和探测器固定于被检者前后方向或左右方向采集数据，检查床以恒定速度移动，得到类似于数字X线摄影的正位或侧位图像。头颈部和脊柱一般采用侧位定位像，胸腹部采用正位定位像。为将靶器官精确定位于重建视野中心，也可采用正位和侧位的双定位像。定位扫描使用的曝光条件比较低，被检者接受的辐射剂量不高。

定位像除用于扫描前确定扫描范围外，还用于标注已完成的扫描范围、断层图像的定位及自动毫安调制的参考计算。通过规范的扫描和改良的算法，得到对比度良好的定位图像，在一定程度上可替代数字X线摄影，如注射碘对比剂后的腹部CT定位像可代替常规尿路造影，避免了在不同成像设备间转运患者造成的浪费。

（3）根据检查部位和目的，选取恰当的扫描序列。颅脑、椎间盘等部位检查一般选择非螺旋扫描方式，胸腹部检查、三维成像检查及血管成像检查应选择螺旋扫描方式。某些特殊功能内置在特定的扫描序列中，如头部扫描序列选定后就自动激活了线束硬化校正软件。

（4）在定位图像上制订扫描范围计划，合理调整扫描和重建参数，装载扫描序列。增强扫描和血管成像检查需要综合考虑患者的生理病理状况、扫描参数条件等，决定合理的对比剂注射方案和扫描延时时间（即开始注射对比剂至启动扫描的时间间隔）。

（5）按下曝光键，启动扫描。

**3. 后处理**

（1）选择薄层厚窄间距的断层图像序列，装载入三维成像软件内。

（2）恰当地单独或联合运用MPR、MIP、SSD、VR等三维成像技术获得到重组图像，调整观察方向，显示并保存理想的三维图像。

（3）也可自定义重组层厚、重组间距、成像顺序和显示方向，批量生成一组连续的重组图像。

（4）三维重组图像应附带一幅原始断层图像或定位像作为方位参考图，或自动显示方位标识。

**4. 照相**

（1）采用合适的窗宽窗位显示图像，必要时运用多种窗技术突出显示病变特点和解剖细节。

（2）以合理的层间距按照解剖顺序连续拍片。颅脑拍片顺序习惯由颅底至颅顶，其余部位均由头至足方向连续拍片。图像数量较多时，为节约胶片用量，可以适当间隔删减部分图像，但不应遗漏病变和重要解剖结构。

（3）在横断面图像上取病灶最大层面测量相互垂直的前后径和左右径，三维重组图像还应在冠状或矢状面上测量病灶纵轴上的长径。

（4）以面积适中的兴趣区测量 CT 值，力求兴趣区内组织密度均匀及 CT 值标准差较小。平扫和增强图像的 CT 值测量要求在相同层面，且兴趣区面积和位置一致。

（5）照片中图像布局合理，大小合适，位置居中，排版兼顾诊断习惯和审美要求。

# 三、CT 检查方法

根据拟诊疾病的影像特点，有的放矢地选择 CT 检查方法，十分有利于获取恰当的全面的影像信息，减少漏诊和提高诊断正确率。

## （一）平扫

平扫（plain scan）是指不注射对比剂的非螺旋扫描或螺旋扫描，又称为普通扫描，是临床上应用最多的一种 CT 检查方法。对于自然对比良好的检查部位（如肺部、鼻窦等）或病变与正常组织对比较高的疾病（如出血、骨折、阳性结石等），单独采用常规平扫就已经足够提供充分的诊断信息。

在不用注射对比剂的平扫中，有一些针对特定目的检查方法，需要采用特殊的技术参数或应用软件，称为特殊扫描。它主要包括以下几种。

**1. 高分辨力 CT**  高分辨力 CT（high resolution CT，HRCT）是指采用 1～2mm 薄层厚、高分辨重建算法及小重建视野等技术参数进行扫描和重建，得到高空间分辨力图像的一种检查方法。常用于显示肺组织和骨组织的细微结构或细小病变。对于多层 CT 来说，常规使用 1～2mm 或更窄的采集层厚，通过重建均可得到高空间分辨力的图像。

**2. 定量 CT**  定量 CT（quantitative CT，QCT）是指利用专门的软件自动或半自动测量 CT 图像中代表特定组织密度的 CT 值，得到一些量化的评价指标，用于某些疾病的辅助诊断。临床应用较多的定量 CT 为骨密度测定、肺组织密度测量和冠状动脉钙化积分测定。

**3. CT 透视**  CT 透视（CT fluoroscopy）是指对被检体进行快速连续扫描、高速图像重建及实时电影显示 CT 图像的一种检查方法。它需要一种专门的 CT 设备，主要用于 CT 引导下的介入诊疗，如穿刺活检、囊肿抽吸、脓肿引流、疼痛治疗及肿瘤介入等。

**4. 靶重建技术**  对于细小的解剖结构或需要重点观察的局部病灶，采用小的视野重建得到局部放大的图像，称为靶重建技术（target reconstruction technique）。在重建矩阵不变的情况下，靶重建技术降低了像素的大小，改善了图像空间分辨力，增强了细节的显示效果，有助于提高医生的诊断信心。而一般图像处理中的放大功能，实质上是像素的机械放大，图像放大到一定倍数就会出现马赛克样的模糊。

## （二）增强扫描

经各种途径将对比剂引入体内后进行 CT 扫描的检查方法，称为增强扫描（constrast scan），其目的是为了增强组织对比度和提供病灶血供特征。增强扫描的方式基本上和平扫相同，其差别仅仅是使用和不使用对比剂。由于对比剂的种类和引入途径的不同，增强检查的方法也有所不同。一般临床上通常所称的增强扫描，是特指经静脉注入由肾排泄的碘对比剂后进行 CT 扫描的一种检查方法。根据注射碘对比剂后扫描时间点和范围的不同，增强扫描又分为以下几类。

**1. 单期增强扫描**　单期增强扫描是指经静脉注射碘对比剂后，在对比剂进入脏器的实质期进行 CT 扫描的检查方法。

**2. 多期增强扫描**　多期增强扫描是指经静脉注射碘对比剂后，在对比剂进入脏器的动脉期、静脉期、实质期及延迟期等各时相进行多次螺旋扫描的检查方法。如仅行两个期相的 CT 扫描，则称为双期扫描。多期增强扫描提供了病变强化模式的动态信息，有利于发现更多的病变和提高定性诊断的准确率。但患者接受的辐射剂量相应地成倍增加。

**3. 动态增强扫描**　动态增强扫描是指经静脉注射碘对比剂后，以一定的时间间隔对脏器的一个或多个兴趣层面做不移床的非螺旋扫描。它可以用来观察病灶强化形态的变化和绘制病灶的时间-密度曲线。该曲线的形态特征，对某些疾病的影像鉴别诊断有一定价值。

由于氙气的原子序数与碘相近，临床上有一种经呼吸道吸入氙气后进行 CT 扫描，获得组织对比增强的检查方法，称为氙气增强 CT 检查。它可用于评价脑血流情况和肺通气功能。

## （三）CT 血管成像

CT 血管成像（CT angiography，CTA）是指是经静脉注射碘对比剂后，在对比剂到达靶血管的高峰时相进行薄层螺旋扫描，并运用多种三维后处理技术显示血管的检查方法。

CTA 检查成功的关键是在靶血管碘浓度的高峰期内完成扫描。为精确获得血管中个体化的对比剂到达时间，正式扫描前可进行小剂量预试验和团注智能跟踪。

小剂量预试验方法：经静脉预先注射 15～20ml 小剂量的碘对比剂，注射速率同稍后的全容量注射，注射后在选定的靶血管层面以固定时间间隔行低剂量的同层动态扫描，绘制靶血管时间-密度曲线，求得曲线峰值时间为对比剂的到达时间，单层 CT 直接以对比剂到达时间作为稍后正式启动的全容量螺旋扫描的延时时间，扫描速度较快的多层 CT 则需要在对比剂到达时间的基础上额外累加一个估计的诊断延时。

团注智能跟踪技术方法：先选定一个血管参考层面行单层扫描，在得到的图像上血管处划定一个兴趣区，并设置一个启动阈值，静脉注射碘对比剂后，于选定层面行低剂量同层动态扫描，实时监测兴趣区的 CT 值曲线，当强化曲线达到启动阈值时，自动或手动启动血管完整范围的螺旋扫描。

CTA 后处理方法：常采用多平面重组（包括自动曲面重组）、最大密度投影、表面阴影显示及容积再现等图像重组技术。CTA 运用后处理方法的原则：①多种显示技术联合运用，用三维图立体显示血管全貌，平面图像结合曲面图像显示血管壁；②合理采用层块重组方式，有厚块图像也要有薄层块图像，厚薄相宜；③适当选取去骨成像方法，要有去骨的图像，也要有保留骨组织的图像作为定位参考。

CT 血管成像实质上也是一种增强扫描，尤其是在多层 CT 中，利用脏器动脉期和静脉期的薄层图像进行三维后处理，也可以得到相应的动脉成像和静脉成像。

### （四）CT 造影检查

CT 造影检查是指通过与常规或数字减影 X 线造影相同的手段，将对比剂引入缺乏自然对比的某些器官或结构后进行 CT 扫描的一种检查方法。根据对比剂的引入途径，CT 造影检查可分为两类。

非血管类的 CT 造影检查：主要有 CT 脑池造影、CT 脊髓造影及 CT 胆系造影等。

血管类的 CT 造影检查：主要有 CT 肝动脉造影、CT 动脉性门静脉造影等。

但经口服或人工注入对比剂（如碘水溶液、清水、气体等）后进行的胃肠道 CT 扫描不在此列。而 CT 尿路成像则是一种特列，它既属于 CT 增强检查，又可归为 CT 造影检查。因为 CT 造影检查的操作较复杂，有些方法还是有创的，所以其临床应用已不常见。

# 四、CT 检查对比剂

CT 根据各种组织对 X 线的线性吸收系数值不同可以分辨它们的密度差异，但在相当一部分人体组织结构中，密度差异很小，无法分辨清楚。通过 CT 增强或造影检查，将密度高于或低于该组织密度的某种特定物质引入器官、组织或其周围间隙，使之产生对比良好的影像，这种被引入的物质称为"对比剂"（contrast medium）。

### （一）对比剂分类及理化性质

**1. 根据吸收 X 线性能不同，对比剂可分为阴性对比剂和阳性对比剂两类**

（1）阴性对比剂：为原子序数低、密度小的物质，容易被 X 线穿透。一般为空气、氧气、二氧化碳和脂肪类物质，常用于蛛网膜下隙、关节囊、肠道等体腔造影。

（2）阳性对比剂：为原子序数高、密度大的物质，不容易被 X 线穿透。一般有钡剂和碘剂两类。因钡剂类对比剂密度过高，在 CT 图像上产生严重伪影，故 CT 检查应避免使用钡剂。

**2. 根据对比剂结合的化合物不同，碘剂类可分为无机碘化物、有机碘化物及油脂类碘对比剂三类**

（1）无机碘化物：因其刺激性大、不良反应多，现临床已经很少应用。

（2）油脂类碘对比剂：主要为碘化油，含碘量多，黏稠度高，不溶于水，几乎不被人体吸收，主要用于子宫输卵管造影和瘘管造影等，也可用作 CT 介入治疗肿瘤的栓塞剂。

（3）有机碘化物：同样不被人体吸收，以原形经肾或肝排泄，少量从粪便中排出。经肝排泄的有机碘化物主要用于 CT 胆系造影，临床应用比较少。经肾脏排泄的有机碘化物，大部分在注射后 24h 内排出体外，72h 内基本排尽。由于具备良好的特性，经肾排泄的有机碘化物为目前临床上最常用的 CT 用碘对比剂。

**3. 经肾排泄的有机碘化物，又可分为离子型对比剂和非离子型对比剂**

（1）离子型对比剂：为三碘苯甲酸的盐类，主要为钠和葡甲胺盐，在水溶液中可离解成带电荷的正离子和负离子。常用的离子型对比剂有泛影葡胺、泛影酸钠和异泛影酸钠等。离子型对比剂的渗透压可高达 1400～2000mmol/L，比血浆渗透压（300mmol/L）高数倍，故又称为高渗对比剂。

（2）非离子型对比剂：它不是盐类，在水溶液中保持稳定，不产生带电荷的离子，且亲水性高，其渗透压、黏稠度低及神经毒性均较离子型对比剂低。相应地，使用非离子型对比剂的不良反应较离子型对比剂少，临床上已经出现离子型对比剂逐渐被淘汰的趋势。非离子型对比剂按其理化结构不同可分为两类。①非离子型单体对比剂：如碘海醇、碘帕醇、碘佛醇、碘美普尔和碘普罗胺等，其分子结构中含有一个三碘苯环结构，渗透压在 600～900mmol/L 范围内，明显低于离子型单体对比剂渗透压，故称为低渗对比剂；②非离子型双聚体对比剂：如碘曲仑、碘克沙醇等，其分子结构中含有两个三碘苯环结构，渗透压几乎与血浆渗透压相等（300mmol/L），故称为等渗对比剂。

### （二）对比剂不良反应及处理措施

碘对比剂的应用在 CT 检查中已经比较普遍，其不良反应的危害、预防和处理措施越来越受到临床和影像医师们的广泛关注和高度重视。

碘对比剂不良反应的发生机制十分复杂，主要可分为两类。①机体的特异质反应：它的发生与个体的特异性有关，与对比剂的使用剂量不相关，即使少量注射也可发生反应。这类反应包括严重的低血压、支气管痉挛、荨麻疹、喉头水肿和骤死等；②药物所致的物理-化学反应：它的发生与对比剂的高渗透性、电荷及黏滞性有关，明确与药物剂量相关。这类反应包括局部疼痛、灼灼感、恶心、呕吐、惊厥与抽搐等。

碘对比剂的不良反应可分为非肾毒性反应和肾毒性反应两类。

**1. 非肾毒性反应** 非肾毒性反应又包括全身不良反应和局部不良反应。

（1）全身不良反应：根据反应发生的时间，可分为速发型反应和迟发型反应。

速发型不良反应：是指注射碘对比剂后 1h 内发生的各类不良反应。临床上根据反应的严重程度将其分为轻度反应和重度反应。①轻度反应：主要表现为咳嗽、喷嚏、一过性胸闷、结膜炎、鼻炎、恶心、全身发热、荨麻疹、瘙痒、血管神经源性水肿等；②重度反应：主要表现为喉头水肿、反射性心动过速、惊厥、震颤、抽搐、意识丧失、休克等，甚至死亡或其他不可预测的不良反应。

迟发性不良反应：是指注射碘对比剂 1h 至 1 周内可能出现的各种不良反应，如恶心、呕吐、头痛、骨骼肌肉疼痛、发热及皮疹等。

当被检者出现上述症状时，医护人员应保持冷静，正确判断其是否真正为对比剂所致的不良反应，以排除其他原因如低血糖等所致，并采取以下相应的处理措施。

一般处理措施：①立即中止注射对比剂；②通知相关科室急救人员协助处理；③记录生命体征（血压、脉搏和呼吸）；④建立静脉输液通路，保持通畅；⑤吸氧。

对症处理措施：①对于轻度不良反应，一般会自行缓解，可不做处理，以观察患者为主；②对于重度不良反应，均应立即静脉注射地塞米松 20mg，可反复给药；③广泛的严重荨麻疹或血管神经源性水肿，静脉注射苯海拉明 20mg 或异丙嗪 25mg，必要时考虑皮下注射 0.1%肾上腺素 0.2～0.5ml；④烦躁、抽搐者给予静脉注射地西泮 10～30mg，惊厥者给予苯巴比妥 0.2～0.4g 肌内注射；⑤出现支气管痉挛、哮喘、喉头水肿、呼吸困难等呼吸衰竭表现时，皮下注射 0.1%肾上腺素 0.5～1ml，氨茶碱 0.25g 加入 10%葡萄糖 10ml 静脉注射，严重时行气管插管或气管切开；⑥出现血压下降、脉搏细速、面色苍白、口唇发绀、意识淡漠、昏迷等循环衰竭和休克症状时，皮下注射 0.1%肾上腺素 0.5～1ml，静脉滴注间羟胺 50mg；⑦出现心搏骤停和呼吸停止时，应紧急进行人工呼吸、心脏按压和应用"心三联"（肾上腺素 1mg、阿托品 1mg、利多卡因 100mg）和"呼二联"（可拉明 0.375g、洛贝林 3mg）。

预防措施：①与患者充分沟通，仔细询问病史，掌握碘对比剂的禁忌证，并签署"碘对比剂使用患者知情同意书"；②有明确严重甲状腺功能亢进的患者，绝对不能使用含碘对比剂；有支气管哮喘、肺动脉高压、心力衰竭、嗜铬细胞瘤、骨髓瘤、副球蛋白血症、重症肌无力、高胱氨酸尿等患者应慎用；③具有高危因素者（包括 65 岁以上老年人、1 岁以下婴儿、糖尿病、高血压及心肺功能不全等），建议使用非离子型等渗或低渗碘对比剂，但并不能避免严重不良反应或降低死亡的发生率；④除非产品说明特别要求，一般无须做碘过敏试验，也不推荐预防性使用皮质类固醇或抗组胺药；⑤使用前将对比剂加温至 36~37℃，以降低其黏稠度，减少对人体的刺激；⑥使用碘对比剂后需留观患者 30min；⑦动脉内使用碘对比剂发生不良反应的概率比静脉内高，非血管途径使用的碘对比剂有可能被吸收进入循环系统而产生与血管内使用相同的不良反应，均应加以重视；⑧尽量避免短时间内重复使用大剂量对比剂，如确有必要，建议两次重复使用间隔时间≥7d；⑨健全碘对比剂不良反应的应急预案和流程，建立与急诊科、麻醉科等相关科室的紧急呼救与快速增援机制，保证急救药品和器械用物时刻处于完好备用状态。

（2）局部不良反应：主要表现为碘对比剂外渗，是指碘对比剂在注射过程中渗出血管外，进入皮下组织的意外情况。多与使用高压注射器、注射流率过高、被穿刺血管情况不佳及医患沟通配合失败等因素有关。碘对比剂外渗的不良后果主要为局部组织肿胀、皮肤溃疡、软组织坏死和间隔综合征等。

处理措施：①少量轻度外渗，多数损伤轻微，无需处理。对个别疼痛明显者，局部给予普通冷敷、湿敷；②中、重度外渗者，抬高患肢，促进血液回流。早期使用 50%硫酸镁保湿冷敷，24h 后改硫酸镁保湿热敷，也可用黏多糖软膏等外敷或用 0.5%的地塞米松局部湿敷。碘对比剂外渗严重者，还需口服地塞米松，每次 5mg，每日 3 次，连用 3 日；③密切观察患者，当患肢出现极度肿胀、感觉消失及发绀等间隔综合征的症状时，应咨询外科医师，及时切开减压。

预防措施：①静脉穿刺选择合适的血管，细致操作；②使用高压注射器时，选择与注射流率匹配的穿刺针头和导管；③对穿刺针头进行恰当固定。

**2. 肾毒性反应**　肾毒性反应主要表现为对比剂肾病（contrast induced nephropathy, CIN），是指排除其他原因的情况下，血管内途径应用对比剂后 3d 内肾功能与应用对比剂前相比明显降低，判断标准为血清肌酐升高至少 44μmol/L（5g/L）或超过基础值 25%。临床表现多为轻型或临床亚型，易被忽略，可分为无症状、非少尿型肾功能不全和少尿型肾功能不全。少尿型肾功能不全死亡率明显高于非少尿型肾功能不全。

对比剂肾病发生的病理机制尚未十分明确，一般认为与碘对比剂的直接肾毒性、激发肾血流动力学改变、肾小管堵塞及氧自由基损伤等有关。

对比剂肾病的高危因素主要有原有肾功能不全（GFR 估算值＜60ml/min·1.73m$^2$）、高龄（年龄＞70 岁）、糖尿病、血容量不足、心力衰竭、低钾血症、低蛋白血症、低血红蛋白血症、副球蛋白血症及使用肾毒性药物等。

目前，对比剂肾病尚无特效药物治疗，严重病例的处理同急性肾功能不全。因此，对比剂肾病重在预防。我国的《对比剂使用指南》提出了预防对比剂肾病的如下建议。

（1）详细询问病史，排查对比剂肾病的高危因素。

（2）针对具有高危因素的患者：①尽量选用不需要含碘对比剂的影像检查方法；②如

果确实需要使用碘对比剂，建议使用非离子型等渗或低渗碘对比剂，且尽可能控制在能达到诊断目的最小剂量；③在使用碘对比剂前 4h 至使用后 24h 内给予充分水化，有学者认为以 0.9%氯化钠静脉滴注为最佳方案；④停用肾毒性药物至少 24h，停服双胍类药物 48h 后才能使用碘对比剂；⑤避免使用甘露醇和利尿药，尤其是呋塞米、利尿酸等髓袢利尿药；⑥避免短时间内重复使用大剂量碘对比剂。

（3）使用碘对比剂后，无须针对碘对比剂进行透析。

（王　勇）

# 第六节　CT 检查临床应用

## 一、颅脑 CT 检查技术

颅脑 CT 以其成像速度快、密度分辨力高，能定位、定量地评价病灶，可显示常规 X 线摄影不能成像的结构等优势，广泛应用于颅脑疾病的诊断。随着 CT 设备的不断改进和新型软件的应用，如颅脑 CT 灌注成像，已使颅脑 CT 检查从单纯地显示解剖结构发展到功能成像。

（一）检查前准备

颅脑 CT 扫描检查前应做好以下准备工作。

**1. 了解病情**　扫描前应询问病史，了解被检者携带的影像学检查资料和其他相关检查结果。

**2. 做好解释工作**　向被检者告知检查过程中机器可能发出的响声、检查床及扫描机架移动等情形，消除被检者的顾虑，配合检查。扫描过程中嘱被检者保持体位不动，对于不合作者，可采用药物予以镇静、催眠。

**3. 去除金属物品**　要求被检者摘掉头上发夹、耳环等金属物品，直接冠状扫描时还需摘掉假牙。

**4. 注意监护**　危重被检者应有临床医护人员陪同检查，并进行监护。

**5. 增强扫描和血管造影检查**　对于需要使用碘对比剂的被检者，应询问有无碘对比剂使用禁忌证，并会同被检者或被检者家属签署知情同意书。

**6. 做好非扫描部位的放射防护。**

（二）平扫

颅脑 CT 平扫可应用于颅脑外伤、急性脑出血、脑梗死、脑先天性畸形、脑萎缩、脑积水等疾病。颅脑的 CT 平扫通常采用横断面扫描，对于蝶鞍、颅底、小脑及大脑凸面的病变，可进行颅脑的冠状面扫描或螺旋扫描后行冠状面重组。

**1. 常规扫描方法**

（1）扫描体位及扫描范围：颅脑 CT 常规采取横断面扫描，根据需要加冠状面扫描。

1）横断面扫描：被检者常规取仰卧位，头部置于检查床的头托中，下颌内收。开启扫描机架的激光灯，调整头部，使纵向激光线通过被检者头部的正中矢状面，横向激光线对准扫描基线，检查床的高度以水平激光线对准被检者的外耳孔前方 1cm 为宜。以头先进的方式将被检者送入扫描架的孔内（图 5-6-1A）。

横断面扫描的基线最常用听眦线或眶耳线（OML），即眼外眦与外耳孔的连线，它可以同时显示颅前窝、颅中窝和颅后窝的结构。此外，也可以听眶线（RBL）为基线，有利于显示颅中窝、颅后窝上部、眼窝和颅前窝的上部，但第四脑室、枕骨大孔附区域观察不到。若以听眉线（EML）为基线，可较好地显示第四脑室和基底节区域的组织结构等。横断面扫描的范围以选定的扫描基线为起始线，由颅底向颅顶逐层扫描，至脑实质全部扫完为止（图 5-6-1B）。

颅脑的横断面扫描，一般在侧位定位像上设定扫描基线及范围。非螺旋扫描常以听眦线为基线，向上扫描至颅顶层面，包括整个颅脑。螺旋扫描范围包括枕骨大孔和颅顶上 1cm，一般不倾斜机架角度。

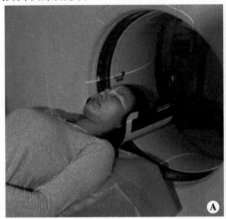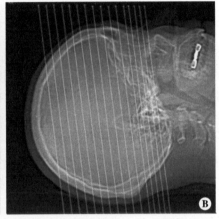

图 5-6-1　颅脑 CT 横断面扫描体位及扫描范围图

A. 横断面扫描体位图；B. 横断面扫描范围图

2）冠状面扫描：被检者可取仰卧位或俯卧位。①仰卧位：被检者仰卧，头颅摆位两侧对称，头部过伸后仰呈颌顶位（图 5-6-2A）②俯卧位：被检者俯卧，头颅摆位两侧对称，下颌为支点置于检查床上，头部过伸后仰呈顶颌位。冠状面扫描在侧位定位图像上设计扫描计划及扫描范围，扫描基线与听眦线（OML）垂直，可通过倾斜扫描机架来实现，扫描范围从额叶连续扫描至枕叶，直至脑实质全部扫完为止（图 5-6-2B）。

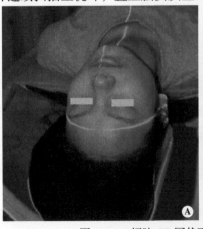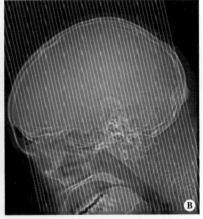

图 5-6-2　颅脑 CT 冠状面扫描体位及扫描范围图

A. 仰卧冠状面扫描体位图；B. 仰卧冠状面扫描范围图

（2）扫描技术参数：颅脑的横断面和冠状面扫描，一般采用非螺旋扫描方式，层厚 8～10mm，层距 8～10mm（颅底层面层厚 3～5mm，层距 3～5mm），管电压 120kV，管电流量 280～400mAs，FOV 为 20～25cm，标准算法重建。对较小病灶，可采用 2～5mm 的薄层扫描。

螺旋扫描方式，管电压 120～140kV，管电流量 300～450mAs。双层螺旋 CT 准直宽度为 3～5mm，螺距 0.8～1.0；多层螺旋 CT 准直宽度为 4～40mm，螺距 0.5～0.8，采集层厚 0.5～1.0mm。

（3）图像显示：颅脑 CT 图像显示，一般采用脑组织窗：窗宽为 80～100Hu，窗位为 35～40Hu。对于颅脑外伤或病变累及颅骨时，需增加骨窗观察：窗宽为 1500～2500Hu，窗位为 400～600Hu。

**2. 特殊扫描方法**

（1）薄层扫描：是指层厚为 5mm 以下的扫描方法。一般用于观察颅脑细小的正常结构变异及病理改变，作为常规横断面扫描后的补充。薄层扫描，因层面薄致 X 线光子数减少，噪声增加，应当增加扫描的管电流量。

（2）重叠扫描：指层距小于层厚，使相邻的扫描层面部分重叠的扫描方法。重叠扫描可以减少部分容积效应，突出较小的病变，但扫描层面的增加会导致被检者接受的辐射剂量增加。

（3）靶扫描：又称为靶重建，指以较小的重建视野显示感兴趣区的局部结构，图像的空间分辨力得到提高。对于鞍区的病变，由于其解剖结构的特殊性，可采用颅脑冠状面的靶扫描，重建视野的大小以包括蝶鞍处占位性病变即可。

## （三）增强扫描

**1. 适应证**

（1）颅内感染性疾病、血管性疾病的诊断与鉴别诊断。

（2）颅内占位性病变的诊断与鉴别诊断，明确颅内肿瘤的范围与分期。

（3）临床怀疑垂体微腺瘤、脑瘤术后的随访，可直接进行增强扫描。

**2. 扫描方法** 根据疾病的具体情况和检查的需要，对颅脑进行横断面或冠状面的增强扫描，扫描范围和技术参数一般同平扫。注射方案：手推或采用高压注射器，静脉团注，碘对比剂总量 50～80ml，注射速率 1.0～2.0ml/s。延迟时间：动脉期 20～25s，实质期 60～70s，必要时延时 3～5min 后扫描。对于垂体微腺瘤，可直接增强行冠状靶扫描，行 20～25s、40～50s 及 60～70s 的三期增强扫描。

## （四）CT 脑血管成像

**1. 适应证** 主要用于脑血管疾病，如脑动脉狭窄和闭塞、脑动脉瘤、脑血管畸形等。

**2. 扫描方法** CT 脑血管成像，推荐使用 4 层以上的多层 CT。先行颅脑 CT 平扫，明确病变的部位。动脉瘤如无出血，或定位困难者，以 Willis 环为扫描范围中心。采用快速薄层螺旋扫描模式。扫描参数：管电压 100～120kV，管电流量 200～300mAs，层厚≤1mm，螺距 0.6～1.5，重建间隔 0.5mm，FOV 为 20～25cm，标准算法重建。注射方案：非离子型对比剂，碘浓度 320～350mgI/ml，总量 60～80ml，注射速率 3.5～4ml/s。延时时间：经验值为 15～20s，也可通过小剂量预试验方法计算对比剂到达时间或使用对比剂团追踪技术自动触发螺旋扫描。

## （五）CT 脑灌注成像

**1. 适应证** CT 脑灌注成像主要用于诊断超早期脑梗死、评价慢性脑缺血性疾病、肿瘤的定性分级和评价肿瘤化疗效果等。

**2. 扫描方法** CT 脑灌注成像，推荐使用 4 层以上的多层 CT。先行颅脑 CT 平扫，明确病变的部位。超急性脑梗死未见明显异常时，以推测的责任病灶区如基底节区为扫描范围中心。采用非螺旋扫描模式行同层动态扫描。扫描参数：管电压 80～100kV，管电流量 150～200mAs，扫描循环时间 1s，选择尽可能大的准直宽度，移床距离为 0mm，层厚 5～10mm，层距 5～10mm，FOV 为 20～25cm，标准算法重建。注射方案：非离子型对比剂，碘浓度 320～350mgI/ml，总量 40～50ml，注射速率 5.0～8.0ml/s。延时时间：5s。

## （六）图像后处理技术

MSCT 图像后处理技术在颅脑病变中的应用较为广泛，常用的有以下几种。

**1. 颅脑常规检查** 颅脑的冠状面、矢状面多平面重组（MPR）可用于大脑凸面、小脑、脑干及鞍区等部位病变的定位，了解病变与脑室、脑池、硬脑膜、颅骨等结构的关系（图 5-6-3）；任意斜面的 MPR 技术对颅底孔裂、血管骨性管道、颅神经出口等结构的观察，具有独到的优势。容积再现（VR）和表面阴影显示（SSD）可用于立体直观显示颅骨的空间结构（图 5-6-4）。

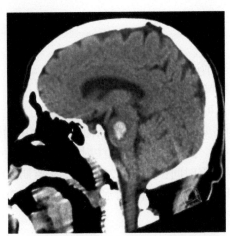

图 5-6-3 颅脑矢状面重组（MPR）

颅脑 CT 矢状面 MPR 显示桥脑内的出血灶

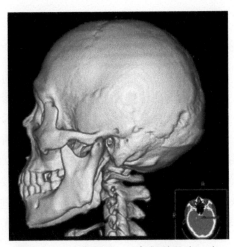

图 5-6-4 正常颅骨 CT 容积再现（VR）

**2. CT 脑血管成像**（CTA） 容积再现（VR）多用于显示颅内动脉瘤，最大密度投影（MIP）多用于观察脑血管畸形（图 5-6-5），或两者联合运用。使用一定厚度的层块 VR 和层块 MIP 技术，可避免颅骨对血管的遮挡。对不需要观察的结构，可进行适当裁剪，设备允许时，应用减影技术去掉颅骨对病变显示的干扰。根据需要，改变观察方向，重点显示病变。

**3. CT 脑灌注成像**（CTP） 使用专门的灌注软件，选择脑卒中或脑肿瘤计算模式，对灌注扫描采集的序列图像行流程化的处理。主要步骤有位移校正、脑组织分割、定义参考血管及计算等。最终得到各种脑灌注功能彩图，还可自定义兴趣区，计算出各种灌注参数值（图 5-6-6，彩图见封三）。

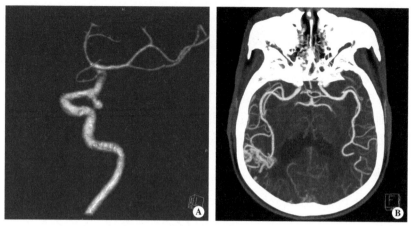

图 5-6-5　CT 脑血管成像（CTA）

A. 容积再现（VR）显示脑动脉瘤；B. 最大密度投影（MIP）显示颅内动静脉畸形

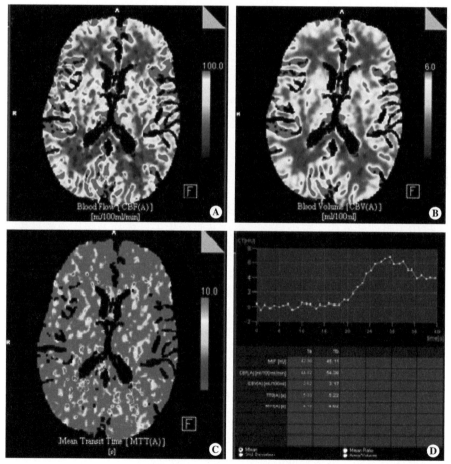

图 5-6-6　正常 CT 脑灌注成像

A. 脑血流量（CBF）图；B. 脑血容量（CBV）图；C. 平均通过时间（MTT）图；D. 灌注参数表

（王　飞）

# 二、头颈部 CT 检查技术

头颈部 CT 检查不仅可清楚地显示眼、耳、鼻及鼻窦、口腔颌面、咽喉等器官的复杂解剖结构，还可较好地显示其病变范围及与周围结构的关系。常规采取横断面扫描，根据需要增加冠状面扫描，并可结合图像后处理技术进行观察。目前 CT 检查已成为头颈部最有诊断价值的影像检查方法之一，是头颈部多种疾病的首选检查方法。

## （一）检查前准备

头颈部 CT 扫描检查前应做好以下准备工作。

**1. 了解病情**　扫描前应询问病史，了解被检者携带的影像学检查资料和其他相关检查结果。

**2. 做好解释工作**　向被检者告知检查过程中机器可能发出的声响、检查床的移动等情形，消除被检者的顾虑，配合检查。扫描过程中嘱被检者保持体位不动，对于不合作者，可采用药物予以镇静、催眠。

**3. 去除金属物品**　要求被检者摘掉头上发夹、耳环等金属物品，直接冠状扫描时还需摘掉假牙。

**4. 注意监护**　危重被检者应有临床医护人员陪同检查，并进行监护。

**5. 增强扫描和血管造影检查**　对于需要使用碘对比剂的被检者，应询问有无碘对比剂使用禁忌证，并会同被检者或被检者家属签署知情同意书。

## （二）平扫

**1. 眼及眶部**　眼部 CT 检查主要用于眼球突出的病因诊断，如眼球和眼眶的良、恶性肿瘤；还可用于眼部的外伤、眶内异物、炎症及眼的先天性疾病及眼周血管性疾病等。常规采用横断面和冠状面扫描联合应用。外伤时采用 HRCT 扫描技术。

（1）扫描体位与扫描范围

横断面扫描：被检者仰卧，头先进，下颌稍抬起，听眶线与床面垂直，两外耳孔与床面等距，正中矢状面与床面中线重合，嘱咐被检者在扫描时保持眼球固定不动。通过头颅的侧位定位像设定扫描范围：扫描层面与听眶线平行，扫描范围从眶下壁扫描至眶上壁，连续扫描或螺旋薄层扫描（图 5-6-7A）。

冠状面扫描：被检者采取仰卧或俯卧位，头后仰，使听眶线与床面平行，正中矢状面与床面中线重合。在头颅侧位定位像上确定扫描计划：扫描层面尽可能与听眦线垂直，扫描范围从眶尖或中颅窝扫描至眼睑。冠状面扫描主要用于观察眼外肌及视神经的病变；眶顶、眶底及眶尖的病变及眶壁骨质破坏的情况（图 5-6-7B）。

（2）扫描技术参数：眼及眶部的横断面扫描或冠状面扫描，一般采取薄层扫描，层厚和间距均为 2～3mm，FOV 为 20～25cm，管电压 120kV，管电流量 150～200mAs，标准算法重建，必要时增加骨算法重建。

（3）图像显示：眼及眼眶 CT 图像一般采用软组织窗：窗宽 200～300Hu，窗位 30～40Hu；若需观察骨质情况，应采用骨窗：窗宽 1000～1500Hu，窗位 300～400Hu。

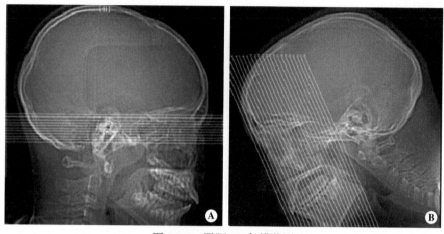

图 5-6-7　眼眶 CT 扫描范围

A. 眼眶横断面扫描；B. 眼眶冠状面扫描

**2. 耳部**　耳部 CT 检查适用于先天性耳畸形、肿瘤、炎性病变（中耳炎、胆脂瘤等）、颞骨外伤等。通常采取横断面扫描，并常联合使用冠状面扫描。由于耳部颞骨的中耳及内耳结构细微，常规采用薄层靶扫描或高分辨力扫描（HRCT）。

（1）扫描体位与扫描范围

横断面扫描：被检者仰卧，下颌稍内收，使听眶线与床面垂直，两外耳孔与床面等距，正中矢状面与床面中线重合。进行头颅正位和侧位的双定位像扫描，在正侧位定位像上确定扫描计划：扫描层面与外耳道与眶下缘的连线平行，从外耳道连续薄层扫描至岩骨上缘（图 5-6-8A）。若要显示面神经管水平段和膝部、外半规管、前庭窗、圆窗和前庭导水管等结构，采用扫描层面与外耳道至眶上缘的连线平行。CT 横断面扫描可较好显示外耳道前、后壁，听小骨，鼓室的前、后、内、外壁，乙状窦壁及颞颌关节等结构。

冠状面扫描：被检者仰卧或俯卧，头后仰成颏顶位或顶颏位，使听眶线与床面平行，保持两外耳孔与床面等距，正中矢状面与床面中线重合。同样在头颅侧位定位像上确定扫描计划，扫描层面需与下颌骨升支后缘平行，扫描范围从外耳道前壁扫描至乙状窦前壁（图 5-6-8B）。CT 冠状面扫描可清晰显示鼓膜脊、上鼓室、听小骨、水平半规管、卵圆孔、内耳道横嵴、鼓室底和颈静脉窝等结构。

（2）扫描技术参数：耳部 CT 横断面扫描或冠状面扫描，常规采取薄层扫描，层厚和间距均为 1～2mm，管电压 120kV，管电流量 150～200mAs，矩阵 512×512 或更高，两耳分别重建，FOV 为 8～10cm，高分辨率算法，必要时增加软组织算法重建。多层 CT 推荐采用最薄层厚、较小螺距进行螺旋扫描，冠状面图像通过重组方式得到。

（3）图像显示：采用高分辨率算法的图像：窗宽 2000～4000Hu，窗位 400～600Hu；采用软组织算法的图像：窗宽为 200～300Hu，窗位 35～40Hu。

**3. 鼻及鼻窦**　鼻及鼻窦 CT 检查适用于鼻及鼻窦的肿瘤、炎症、外伤等疾病，对鼻窦病变的上下关系显示较好。通常以横断面扫描为主，最好加冠状面扫描观察更全面。

（1）扫描体位与扫描范围

横断面扫描：被检者仰卧，头部正中矢状面与床面中线垂直，下颌稍内收。同样在头颅侧位定位像上确定扫描计划，扫描层面需与硬腭平行，并从硬腭向上连续扫描至额窦（图

5-6-9 A）。对于鼻咽部和鼻窦同时观察的被检者首选横断面扫描。

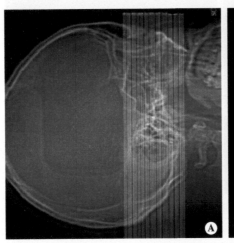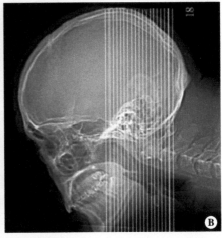

图 5-6-8　耳部 CT 扫描范围

A. 耳部横断面扫描；B. 耳部冠状面扫描

冠状面扫描：被检者取仰卧位或俯卧位，头后仰成标准的颏顶位或头前伸成标准的顶颏位，两外耳孔与床面等距，听眦线与床面平行，在头颅侧位定位像上，通过适当倾斜机架角度，使扫描层面尽可能与听眦线垂直或平行于上颌窦后缘，扫描范围包括额窦、筛窦、上颌窦、蝶窦和鼻腔（图 5-6-9 B）。对于鼻外伤疑鼻骨骨折的被检者，扫描层面与鼻根至鼻尖的连线平行，沿鼻背部作冠状面薄层扫描。对于显示齿槽、腭部、眶底、筛上颌窦角和前颅窝底的结构和病变以冠状面扫描为首选。

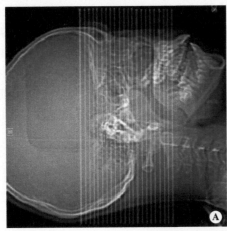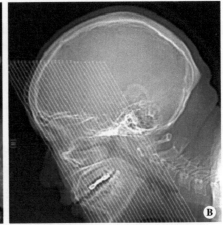

图 5-6-9　鼻及鼻窦 CT 扫描范围

A. 鼻与鼻窦横断面扫描；B. 鼻与鼻窦冠状面扫描

（2）扫描技术参数：鼻及鼻窦的横断面扫描或冠状面扫描，层厚和间距分别为 3～5mm，管电压 120kV，管电流量 150～200mAs，FOV 为 20～25cm，标准算法重建。鼻窦炎患者，建议行高分辨率扫描，层厚 1mm，层距 2～3mm，管电压 120kV，管电流量 80～150mAs，FOV 为 15～20cm，高分辨率算法重建。怀疑脑脊液鼻漏的被检者，可采取层厚和间距为 1～2mm 的高分辨率冠状面靶扫描寻找漏口。多层 CT 推荐采用最薄层厚进行螺旋扫描，冠状和矢状面图像通过重组方式得到。

（3）图像显示：采用软组织算法的图像：窗宽为 200～300HU，窗位 35～40HU；采用高分辨率算法的图像：窗宽 1500～2000HU，窗位 100～200HU。

**4. 鼻咽部**　鼻咽部 CT 检查适用于腺样体肥大、鼻咽部肿块及了解肿块大小、范围、颅底骨质受侵犯的情况。通常以横断面扫描为主，辅以冠状面扫描可以更为全面地观察病变。

（1）扫描体位与扫描范围

横断面扫描：被检者仰卧，头先进，头颅正中矢状面与床面中线垂直，下颌稍内收使听眶线与床面垂直。在头颅侧位定位像上确定扫描计划，扫描基线与硬腭平行，扫描范围内从硬腭向上连续扫描至鞍底（图 5-6-10 A）。考虑恶性肿瘤者，扫描范围可加至锁骨水平，包括颈部淋巴结引流区。

冠状面扫描：被检者取仰卧位或俯卧位，头先进，头后仰成标准的颌顶位或前伸成标准的顶颌位，两外耳孔与床面等距，听眦线与床面平行，在头颅侧位定位像上确定扫描计划，扫描基线与第 3/4 颈椎椎间隙平面垂直，扫描范围从鼻后孔至齿状突后缘（图 5-6-10 B）。

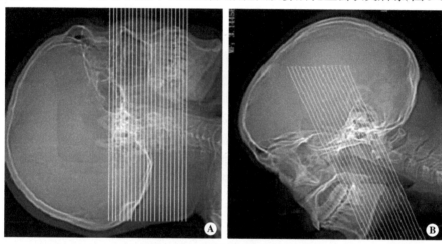

图 5-6-10　鼻咽部 CT 扫描范围
A. 鼻咽部横断面扫描；B. 鼻咽部冠状面扫描

（2）扫描技术参数：鼻咽部横断面及冠状面扫描均可采用非螺旋扫描方式及螺旋扫描方式进行扫描，非螺旋扫描方式扫描层厚和层间距均采用 3～5mm，管电压 120kV，管电流量 200～250mAs，FOV 为 15～20cm，标准算法重建。螺旋扫描方式方扫描层厚及层间距采用 1～3mm，管电压 120kV，管电流量 150～200mAs，FOV 为 15～20cm，螺距为 0.6～1.8；用标准算法重建软组织窗图像，高分辨算法重建骨窗图像。

（3）图像显示：软组织窗窗：宽 250～350Hu，窗位 35～40Hu；骨窗：窗宽 2000～2500Hu，窗位 400～500Hu。

**5. 口腔颌面部**　口腔颌面部 CT 检查主要用于颌面外伤、整形、肿瘤、炎症及放疗后复查等，还可用于腮腺肿瘤与炎症的检查。通常采用横断面扫描。

（1）扫描体位与扫描范围：常规采用横断面扫描，被检者采取仰卧位，在头颅的侧位定位像上确定扫描计划。如鼻咽部扫描时，扫描层面需与硬腭平行，从鞍底扫描至口咽部。连续薄层扫描过程中嘱被检者平静呼吸，不要做吞咽动作。腮腺扫描时以听眦线为基线，从外耳孔扫描至下颌角支部。

（2）扫描技术参数：颌面部常规横断面扫描，一般选用层厚和间距均为 3～5mm，管电压为 120kV，管电流量为 150～250mAs，FOV 为 20～25cm，标准算法重建。外伤及肿瘤侵犯骨质者，增加高分辨率算法重建。

（3）图像显示：颌面部 CT 图像的显示需要软组织窗和骨窗。软组织窗：窗宽为 250～350HU，窗位为 30～50HU；骨窗：窗宽为 2000～2500HU，窗位为 350～500HU。

**6. 颈部** 颈部 CT 检查主要用于颈部肿瘤、甲状腺肿大、喉部肿瘤和各种原因引起的颈部淋巴结肿大等。通常采用横断面 CT 扫描。

（1）扫描体位与扫描范围：常规采用横断面扫描，被检者仰卧，身体置于床中间，头部稍后仰，减少下颌骨与颈部的重叠，同时两肩部放松，两上臂置于身体两侧，减少肩部骨骼结构对下颈部扫描的影响，尽量使颈部长轴与扫描层面垂直。首先扫描颈部获得颈部的侧位定位像，在侧位定位像上确定扫描的范围：从下颌角至胸腔入口（图 5-6-11A，图 5-6-11B）。在扫描过程中平静呼吸，不做吞咽动作。

甲状腺的扫描范围，从第 5 颈椎向下扫描至甲状腺下极，扫描时要求被检者平静呼吸，不做吞咽动作。

喉部的扫描范围，从第 4 颈椎向下扫至环状软骨下缘 1cm，扫描时可让被检者连续发"E"音，使声带收缩拉紧，梨状窝扩张，可较好显示声带结构、梨状窝尖端、咽后壁及会厌襞的形态。

（2）扫描技术参数：颈部常规横断面扫描，选用层厚和间距均为 5～8mm；管电压为 120kV，管电流量为 150～200mAs，FOV 为 20～25cm，标准算法重建。多层 CT 推荐采用 1～2mm 层厚行螺旋扫描，通过重组可得到冠状和矢状面图像。

（3）图像显示：喉部、甲状腺、颈部 CT 图像的显示需要软组织窗：窗宽为 300～350HU，窗位为 35～40HU；观察喉软骨或颈椎等骨质结构采用骨窗，窗宽为 1000～1500HU，窗位为 300～350HU。

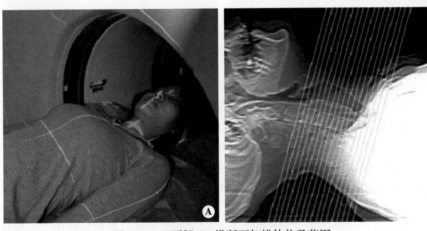

图 5-6-11　颈部 CT 横断面扫描体位及范围

A. 颈部扫描体位；B. 颈部扫描范围

（三）增强扫描

**1. 适应证**

（1）眼及眶部：平扫发现眶内病变，尤其是占位病变或疑似血管性病变。

（2）耳部：临床上怀疑有听神经瘤或血管性病变。

（3）鼻及鼻窦：平扫疑为鼻及鼻旁窦的肿瘤和血管性病变。

（4）咽喉部：平扫疑为咽喉部占位病变（如癌肿、血管性病变、脓肿等）者。

（5）颌面部：颌面部的血管性病变、肿瘤及淋巴结肿大等。

（6）颈部：常规横断面平扫后需增强扫描，以区分病变与邻近正常组织、淋巴结等。对于甲状腺结节或肿块性质的检查也需要平扫的基础上增加增强扫描。

**2. 扫描方法**　一般情况下增强扫描的体位摆放、扫描计划和扫描参数的设定与平扫相同。注射方案：采用高压注射器，静脉团注，碘对比剂总量 80～100ml，注射速率 2.0～3.0ml/s。延迟时间：动脉期 20～25s，实质期 60～70s。此外，也可根据病情重新制定扫描计划，修正扫描参数及扫描方式等，如对于怀疑喉癌与颈部淋巴结转移，增强扫描则须在原平扫基础上扩大扫描范围至锁骨上区。

## （四）CT 颈部血管成像

**1. 适应证**　主要用于颈动脉与椎动脉狭窄或扩张、动脉炎及动脉畸形等血管性病变。

**2. 扫描方法**　CT 颈部血管成像推荐使用 4 层以上多层 CT。扫描范围向上包括 Willis 环，向下包括主动脉弓。采用快速薄层螺旋扫描模式。扫描参数：管电压 100～120kV，管电流量 100～250mAs，层厚≤1mm，螺距 0.6～1.5，重建间隔 0.5～1mm，FOV 为 20～25cm，标准算法重建。注射方案：非离子型对比剂，碘浓度 320～350mgI/ml，总量 60～80ml，注射速率 3.5～4ml/s。延时时间：经验值为 15～20s，也可通过小剂量预试验方法计算对比剂到达时间或使用对比剂团追踪技术自动触发螺旋扫描。

## （五）图像后处理技术

**1. 多层面重组**（MPR）　面颅及颈部的解剖结构复杂，MPR 重组技术可从各方位显示组织器官的解剖结构和病变细节，如对左、右眼眶分别进行 MPR 图像重组，可作为横断面图像的补充；对喉部横断面图像进行矢状、冠状面重组，可更好地显示解剖结构与病变特点（图 5-6-12）。

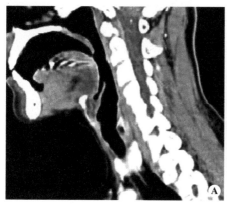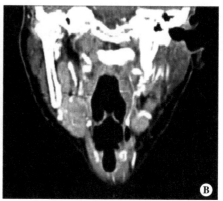

图 5-6-12　正常喉部 MPR

A. 矢状面重组；B. 冠状面重组

**2. 最大密度投影**（MIP）　对于头颈部的增强血管显示效果较好，当以此技术显示的颈部血管与 VR 技术相结合，对颈部血管显示效果更佳（图 5-6-13）。

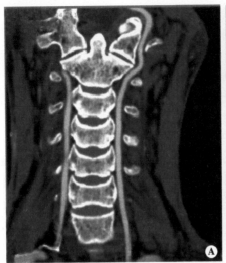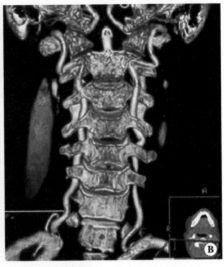

图 5-6-13　椎动脉 CT 后处理图像

A. 椎动脉 MIP 图像；B. 椎动脉 VR 图像

**3. 表面阴影显示（SSD）**　SSD 技术在头颈部的应用较具优势，可直观显示中耳各听小骨的结构及半规管等内耳的结构（图 5-6-14），也可立体显示整个颌面骨骼，还可旋转三维的颌面部图像，从各个角度全方位显示颌面部的病变，尤其是骨折的情况，为术前诊断或颌面整形提供可靠的依据。目前，容积再现（VR）在一定程度上已经取代 SSD 在临床上的应用（图 5-6-15）。

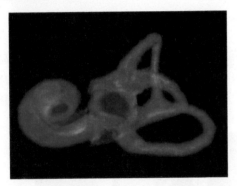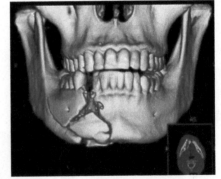

图 5-6-14　内耳半规管 SSD 图像　　　　　图 5-6-15　下颌骨粉碎性骨折 VR 图像

**4. 仿真内镜（CTVE）**　鼻窦、喉部、咽部及中耳等含气结构均可使用 CTVE 技术，可清晰直观地显示管腔内部的病变，有助于疾病的诊断，且被检者避免了因纤维内镜检查带来的不适。

（刘海洋　杨义耀）

# 三、胸部 CT 检查技术

胸部组织有着良好的天然对比，普通 X 线检查仍然是胸部疾病常用的检查方法。随着多层螺旋 CT 技术的迅速发展，CT 已成为主要的影像学检查方法。

### （一）扫描前准备

胸部 CT 扫描前应做好以下准备工作。

**1. 了解病情**　扫描前应询问病史，了解被检者所携带的有关影像学检查情况及相关检查结果。一般应先摄取胸部 X 线平片，根据病情来确定扫描范围及扫描方法。

**2. 做好解释工作**　向被检者说明扫描过程与注意事项，消除顾虑和紧张情绪，以配合检查。训练被检者做好平静呼吸或吸气、屏气动作。

**3. 除去金属异物**　去除扫描范围内被检者身上的金属饰品，如项链、上衣金属拉链或钮扣等，以免产生伪影。

**4. 注意监护**　危重被检者检查时需由临床医生陪同并监护。

**5. 增强扫描和血管造影检查**　对于需要使用碘对比剂的被检者，应询问有无碘对比剂使用禁忌症，并会同被检者或被检者家属签署知情同意书。

**6. 做好非扫描部位的放射防护。**

### （二）CT 平扫

**1. 常规扫描方法**

（1）扫描体位及扫描范围：被检者常规取仰卧位，头先进，身体正中矢状线与床面中线重合，双臂上举抱头，以减少肩部及上肢产生的伪影。扫描架上纵向激光线定位于人体正中，横向定位线定于颈静脉切迹，两侧水平定位线定于双侧腋中线水平（图 5-6-16）。先扫描胸部正位定位图，再在定位像上设定扫描基线及扫描范围，一般从肺尖至肺底，即从胸腔入口开始逐层向下连续扫描至后肋膈角下界（图 5-6-17）。某些特殊病例根据需要可辅以俯卧位、左右斜位或侧位。

胸部扫描时被检者要配合呼吸状态，屏气方式多采用深吸气末屏气。在非螺旋 CT 扫描时被检者要多次屏气，嘱被检者在听到屏气指令后屏气，每次屏气完成一个层面的扫描。多层螺旋 CT 扫描可一次屏气即完成整个扫描，一般屏气时间在 10s 左右。

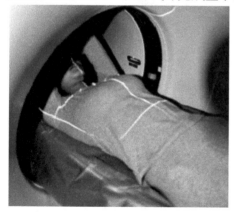

图 5-6-16　胸部 CT 检查体位

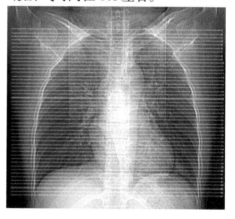

图 5-6-17　胸部 CT 扫描范围

（2）扫描技术参数：胸部常规采用螺旋扫描方式，层厚 5～10mm，层距 5～10mm，必要时增加 2～3mm 的薄层扫描，球管旋转时间 0.5～1.0s/r，螺距为 1.0～1.5，管电压 120～140kV，管电流量 100～200mAs 或自动毫安调制，FOV 为 35～40cm，纵隔窗图像采用标准算法进行重建，肺窗图像采用高分辨率算法进行重建。

（3）图像显示：胸部 CT 图像通常需要用肺窗和纵隔窗两种窗技术来显示。肺窗的窗宽为 1000～2000HU，窗位–450～–600HU；纵隔窗的窗宽为 250～350HU，窗位 30～50HU（图 5-6-18）。

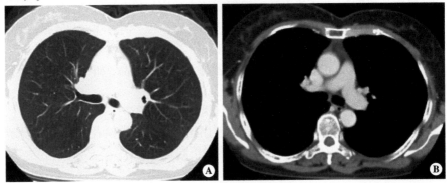

图 5-6-18　胸部 CT 窗口技术

A. 肺窗；B. 纵隔窗

### 2. 特殊扫描方法

（1）高分辨力 CT 扫描（HRCT）：HRCT 主要适用于肺内小结节病变、弥漫性间质性病变、支气管扩张和肺气肿等疾病的检查。单、双层 CT 采用非螺旋扫描方式，管电压 120kV，管电流量 150～200mA，层厚 1～2mm，层距 5～10mm，重建视野小，矩阵大，高分辨率算法重建，从肺尖扫描至肺底，或肺尖、肺门和膈面区域三部分分别扫描（图 5-6-19）。

多层 CT 多采用螺旋扫描方式，管电压 120kV，管电流量 100～200mA 或采用自动管电流调制，采集层厚为 0.5～1.0mm，用高分辨率算法进行重建（图 5-6-20）。

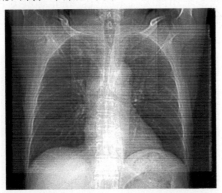

图 5-6-19　胸部 HRCT 扫描范围

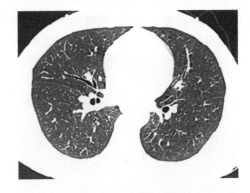

图 5-6-20　胸部 HRCT

（2）低剂量 CT 扫描（Low Dose CT，LDCT）：LDCT 适用于健康检查或肺癌普查，以及肺结核、炎症等治疗后复查。它是一种在不显著降低图像质量的前提下，尽量降低 X 线辐射剂量进行 CT 扫描的技术。扫描参数：螺旋扫描方式，管电压 90～120kV，管电流量 50mA 以下，层厚 5～10mm，螺距 1.5～2.0。采用仰卧体位进行检查，扫描范围自胸腔入口至膈面。

（3）肺功能定量 CT 扫描：用于慢性阻塞性肺疾病，弥漫性肺气肿肺减容手术及肺大疱切除术后的疗效评价。扫描时要求被检者在深吸气末和深呼气末屏气分别对被检者进行两次全肺扫描，将 CT 扫描图像传至后处理工作站，应用专门的后处理软件，分割出气管和左、右支气管，自动勾画左、右两肺，由软件计算出肺容积差、肺容积变化率和容积比等参数，以反映肺的功能情况。扫描技术参数：螺旋扫描方式，管电压 120kV，管电流量 50～100mAs，层厚 3～5mm，层间距 3～5mm，旋转时间 0.5～0.8s，螺距为 0.8～1.5。扫描范围自胸腔入口至膈面。

### （三）增强扫描

**1. 适应证**

（1）肺门及纵隔淋巴结与血管的鉴别。

（2）肺门及纵隔淋巴结肿大的定性诊断，如淋巴结核与肿瘤转移的鉴别诊断。

（3）肺内结节病灶如肺部良、恶性肿瘤，结核瘤，炎性假瘤等鉴别诊断。

（4）纵隔肿块性病变的定性及鉴别诊断。

（5）显示心脏大血管的形态，或评价心脏舒缩功能、心肌灌注情况等。

**2. 扫描方法**

（1）常规增强扫描：使用离子型或非离子型碘对比剂 70～100ml，静脉推注法，经肘静脉注入对比剂，注射速率 2.0～3.0ml/s，可加推 0.9%氯化钠 20～30 ml，动脉期延迟 25～35s，实质期延时 60～80s。对重点病灶扫描区域或对整个胸部进行连续扫描。

（2）动态增强扫描：常采用同层动态扫描获取 CT 增强时间-密度曲线，以观察该层面病变血供的动态变化特点，研究病灶的性质。主要用于肺内孤立结节病灶的鉴别诊断。一般延时 30s、60s、2min、3min 及 5min 各扫描一次。

### （四）CT 胸部血管成像

**1. 肺动脉 CTA 成像技术** 肺动脉扫描主要用于肺动脉栓塞、肺动脉狭窄及畸形、肺动脉高压及了解肺恶性肿瘤与肺动脉的关系。扫描体位同平扫，扫描范围从肺尖至膈面。使用碘浓度为 320～350mgI/ml 的非离子型对比剂 40～60ml，加推 0.9%氯化钠 30～40ml，注射速率 4.0～5.0ml/s。建议采用对比剂智能跟踪技术，监测点定在主肺动脉主干内，或在主动脉弓平面监测上腔静脉 CT 值达到 150Hu 时自动触发扫描。

扫描及重建参数：推荐使用 4 层以上螺旋 CT，采用螺旋扫描方式，管电压 100～120kV，管电流量 150～200mAs 或采用自动管电流调制技术。采集层厚 0.5～1.0mm，重建层厚 1mm，重建间距 0.5～1.0mm，螺距 0.8～1.5，球管旋转时间 0.35～0.5s/r，FOV 为 25～30mm。采用标准算法进行重建。所得图像传送至影像工作站进行后处理（图 5-6-21）。

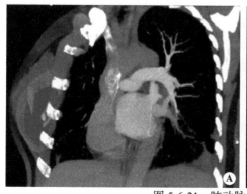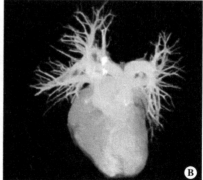

图 5-6-21 肺动脉 CTA 图像

A. 肺动脉 MPR 图像；B. 肺动脉 VR 图像

**2. 胸主动脉 CTA 成像技术**　胸主动脉扫描用于胸主动脉夹层及动脉瘤、胸主动脉异位、变异等疾病的检查。扫描体位同平扫，扫描范围从主动脉弓上 2cm 至第一腰椎平面。使用碘浓度为 320～350mgI/ml 的非离子型对比剂 60～80ml，加推 0.9% 氯化钠 30～40ml，注射速率 4.0～5.0ml/s。建议采用对比剂智能跟踪技术，监测点定在主动脉弓处，触发阈值 100～150Hu。

扫描及重建参数：推荐使用 16 层以上螺旋 CT，采用螺旋扫描方式，管电压 100～120kV，管电流量 150～250mAs 或采用自动管电流调制技术。采集层厚 0.5～1.0mm，重建层厚 1.0～2.0mm，重建间距 1.0mm，球管旋转时间 0.5～0.8s/r，螺距 1.0～1.5，FOV 为 25～30mm，采用标准算法进行重建。所得图像传送至影像工作站进行后处理（图 5-6-22）。

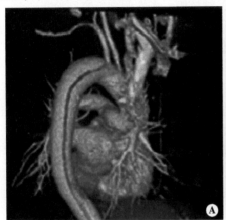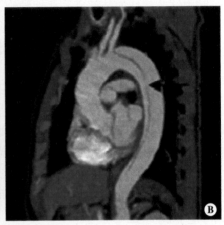

图 5-6-22　胸主动脉 CTA

A. 胸主动脉 VR；B. 胸主动脉 MPR

**3. 冠状动脉 CTA 成像技术**

（1）适应证：冠状动脉扫描用于冠状动脉各种先天性变异；冠状动脉狭窄、闭锁；冠状动脉斑块的评价；冠状动脉支架术后或搭桥术后随访复查等。

（2）扫描前准备：扫描前的准备对冠状动脉 CT 成像质量非常重要，也是检查成败关键技术之一。

1）检查前 12h 内不服含咖啡因饮料，不做剧烈运动，多饮水。

2）与被检者进行有效沟通，让其了解检查的全过程，能够配合检查，消除紧张因素，有利于心律的稳定。

3）确认被检者是否为窦性心律且心律整齐。不同 CT 机型，对心率要求不同。通常 64 层螺旋 CT 机，要求心率≤70 次/分，以 60 次/分为最佳。

4）静息心率过快或心律不齐者应在临床医生指导下服用药物控制心率，达到上述标准；对于焦虑的被检者可肌注地西泮；必要时在检查前 3～5min 含服硝酸甘油 1 片和给予吸氧。

5）将心电监护仪上的三条导线与双侧锁骨中点下及左锁骨中线与左侧肋弓交点处连接好，操作台上的监视器需显示心电图形（图 5-6-23）。

6）被检者上检查床后进行呼吸训练，扫描过程中要求被检者正常吸气后屏气，屏气时间应大于扫描时间，并观察屏气后心率变化。

7）建立有效的静脉通道，可靠连接高压注射器。

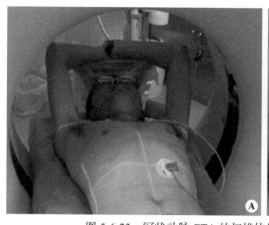
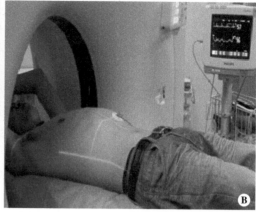

图 5-6-23 冠状动脉 CTA 的扫描体位及心电监护仪上的三条导线连接

A. 前面观；B. 侧面观

（3）扫描技术

1）摄取胸部正位和侧位扫描定位像，确定扫描范围：自头向足方向扫描，扫描范围自气管隆突下 1cm 至心脏膈面下 1cm；怀疑胸痛"三联征"患者的扫描范围自主动脉弓上 1cm 至膈下 1cm；冠状动脉搭桥术后随访复查，扫描范围自锁骨上至膈下 1cm（图 5-6-24）。

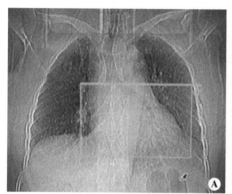
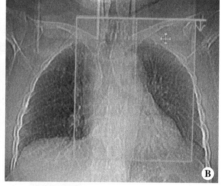
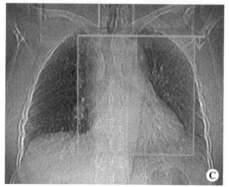

图 5-6-24 冠状动脉（A）、胸痛三联征（B）及搭桥术后 CTA 定位像（C）

2）扫描及重建参数：推荐使用 64 层以上的多层 CT，常采用回顾性心电门控螺旋扫描方式（条件允许时，也可采取前瞻性心电门控技术行冠状动脉钙化积分的非螺旋扫描），管电压 100～120kV，管电流量 300～500mAs 或采用自动管电流调制技术，球管旋转时间 0.28～0.4s/r，采集层厚 0.5～0625mm，重建层厚 0.5～0625mm，重建间距 0.3～0.5mm，螺距 0.2～0.5 或智能螺距，FOV 为 18～22cm，采用标准算法或专门的心脏重建算法进行重建。

3）注射方案：使用浓度为 320～350mgI/ml 的非离子型碘对比剂 60～80ml，注射速率 4.0～5.0ml/s，以相同速度加推 0.9%氯化钠 40～50ml。采取小剂量预实验测得对比剂到达时间。也可采用对比剂智能跟踪技术，在气管隆突下 1cm 处监测降主动脉 CT 值达到 150Hu 时自动触发扫描。

（4）多期相重建：CT 扫描后，选取冠状动脉运动相对较慢的期相，一般选取 70%～75%的舒张中期图像或（和）30%～40%的收缩末期图像作为回顾性后处理重建的源图像，以得到运动伪影较少的图像。

（5）图像显示：左侧冠状动脉常规取蜘蛛位、左转蜘蛛位、左后斜位、反蜘蛛位显示；右侧冠状动脉常规取右前斜加头位、前后位和足位显示，并按照左主干支、前降支、回旋支和右冠脉的先后顺序进行拍片。

（五）图像后处理技术

MSCT 图像后处理技术在呼吸系统和心脏大血管病变中的应用较为广泛，常用的包括以下几种方法。

**1. 多平面重组（MPR）** 冠状面和矢状面重组是肺部疾病中最常用的的图像后处理技术，常用于肺部、胸膜及纵隔病变的定位诊断；对肺部结节或肿块的分叶、毛刺征及肿块内部结构等显示更清楚，有利于定性诊断（图 5-6-25）；也是心脏及大血管常用的图像后处理技术。

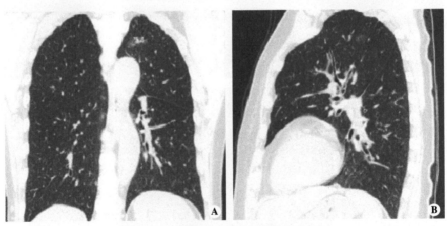

图 5-6-25　胸部 CT 多平面重组（MPR）
A. 冠状面重组；B. 矢状面重组

**2. 最大密度投影（MIP）** MIP 对于胸廓骨骼的正常形态和骨折、肿瘤、骨质疏松等病变造成的骨质密度改变很敏感；MIP 肺窗图像对肺内多发性小结节的显示较常规 CT 扫描和薄层 CT 更加清晰，有利于早期发现和早期诊断；MIP 对于心脏大血管及冠状动脉病变的显示也较好（图 5-6-26）。

**3. 容积再现**(VR)　VR 对肺部富含气体的支气管病变及其所受累肺段定位诊断较强，有其特殊的征象；VR 对肋骨骨折的诊断显示清晰；能够对心脏大血管进行三维影像显示（图 5-6-27）。

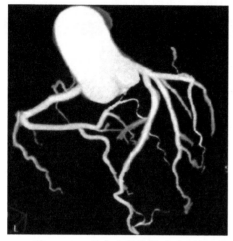
图 5-6-26　最大密度投影（MIP）

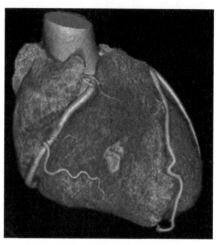
图 5-6-27　心脏容积再现（VR）

**4. CT 仿真内镜**（CTVE）　可很好地显示支气管、血管内的病变。进行薄层螺旋扫描，所得图像送影像工作站行仿真内镜重组。动漫播放效果相似于纤维支气管镜检查（图 5-6-28）。

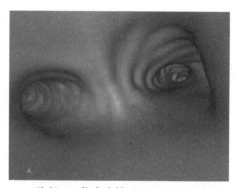
图 5-6-28　胸部 CT 仿真内镜（VE）显示支气管分叉处

（刘海洋）

# 四、腹部 CT 检查技术

## （一）肝

### 1. 扫描前准备
肝 CT 扫描前应做好以下准备工作。

（1）了解病情：扫描前应仔细阅读检查申请单，询问病史，了解被检者所携带的有关影像学检查资料及相关检查结果。根据病情来确定扫描范围及扫描方法。

（2）胃肠准备：扫描前禁食 4～6h，禁服含有金属的药品或进行消化道钡餐检查。检查前 15～30min 口服 1%～2%浓度的碘水溶液 500ml，扫描前再服 300～500ml，以便使胃肠道充盈，可有效克服部分容积效应，避免产生伪影的同时，也易于区别胃肠道与其他相邻器官。若临床疑为泌尿系统结石或胆道系统结石患者，可改为口服温开水。

（3）做好解释工作：向被检者说明扫描过程与注意事项，消除顾虑和紧张情绪，以配合检查。要训练被检者做好吸气、屏气。

（4）去除高密度异物：去除被检者在检查范围内的高密度异物，如金属钮扣、拉链、皮带等，以免产生伪影，或更换专用检查衣服。

（5）注意监护：对危重患者检查时需要由临床医生陪同并监护。

（6）增强扫描和血管造影检查：对于需要使用碘对比剂的被检者，应询问有无碘对比剂使用禁忌证，并会同被检者或被检者家属签署知情同意书。

（7）做好非扫描部位的放射防护，对生殖腺部位用铅围裙包裹遮盖。

**2. 平扫**

（1）扫描体位及扫描范围：被检者常规取仰卧位，两臂上举抱头，取足先进体位，身体正中矢状面与床面中线重合，扫描架上纵向激光线定位于人体正中，横向定位线定于剑突水平，两侧水平定位线定于双侧腋中线水平（图 5-6-29A）。先摄取腹部正位定位像，再在定位像上设定扫描基线及扫描范围。一般扫描范围从右膈顶上 1cm 至肝右叶最下缘（图 5-6-29B）。按照动脉期由头向足侧，门静脉期由足向头的方向扫描。嘱咐被检者在平静呼吸状态下屏气扫描。某些特殊病例根据需要可辅以俯卧位、斜位或侧位。

腹部 CT 扫描时，被检者要配合呼吸状态，一般嘱咐被检者在平静呼吸状态下屏气扫描。

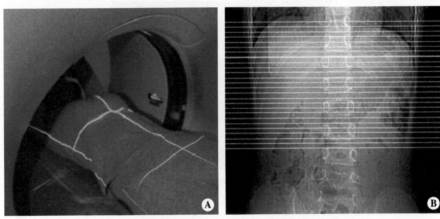

图 5-6-29　上腹部 CT 扫描体位图（A）和扫描范围（B）

（2）扫描技术参数：肝常规采用螺旋扫描方式，单/双层螺旋 CT 准直宽度为 5～8mm，螺距为 1.5～1.8；多层 CT 采集层厚为 0.5～3mm，准直宽度为 12～80mm，螺距为 0.8～1.2。重建层厚 5～10mm，重建层距 5～10mm。必要时增加 3～5mm 的薄层扫描，扫描野为 35～40cm。曝光条件视 CT 机型而定，通常管电压 120～140kV，管电流量 200～350mAs（或采取自动管电流调制技术），球管旋转时间 0.5～1.0s/r。采取标准算法进行重建。

（3）图像显示：肝图像的显示一般用肝窗：窗宽 150～200HU，窗位 45～60HU。注射对比剂后，因肝组织密度提高，窗位也要相应增加。拍片时应依次拍摄定位片、平扫图像、增强图像。

**3. 增强扫描** 由于腹部各组织器官密度相近,特别是某些病变与正常结构的密度差别不大,因此,如无特别禁忌证者,腹部脏器 CT 检查可以常规进行增强扫描。

(1)常规增强扫描:采取静脉团注法,经肘静脉注入离子型或非离子型对比剂(碘对比剂浓度为 300mgI/ml),对比剂用量为 80～100ml(或按 1.0～1.5ml/kg 计算),注射速率 3～4ml/s。

肝增强扫描通常采用双期或多期扫描。动脉期,从肘静脉注入对比剂开始,延时 25～30s 对整个肝进行连续扫描;门静脉期延时为 60～70s;平衡期延时为 120～180s。若怀疑肝血管瘤,则延时至 3～5min 或更长,直至病灶内充满对比剂为止。

(2)动态增强扫描:常采用同层动态扫描,获取 CT 增强时间-密度曲线,以观察该层面病变血供的动态变化特点,研究病变性质。如分别延时 15s、30s、60s、90s、120s,甚至延时 10～15min 对同一层面扫描,具体延时时间根据病情需要来定。

**4. CT 肝血管成像** 为了解肝血管的解剖形态、血管变异、血管畸形、肝肿瘤与血管的关系,为肝肿瘤或移植手术提供术前准备,常采用肝 CT 血管成像(CTA)。因 CTA 对肝及其周围的血管分支显示率很高,且为无创性检查技术,应用研究越来越广泛。

对比剂总量 80～100ml(或按 1.0～1.5ml/kg 计算),注射速率 4～5ml/s 时,动脉成像延时为 20～25s,门静脉成像延时为 60s,肝静脉显示稍晚于门静脉,为 65s 左右。为捕获最佳动脉期相,建议使用对比剂团追踪技术。以层厚、层距为 0.5～1mm,螺距小于 1.0 为宜。将获得的薄层轴位图像进行 MPR、MIP、VR 等后处理,能获得清晰的血管影像。

**5. 图像后处理技术** MSCT 图像后处理技术在肝腔疾病中应用广泛,尤其是肝脏 CTA 检查技术。

(1)多层面重组(MPR):通过多层面重组可以获得肝脏冠状面、矢状面及任意角度斜位图像,对病灶的定位和空间关系的判断有十分重要的意义。一般重组层厚以 2～3mm 为宜(图 5-6-30)。

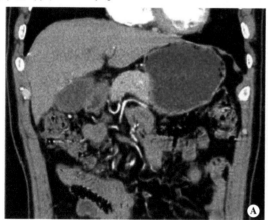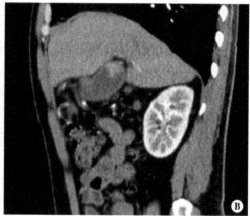

图 5-6-30 肝脏多层面重组(MPR)图像

A. 冠状面重组(MPR);B.矢状面重组(MPR)

(2)最大密度投影(MIP):MIP 是取像素中最大 CT 值进行投影,用于肝血管成像时,对扭曲血管的观察、血管狭窄的判断非常准确(图 5-6-31 A)。

(3)容积再现(VR):利用所有容积数据获得的三维图像,有利于分析肝血管(肝动脉、门静脉和肝静脉)结构的空间关系(图 5-6-31B)。

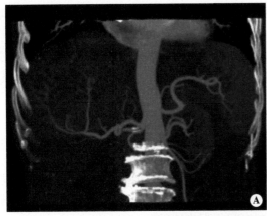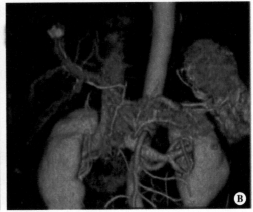

图 5-6-31　CT 肝血管成像（CTA）后处理

A. 肝血管成像（MIP）；B. 肝血管容积再现（VR）

### （二）肾和肾上腺

**1. 扫描前准备**　肾和肾上腺 CT 扫描，一般在前 3d 内未进行消化道钡餐检查。检查前被检者口服温开水 1000～1500ml，使胃及小肠充盈，以免与病变混淆。其他准备事项同本章第一节肝扫描。

**2. 平扫**

（1）扫描体位及扫描范围：被检者常规取仰卧位，两臂上举抱头，取足先进体位，身体正中矢状面与床面中线重合，扫描架上纵向激光线定位于人体正中，横向定位线定于剑突水平，两侧水平定位线定于双侧腋中线水平。先摄取腹部正位定位像，再在定位像上设定扫描基线及扫描范围。一般肾扫描范围从第 12 胸椎上缘（肾上极）到第 3 腰椎下缘（肾下极）；肾上腺扫描范围从肾上腺起始扫描到肾脏中部。嘱咐被检者在平静呼吸状态下屏气扫描。

（2）扫描技术参数：肾常规采用螺旋扫描，层厚 3～5mm，层距 3～5mm，必要时增加 2～3mm 的薄层扫描。肾上腺螺旋扫描，层厚 1～3mm，层距 1～3mm。扫描野为 35～45cm，螺距为 1～1.5，曝光条件视 CT 机型而定，通常使用 120～140kV，200～350mAs，采取标准算法进行重建。

（3）图像显示：肾图像显示一般用腹窗：窗宽 150～200Hu，窗位 35～50Hu；肾上腺图像显示：窗宽 200～300HU，窗位 20～35HU。注射对比剂后，肾和肾上腺组织密度提高，因此窗位也要相应增加。拍片时应依次拍摄定位片、平扫图像、增强图像。

**3. 增强扫描**

（1）常规增强扫描：采取静脉团注法，经肘静脉注入对比剂，对比剂用量为 80～100ml，或者按 1.0～1.5ml/kg 体重计算，注射速率 3～4ml/s。若疑有嗜铬细胞瘤，则应降低注射速率，一般可设定为 1.5～2ml/s，以免引起高血压危象。

肾增强扫描常采用多期扫描。①皮质期：从肘静脉注入对比剂开始，延时 25～30s 对整个肾进行连续扫描，此时肾皮质强化；②实质期：延时时间 90～120s 扫描，此时肾髓质和皮质均强化；③排泄期：延时时间为 180～240s 扫描，此时肾盂肾盏显影。

肾上腺增强扫描通常采用双期或多期扫描。①动脉期：从肘静脉注入对比剂开始，延时 25～30s，对整个肾和肾上腺进行连续扫描；②门静脉期：延时时间为 60～70s；③实质期：延时时间为 120～180s。当然，对肾上腺而言，若平扫无异常发现或能确定其病变性质，则无需增强。

（2）动态增强扫描：常采用同层动态扫描。如分别延时 15s、30s、60s、90s、120s，甚至延时 10～15min 对同一层面扫描，具体延时时间根据病情需要来定。

**4. CT 肾血管成像**　为了解肾血管的变异、肾肿瘤与血管的关系，为肾肿瘤或肾移植手术做术前准备，CT 肾血管成像技术应用越来越广泛。

采用对比剂总量为 80～100ml，或者按 1.0～1.5ml/kg 体重计算，注射速率为 4～5ml/s，动脉期延时时间为 20～25s。由于延时时间受心功能、对比剂注射速率等因素影响，智能触发是理想的选择，其触发点可定在平肾上极水平的腹主动脉内。层厚、层距为 0.5～1mm，螺距小于 1.0 为宜。

**5. 图像后处理技术**　MSCT 的图像后处理技术在肾和肾上腺的疾病中应用广泛，常有的包括多层面重组（MPR）、最大密度投影（MIP）、容积再现（VR）等。观察肾和肾上腺病变，常采用平行与肾长轴的斜冠状面和矢状面 MPR（图 5-6-32）。显示肾血管和进行排泄期的尿路成像，可以采用 MIP 与层块 MIP；VR 也可用来观察强化的肾血管和排泄期的尿路成像（图 5-6-33）。

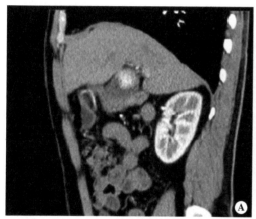
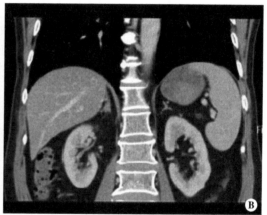

图 5-6-32　肾和肾上腺（MPR）图（增强扫描）

A. 斜冠状面 MPR 显示双侧肾及肾上腺；B. 矢状面 MPR 显示右侧肾

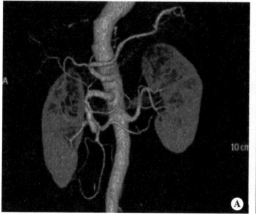
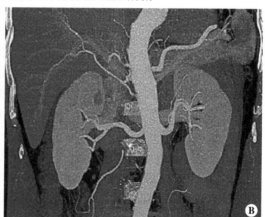

图 5-6-33　CT 肾血管成像（CTA）

A. 容积再现（VR）处理，显示肾动脉图像清晰；B. 最大密度投影（MIP），冠状面清晰显示肾动脉

（王　飞）

# 五、盆腔 CT 检查技术

盆腔 CT 检查能准确地显示盆腔内各种组织器官的解剖结构,对占位性病变、囊肿、淋巴结等显示较好。多层螺旋 CT 及图像后处理技术对病变的定位及定性诊断有更好地价值。

## (一)扫描前准备

盆腔 CT 扫描前应做好以下准备工作。

(1)了解病情:扫描前应询问病史,了解被检者所携带的有关影像学检查资料及相关检查结果,根据病情来确定扫描范围及扫描方法。

(2)做好解释工作:向被检者说明扫描过程与注意事项,消除顾虑和紧张情绪,以配合检查。

(3)除去金属异物:去除扫描范围内被检者身上的金属饰品,如下装金属拉链或钮扣等,以免产生伪影。

(4)检查前 1 周禁服高密度的药物,不做胃肠道钡餐造影检查。

(5)为使肠道充盈良好,检查前 4~5h 口服含 1%~2% 阳性对比剂的温开水 1500ml,每小时口服 300~400ml,使盆腔内的小肠、乙状结肠和直肠显影。

(6)行膀胱 CT 检查者,检查前被检者应大量饮水直至膀胱有胀满的感觉。

(7)增强扫描和血管造影检查:对于需要使用碘对比剂的被检者,应询问有无碘对比剂使用禁忌证,并会同被检者或被检者家属签署知情同意书。

(8)做好非扫描部位的放射防护。

## (二)平扫

**1. 扫描体位及扫描范围** 被检者常规取仰卧位,足先进,身体正中矢状线与床面中线重合,双臂上举抱头。扫描架上纵向激光线定位于人体正中,横向定位线定位于坐骨结节下方,两侧水平定位线定于双侧腋中线水平。先扫描骨盆正位定位像,再在定位像上设定扫描基线及扫描范围。一般从髂嵴至耻骨联合下缘。如果病变范围大,则相应扩大扫描范围,直至扫完病变为止(图 5-6-34)。为观察膀胱壁的息肉、肿瘤、结石、血凝块等,可变换体位如俯卧、侧卧位,以利于病变的显示。

**2. 扫描技术参数** 盆腔常规进行螺旋扫描,层厚 5~10mm,层间距 5~10mm,必要时增加 2~3mm 的薄层扫描,扫描野为 35~40cm,螺距 0.8~1.5,曝光条件视 CT 机型而定,通常使用管电压 120kV,管电流量 200~300mAs,采取标准算法进行重建。多层 CT 建议采用薄层扫描,通过重组方法可得到冠状或矢状面图像。

**3. 图像显示** 盆腔 CT 图像通常用软组织窗来观察:窗宽 200~400HU,窗位 30~50HU。若需观察骨盆骨质结构改变,可用骨窗来观察:窗宽 1000~1500HU,窗位 300~500HU。

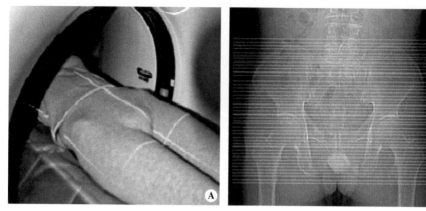

图 5-6-34　盆腔 CT 扫描体位（A）和扫描范围（B）

A. 扫描体位；B. 扫描范围

## （三）增强扫描

**1. 适应证**

（1）膀胱肿瘤良、恶性鉴别诊断，以及术前分期及术后随访。

（2）前列腺癌术前分期及术后随访。

（3）子宫颈癌、子宫内膜癌的大小、范围及周围的关系。

（4）卵巢癌的发现及分期。

（5）结肠、乙状结肠、直肠和肛门肿块性病变的定性诊断及鉴别。

**2. 扫描方法**

（1）常规增强扫描：常用非离子型对比剂如碘海醇，按体重 1.5～2ml/kg 计算用药量，对比剂用量 70～100ml，采取静脉团注法，经肘静脉注入对比剂，注射速率 2～3ml/s。扫描范围同平扫。动脉期为开始注射对比剂后 30～35s 进行扫描，静脉期为开始注射对比剂后 60～70s 进行扫描。

（2）动态增强扫描：常采用同层动态扫描获取 CT 增强时间-密度曲线，以观察该层面病变血供的动态变化特点，研究病灶的性质。主要用于盆腔内肿块的鉴别诊断和血供情况的判定。

## （四）CT 髂动脉血管成像

髂动脉 CTA 成像技术用于髂动脉夹层及动脉瘤等疾病的检查。扫描体位同平扫，扫描范围从腹主动脉平第 3 腰椎处至坐骨结节下方。

使用离子型或非离子型碘对比剂 80～100ml，注射速率 4.0～5.0ml/s，0.9%氯化钠 40～50ml，采用静脉团注法。推荐采用对比剂智能跟踪技术，监测点设在平第 3 腰椎处的腹主动脉内，触发阈值达到 100HU。扫描参数：一般层厚 1～2mm，层间距 0.5～1.0mm，螺距 0.8～1.0，扫描野为 25～30cm，曝光条件一般管电压 100～120kV，管电流量 200～250mAs，采取标准算法重建。所得图像送影像工作站进行后处理。

### （五）图像后处理技术

MSCT 的图像后处理技术在消化系统、泌尿系统、生殖系统及骨盆中的应用较为广泛，常用的包括以下几种。

**1. 多平面重建（MPR）** MPR 是盆腔疾病中最常用的图像后处理技术，对盆腔内肿块性病变的定位及定性诊断有很好的诊断价值（图 5-6-35A）；也是盆腔内大血管常用的图像后处理技术。

**2. 最大密度投影（MIP）** MIP 对于骨盆的正常形态和骨折、肿瘤、骨质疏松等病变造成的骨质密度改变很敏感，对于腹主动脉下端、髂动脉、股动脉大血管的狭窄、扩张及充盈缺损等显示较好（图 5-6-35B）。

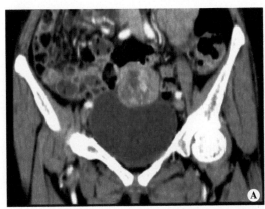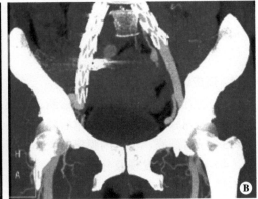

图 5-6-35 盆腔 CT 图像后处理

A. 冠状面重组（MPR）；B. 髂血管最大密度投影（MIP）

**3. 容积再现（VR）** VR 可对尿路、髂血管和骨盆进行三维影像显示，并可进行旋转观察。应用 CT 尿路造影（CTU）可清楚显示尿路狭窄或扩张情况。VR 可显示盆腔动脉血管及其分支的三维图像，并可利用骨透明技术减少骨骼影像的干扰（图 5-6-36）。VR 对盆腔及髋关节骨折线的位置、走行及骨折移位情况显示十分清楚。

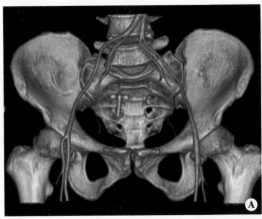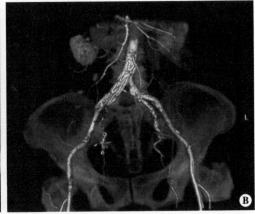

图 5-6-36 CT 髂动脉血管成像（CTA）

A. 髂血管 VR 成像；B. 髂血管 VR 成像（半透明处理）

**4. CT 仿真内镜**（CTVE） CTVE 可很好地显示膀胱、结肠及血管内的病变，对膀胱内肿瘤病变和结直肠内肿瘤、息肉及溃疡病变显示较清楚。

（王　飞）

# 六、脊柱 CT 检查技术

脊柱 CT 检查常规行横断面扫描，通过重组后处理技术可获得不同层面的图像。可用于检查椎体、椎间盘、椎管及韧带的病变，也可用于椎体骨折及内固定术后的检查。由于脊柱的骨质结构与邻近组织的密度差异较大，一般行 CT 平扫即可。

## （一）扫描前准备

脊柱 CT 扫描前应做好以下准备工作。

**1. 了解病情** 扫描前应询问病史，了解患者所携带的有关影像学检查资料及相关检查结果；脊柱外伤致脊柱滑脱或脊髓损伤患者在移动时应在临床医生的协助下将患者平移过床，以免加重病情。

**2. 做好解释工作** 向患者说明扫描过程与注意事项，消除顾虑和紧张情绪，以配合检查。

**3. 去除金属异物** 对扫描范围内患者身上的金属异物如皮带、金属拉链、钮扣或膏药等均应去除，以免产生伪影。

**4. 体位摆放** 脊柱扫描时脊柱应摆放在床面正中，保持脊柱的生理曲度，扫描过程中应保持体位不动，颈椎扫描时使双肩尽量下移，避免肩部与颈椎重叠，同时扫描时应避免做吞咽动作。

**5. 增强扫描和血管造影检查** 对于需要使用碘对比剂的被检者，应询问有无碘对比剂使用禁忌证，并会同被检者或被检者家属签署知情同意书。

**6. 做好非扫描部位的放射防护**

## （二）平扫

**1. 扫描体位及扫描范围**

（1）颈椎：被检者仰卧位，头先进，头部稍垫高，使椎间隙尽可能与床面垂直，双臂置于身体两侧，并轻拉双手使双侧肩部尽量向下移，以尽可能多暴露颈椎，减少重叠（图 5-6-37A）。颈椎椎体扫描时扫描应将颈椎全部椎体均扫完，即从枕骨大孔开始扫至第 1 胸椎水平（图 5-6-37B）；椎间盘扫描常规行颈 3/4、颈 4/5、颈 5/6、颈 6/7 四个椎间盘。

（2）胸椎：被检者仰卧位，头先进，胸椎扫描时双手应上举抱头，以减少双侧手臂对 X 线的衰减，提高图像清晰度。胸椎常规应将全部椎体及椎间盘扫描完，即从第 1 胸椎扫至第 1 腰椎上缘。

（3）腰椎：常规采用仰卧位，头先进的方法，双手上举抱头，双腿抬高，置于专用的腿垫上，使腰椎的生理弯曲变直，尽可能与床面平行（图 5-6-38A）。腰椎椎体扫描时扫从第 12 胸椎下缘连续扫描至骶椎（图 5-6-38B）；腰椎间盘常规扫描腰 2/3、腰 3/4、腰 4/5、腰 5/骶 1 四个椎间盘。

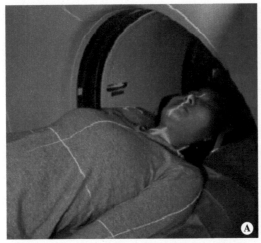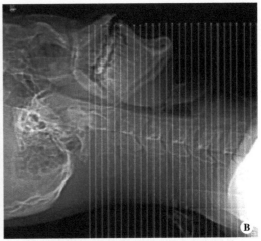

图 5-6-37　颈椎 CT 扫描体位图（A）与扫描范围图像（B）

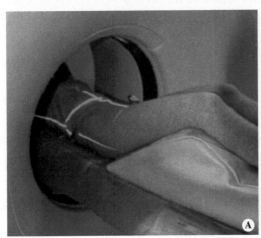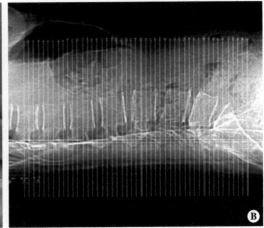

图 5-6-38　腰椎 CT 扫描体位图（A）与扫描范围图像（B）

（4）骶尾椎及骶髂关节：常规采用仰卧位，足先进的方法，双手上举抱头。骶尾椎扫描时从第 5 腰椎下缘开始扫描至尾椎结束；骶髂关节扫描时则将骶髂关节全部扫完。

**2. 扫描方法及扫描技术参数**　颈椎、胸椎、腰椎及骶、尾椎均先行定位扫描，定位扫描范围需包括邻近有特征性的椎体，如腰椎定位像需包含第 5 腰椎，以明确腰椎各椎体的定位，上述部位扫描定位像均为侧位定位像，若观察骶髂关节则摄取正位定位像。

（1）椎体扫描：适用于检查脊柱外伤骨折、脱位、脊柱结核、脊柱肿瘤或其他原因引起的骨质破坏及椎旁软组织病变。推荐采用螺旋方式扫描，扫描层面应与被检查椎体垂直，必要时可倾斜扫描机架的角度。扫描参数：曝光条件管电压 120kV，管电流量 150～250mAs，螺距 0.5～1.5，扫描野为 10～15cm，骨算法重建，必要时增加标准算法重建。颈椎扫描层厚、层距常规采用 2～5mm；胸椎扫描层厚、层距常规采用 5～8mm，腰椎及骶尾椎常规采用层厚为 5mm，层间距为 5mm。

（2）椎间盘扫描：扫描采用非螺旋扫描技术，所扫描层面应与椎间隙平行，一般每个椎间盘扫描 3～5 层，包括椎间盘及其上、下椎体的终板上缘或下缘，中间至少一个层面经过椎间隙，且包括椎体前后缘（图 5-6-39）。扫描参数大致同椎体扫描，采取软组织算法和骨算法分别重建二组图像。颈椎间盘扫描采用层厚为 1～2mm，层间距为 1～2mm；腰椎间盘扫描则采用层厚为 2～5mm，层间距为 2～5mm。

（3）骶髂关节扫描：在正位定位像上，设置扫描的起止线与范围，包括骶髂关节即可。推荐采用螺旋方式扫描，曝光条件管电压 120kV，管电流量 150～250mAs，扫描野为 25～30cm，骨算法重建，必要时增加标准算法重建。

**3. 图像显示**　脊柱 CT 图像需同时采用软组织窗和骨窗进行观察。软组织窗：窗宽 200～350HU，窗位 35～45HU；骨窗：窗宽 1500～2000HU，窗位 350～500HU。脊柱各部位扫描完后行胶片打印时，应先仔细观察扫描图像，发现问题时应做相应的测量标记，如测量椎间盘突出的程度、椎管前后径的情况等；在打印骨窗时应适当增加边缘锐利化，以提高椎体的对比度。

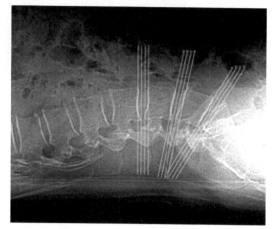

图 5-6-39　腰椎椎间盘扫描范围

## （三）增强扫描

**1. 适应证**　脊柱检查一般平扫 CT 即可，如有怀疑占位性病变、血管性病变、转移性病变等情况下需做增强扫描。

**2. 扫描方法**　脊柱增强扫描时，一般采取静脉团注法行常规增强扫描，从肘正中静脉注入离子型对比剂或非离子型对比剂 70～120ml，注射速率为 2.5～4.5ml/s，延时为 25～35s 后开始采用连续扫描方式进行扫描，扫描参数及扫描范围同相同部位平扫。

## （四）图像后处理技术

脊柱螺旋扫描完成后，可将扫描所采集的原始数据进行图像后处理技术，多方位进行图像的观察、拍片及保存。临床常用的图像后处理技术有以下几种。

**1. 多平面重组**（MPR）　MPR 可以在冠状面、矢状面或任意斜面观察脊柱病变，对了解脊柱生理曲度情况、脊柱滑脱、椎体压缩性骨折及椎弓根断裂等，能够提供更直观的价值（图 5-6-40）。

**2. 容积再现**（VR）　VR 可以任意旋转、切割及多方位立体观察，能直观观察脊柱病变的整体和细节，消除结构重叠，了解脊椎骨折的位置、类型、范围、骨折碎片移位等情况（图 5-6-41）。

**3. 曲面重组**（CPR）　CPR 主要用于脊柱侧弯时观察其内部结构的情况。

**4. 最大密度投影**（MIP）　MIP 能很好地去除脊柱周边低密度组织结构，更好显示脊柱的各种高密度病变，如脊柱的骨折、注入对比剂的血管显示等。

**5. 仿真内窥镜**（CTVE）　CTVE 利用仿真内窥镜可观察椎管的情况，如椎体骨折块向后移位及椎管变窄的情况等。

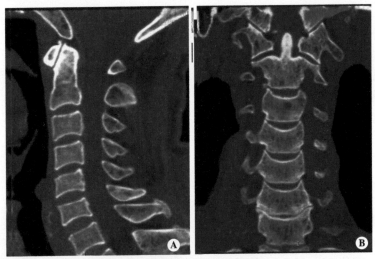

图 5-6-40　颈椎多平面重组（MPR）

A. 矢状面重组；B. 冠状面重组

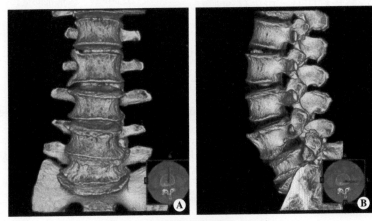

图 5-6-41　腰椎容积再现（VR）

A. 正位；B. 侧位

（刘海洋）

# 七、四肢骨关节 CT 检查技术

四肢骨关节具有良好的自然对比，X 线平片检查在四肢骨关节疾病的检查与诊断中起着重要的作用，但 X 线平片对一些细微的骨折不能及时发现，骨折块移位的情况不够直观。而 CT 检查在四肢骨关节的应用越来越广泛。

## （一）扫描前准备

四肢骨关节 CT 扫描前应做好以下准备工作。

**1. 了解病情**　扫描前应询问病史，了解患者所携带的有关影像学检查资料及相关检查结果。

**2. 做好解释工作**　向患者说明扫描过程与注意事项，消除顾虑和紧张情绪，以配合检查。

**3. 去除金属异物** 对扫描范围内患者身上的金属异物如金属固定夹板、石膏及膏药等均应去除，以免产生伪影。

**4. 体位摆放** 四肢骨关节 CT 扫描一般采取双侧同时扫描，以便对照。在体位摆放时，尽量使两侧肢体处于同一体位，并妥善固定肢体，以免移位；外伤骨折及脱位患者在摆放体位时要动作轻柔、快速、准确，以减轻患者痛苦。

**5. 增强扫描和血管造影检查** 对于需要使用碘对比剂的被检者，应询问有无碘对比剂使用禁忌证，并会同被检者或被检者家属签署知情同意书。

**6. 做好非扫描部位的放射防护**

## （二）平扫

**1. 扫描体位及扫描范围**

（1）肩关节：被检者仰卧位，双手置于身体两侧，掌心向上，头先进；自肩峰向下连续扫描至整个肩关节。若疑有肩胛骨骨折时可扩大扫描范围至肩胛骨的下缘。

（2）肘关节：被检者俯卧，双手上举，掌心向上，双肘尽量靠拢以缩小扫描野。头部稍抬起，避免与肘关节重叠，减少伪影；进床方式采用头先进；自肱骨下段连续扫描至桡骨小头下方。

（3）腕关节：被检者俯卧，双手上举，掌心向下，双腕尽量靠拢，以缩小扫描野；进床方式亦采用头先进；自尺、桡骨远端关节面下至各掌骨近端；自尺、桡骨远端关节面下至各掌骨近端。

（4）髋关节：被检者仰卧，头先进，双腿并拢，双足稍内旋，双足拇指靠拢，双臂上举；自髋关节上方 1cm 向下扫至股骨小粗隆下方（图 5-6-42）。

（5）膝关节：被检者仰卧，足先进，双膝关节并拢并稍内旋；自股骨下端扫描至腓骨小头下方将整个膝关节全部扫描完（图 5-6-43）。

（6）踝关节：体位同膝关节扫描体位；自胫腓骨下端向下扫描至足底。

（7）其他：四肢长骨的扫描，扫描体位及进床方式参照上述各相邻关节扫描体位。扫描范围根据病灶部位及范围而定。

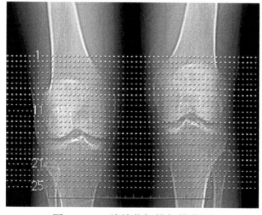

图 5-6-42 膝关节扫描扫描范围

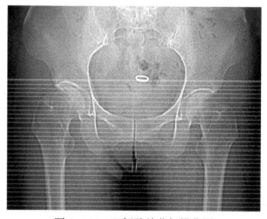

图 5-6-43 双侧髋关节扫描范围

**2. 扫描方法及扫描技术参数** 四肢骨关节 CT 扫描均先行正、侧位定位扫描，然后在定位像上确定扫描中心、扫描基线及扫描范围；采用非螺旋或螺旋扫描方式进行扫描。多层CT推荐采用薄层厚的螺旋方式扫描，通过重组方式得到任意斜面或三维立体图像。

一般层厚、层距均为3~5mm，曝光条件管电压120kV，管电流量150~250mAs，扫描野为10~30cm，骨算法重建，必要时增加标准算法重建。若病灶较小时可以用更薄的层厚、层距及小的重建视野进行扫描。

**3. 图像显示** 四肢骨关节CT图像应同时采用骨窗和软组织窗进行观察，根据不同的扫描部位和病变的情况选择不同的窗宽与窗位。通常软组织窗：窗宽200~400HU，窗位40~50HU；骨窗：窗宽1500~2000HU，窗位500~800HU。如需进行三维后处理，应选择病灶显示最佳方位的图片进行处理。

### （三）增强扫描

**1. 适应证** 四肢骨关节CT检查通常不需增强扫描。对疑为骨肿瘤、软组织肿瘤等病变时则需进行增强扫描以了解病变血供情况、肿瘤向周围侵犯范围的情况等。

**2. 扫描方法** 一般采取静脉团注法常规增强扫描，从肘正中静脉注入离子型对比剂或非离子型对比剂60~100ml，注射速率为3.0~4.0ml/s，延时为28~35s后开始扫描，扫描技术及扫描参数同相应部位平扫。

### （四）CT四肢血管成像

**1. 适应证** CT四肢血管成像可以清楚地显示四肢血管的形态，了解四肢血管的狭窄程度及闭塞情况和四肢血管的斑块及钙化的情况，主要应用于双下肢的动脉血管。

**2. 扫描方法** 双下肢动脉CT扫描，因扫描范围较长，扫描速度要求快，建议使用64层以上CT机进行扫描，高压注射器建议使用双筒的。被检者取仰卧位，足先进，从静脉注入离子型或非离子型对比剂70~150ml，另加50ml 0.9%氯化钠，注射速率为3.5~4.5ml/s，采用对比剂跟踪技术，监测点取双侧髂总分叉处上缘腹主动脉，触发值为150HU，延时10~30s后从髂总动脉连续扫描至足尖。扫描参数：管电压100~120kV，管电流300~400mAs，层厚、层距1~1.5mm，螺距0.5~1.5，转速每圈0.5~0.75s，矩阵512×512，FOV30~35cm，采用标准算法进行重建。扫描完成后将原始图像传送至工作站上行MPR、MIP、VR等后处理技术显示血管情况。

### （五）图像后处理技术

四肢骨关节结节较为复杂，若仅凭单独的横断面扫描有时很难反映其周边的结构关系，所以四肢关节扫描时经常需要进行各种图像后处理技术。

**1. 容积再现（VR）** VR可以直观显示四肢骨关节部位的三维结构，对四肢关节脱位、骨折线及骨折块的数目、移位情况均能清晰地显示（图5-6-44）。在四肢血管成像时能够清晰显示血管的数目、走行及形态等。

**2. 多平面重组（MPR）** 可以多方位显示被检查部位，能够从不同方位清晰地显示病变的情况，如骨折线的位置、走行、类型、范围、骨折碎片移位及关节面是否受累等情况（图5-6-45）。

**3. 最大密度投影（MIP）** 能很好地去除四肢骨关节周边的低密度组织结构，更好地显示四肢骨关节的各种高密度病变，特别对血管造影时血管的显示、骨内高密度异物的存留及骨质破坏等有较好的显示价值。

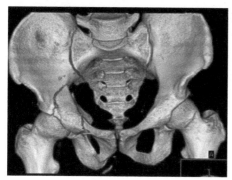

图 5-6-44 骨盆及髋关节容积再现（VR）

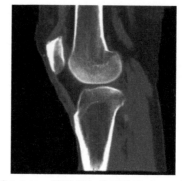

图 5-6-45 膝关节矢状面重组（MPR）

（王江涛）

# 本 章 小 结

自从 1972 年英国工程师 GN. Hounsfield 研制成功首台 CT 机以后，CT 的临床应用得到很大的扩展。CT 的快速发展包括后处理功能更加强大，使病变和解剖结构显示得更直观和更清楚；扫描速度更快，使冠脉 CT 成像成为现实；探测器更宽，使单器官灌注得以实现。尽管 CT 是诊断疾病的强有力工具，但在使用时要避开其不利之处，如有辐射损伤、软组织分辨率不如核磁等。

一般常规 CT 检查中的后处理，多指对源图像的多方位显示和三维可视化处理。随着 CT 机器的硬件设备和软件技术的不断改进和升级，推动了 CT 技术性能的提升，拓展了 CT 技术应用的范围。

# 思 考 题

1. 简述 CT 图像的特点。
2. 什么是部分容积伪影？
3. 为什么每天开机后要做球管预热？
4. CT 检查前的准备工作有哪些？
5. CT 检查的操作步骤有哪些？
6. CT 扫描检查都有哪些注意事项？
7. CT 检查方法都有哪些？
8. CT 仿真内镜的优、缺点是什么？
9. 在 CT 图像排版与摄片过程中应注意哪些问题？
10. 增强扫描的概念与意义是什么？
11. 在 CT 强化过程中使用对比剂注意事项有哪些？
12. 简述颅脑 CT 轴位扫描。
13. 胸部 CT 检查的适应证有哪些？

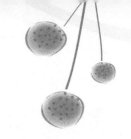

# 第六章　磁共振成像检查

课堂学习目标

  1. 掌握磁共振成像（MRI）扫描适应证、禁忌证，MRI 检查前准备和检查步骤，MRI 检查方法，MRI 对比剂。

  2. 熟悉磁共振成像技术在临床诊断中的应用，磁共振成像的物理原理，磁共振成像序列，磁共振成像及辅助技术，磁共振血管成像。

  3. 了解磁共振成像技术发展史，磁共振成像的图像质量控制及伪影处理。

## 第一节　磁共振成像技术概述

### 一、磁共振成像技术发展史

  1913 年，泡利（Wolfgans pauli）提出核磁共振的概念，拉比（Isidor isaacRabi）设计完成世界上第一个核磁共振实验，开创了核磁共振的新纪元。世界上第一台核磁共振波谱仪是由布洛赫和波塞尔一起研制的，为了避免人们对"核"这一名词的恐惧感，避免人们误解核磁共振技术是核技术，把核磁共振技术改称为磁共振成像技术（magnetic resonance imaging，MRI）。

#### （一）磁共振成像技术的出现

  1977 年 7 月 3 日，美国纽约州立大学的达马迪安（Ray- mond Damadian）和他的同事明可夫（Larry Minkoff）博士、哥德史密斯（Michael Goldsmith）博士一起经历了 7 年时间建成了人类历史上第一台全身磁共振成像装置，并取得了第一幅横轴面质子密度图像，采集这幅图像共花了 4 小时 45 分钟。

#### （二）磁共振成像技术的发展

  随着磁共振技术的飞速发展，在软、硬件方面都得到了飞跃式发展。高性能梯度场、开放性磁体、全身成像技术（total imaging matrix，TIM）、相控阵线圈等硬件的发展。在磁共振血管造影（magnetic resonance angiography，MRA）、心脏 MRI、电影 MRI、超快速成像技术、动态 MRI、功能成像和 MRI 介入技术也相继发展。软、硬件的发展为 MR 提供更广阔的应用前景。

### 二、磁共振成像技术在临床诊断中的应用

  MRI 检查技术是物理学领域发现磁共振现象的基础上于 20 世纪 70 年代继 CT 之后，借助电子计算机技术和图像重建数学的进展和成果而发展起来的一种新型影像检查技术。

## （一）MRI 的主要优点

**1. 没有电离辐射损害**　MRI 对人体没有明确损害，如孕妇可以进行 MRI 检查而不能进行 CT、X 线、核医学等检查。

**2. 多参数成像**　MRI 可根据组织特性用不同的技术产生对比、产生影像，对检出病变、鉴别病变性质更敏感，方便医师做出正确的诊断，对疾病的治疗及愈后可以做出更详细、系统的评估。

**3. 软组织分辨力更高**　磁共振图像具有高对比度，软组织对比度要明显高于 CT，磁共振的信号来源于氢原子核，人体组织主要由水、脂肪、蛋白质三种成分构成，它们均含有丰富的氢原子核，且三种成分的 MRI 信号强度明显不同，使得 MRI 图像的对比度非常高，正常组织与异常组织之间对比更显而易见。

**4. 多方位成像**　MRI 可以选择任意层面成像，横轴位、矢状位、冠状位及任意角度成像，方便病灶的观察。

**5. 心血管磁共振成像无须造影剂**　MRI 特有的时间飞逝法（time of flight，TOF）和相位对比法（phase contrast，PC）血流成像技术，磁共振血管成像（magnetic resonance angiography，MRA）与传统的数字减影血管造影（digital substraction angiography，DSA）相比，具有对人体无损伤、费用低、检查方便等优点。

**6. 磁共振具有代谢、功能成像特点**　MRI 的成像原理决定了 MRI 信号对于组织的化学成分变化极为敏感，在高场 MRI 系统上拥有丰富磁共振功能成像技术，划时代地实现了对于功能性疾病、代谢性疾病的影像诊断，同时也大大提高了对一些疾病的早期诊断能力，甚至可达到分子水平。

## （二）MRI 在临床的应用

磁共振对于中枢（脑、脊髓）、脊柱、腹腔、盆腔实质性脏器、四肢和软组织等部位的检查特别具有优势；对于肺部微小病变、空腔脏器（如胃肠道）等部位检查则非强项。

**1. 中枢**　具有无骨性伪影，能多方向、多参数成像，能清晰地显示病变。磁共振对于中枢神经系统的观察优于其他检查，不仅可以不使用造影剂来观察血管，而且与 CT 相比能更早发现脑梗死。当脑梗死病变发生 24h 内，还未达到解剖水平改变时，CT 不能及时发现病变，容易延误诊断；而磁共振则可在梗死发生的早期甚至超急性期（梗死发生 6h 内）就可以准确检测出来。MRI 的多方位、多角度成像优势，在颅脑肿瘤的诊疗方面均起着十分重要的作用。对脊髓疾病的诊断，磁共振是当今最有效的影像诊断方法。磁共振在显示脊髓先天异常、脊髓空洞症及硬化症、瘢痕等也有独到之处。

**2. 腹腔**　可分辨肝癌、肝囊肿、肝内血管瘤、胆囊炎、胆结石、胆囊癌、胰腺癌、胰腺囊肿、脾脏、肾及肾上腺等病变。

**3. 盆腔**　MRI 可诊断子宫肌瘤、子宫内膜癌等各种肿瘤，以及卵巢囊肿、子宫内膜异位等，尤其对宫颈癌的诊断有其优势。还可早期诊断前列腺癌并指导穿刺活检。

**4. 四肢**　对于各种骨骼的水肿及出血等，磁共振的分辨率极佳；另外对于股骨头坏死的病变，磁共振比 CT 至少会早发现 1 个月。

**5. 软组织**　韧带损伤、膝关节半月板损伤等病变检查确诊也离不开磁共振。磁共振成像对于软组织病变的显示与诊断具有无可比拟的优势。

（李　锋）

# 第二节　磁共振成像的物理原理

## 一、磁共振成像技术基本概念

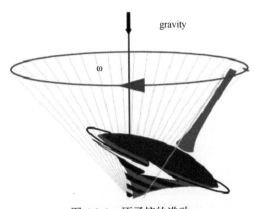

图 6-2-1　原子核的进动

### （一）原子核的拉莫尔进动

原子核由质子和中子组成，质子带有正电荷，中子不带电荷，带正电荷的原子核自旋产生核磁矩，不能自旋的原子核没有磁矩。当带有核磁矩的自旋原子核位于静磁场中，原子核除了本身的自旋外，核磁矩也会绕着静磁场方向做旋转，这两种运动的复合形式称为进动，又称为拉莫尔进动（图 6-2-1），进动频率也叫拉莫尔频率。原子核的进动频率除与原子核种类（不同的磁旋比）有关外，还与静磁场的强度有关，静磁场强度越大，进动频率越高。

原子核自旋运动和绕静磁场方向旋转运动的复合运动，这种进动就像是陀螺的运动。

### （二）频率和相位

频率是指单位时间内的周期数，单位是赫兹（Hz）。频率越快，原子核进动速度越快，旋转周期越短。相位是指某一时刻自旋进动的角位置，相差 360°整数倍就意味着原子核进动方向重叠。两个频率一致的波形，其初始位置不同则代表两个波形的相位不同。用频率和相位可以区分各个原子核自旋时所处的状态。

### （三）带宽

射频脉冲的带宽是指射频 RF 脉冲的宽度，是脉冲最高频率与最低频率之差，带宽越宽，RF 脉冲覆盖的范围越广。

### （四）磁共振成像空间坐标定义

磁共振磁体系统按磁体形状区分，有不同种类型，除常规圆筒形磁体外，还有开放式、有站立式磁体，对应于躺在检查床上被检查的患者而言，头脚方向为 Z 轴方向，左右方向为 X 轴方向，前后方向为 Y 轴方向。患者横轴面坐标系由 X 和 Y 轴组成，患者矢状面坐标系有 Y 和 Z 轴组成，患者冠状位坐标系由 X 和 Z 轴组成。

### （五）静磁化强度矢量

自旋原子核具有自旋核磁矩，每个自旋核磁矩在没有静磁场作用下随机分布，相互抵消，人体内合矢量为零。当人体位于静磁场当中时，自旋核磁矩会沿着静磁场方向排列，最终产生了合矢量，我们把位于静磁场中原子核系单位体积内核磁矩的矢量和称作原子核的静磁化强度矢量，记为 $M_0$。

### （六）磁化强度的弛豫过程

磁化强度的弛豫过程根据垂直分量和水平分量分为纵向弛豫过程和横向弛豫过程。静磁化强度 $M_0$ 在受到 $90°$ 脉冲激发之后，静磁化强度翻转 $90°$ 到水平面上，这一时刻，纵向磁化强度为零，横向磁化强度最大且等于 $M_0$，$90°$ 脉冲作用停止之后，纵向磁化强度从零开始按指数规律逐渐恢复到 $M_0$，这个过程称为纵向弛豫过程。在纵向弛豫过程中，当纵向磁化强度按指数规律从零逐渐恢复到 $M_0$ 的 63% 时所需要的时间称为 $T_1$ 时间（图 6-2-2）。$T_1$ 时间短的组织，纵向弛豫速度快，在 $T_1$ 加权像（$T_1$ weighted image，$T_1$WI）上呈现强信号，图像亮。而横向磁化强度从静磁化强度 $M_0$ 按指数规律逐渐衰减到零的过程，称为横向弛豫过程。横向磁化强度按指数规律从 $M_0$ 逐渐衰减到 $M_0$ 的 37% 时所需要的时间称为 $T_2$ 时间（图 6-2-3）。$T_2$ 时间长的组织，横向弛豫速度慢，在 $T_2$ 加权像（$T_2$ weighted image，$T_2$WI）上呈现强信号，图像亮。

$T_1$ 时间是纵向磁化矢量恢复到静磁化矢量 63% 的时间，纵向磁化矢量完全恢复需要 $3\sim4$ 个 $T_1$ 时间。

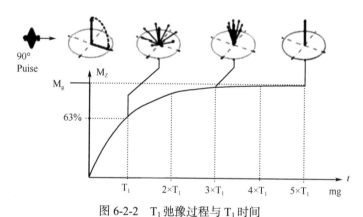

图 6-2-2　$T_1$ 弛豫过程与 $T_1$ 时间

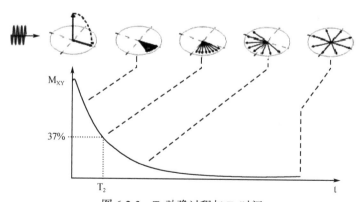

图 6-2-3　$T_2$ 弛豫过程与 $T_2$ 时间

$T_2$ 时间是横向磁化矢量衰减到原来的 37% 所需的时间

# 二、磁共振现象

磁共振现象的产生是需要具备一定条件的，具有自旋磁矩的原子核处于均匀的静磁场中，只有在与该原子核拉莫尔频率一致的射频 RF 脉冲作用下，原子核才会吸收射频 RF 脉冲的能量，产生磁共振现象。

## （一）原子核的自旋与磁矩

原子核由质子和中子组成，中子不带电，质子带有正电荷，可以假设为正电荷均匀地分布于原子核表面上。自旋是原子核的固有物理属性，当原子核做自旋运动时，核表面的正电荷也做旋转运动，于是，形成了微小环形电流。根据经典电磁物理学理论，环形电流可以产生磁力矩，带电原子核和自旋运动是产生核磁矩的两个重要因素，在微观上，可以把自旋的原子核看成是一个个微小的小磁铁，具备了自旋磁矩。

但是，并不是所有带电荷自旋的原子核都有自旋磁矩和能够被用来做磁共振成像的信号源，要根据该原子核自旋磁矩的大小和人体内的含量等因素来决定，总之，看它是否能产生足够的用来重建图像的信号。目前，在临床中能被用来产生磁共振信号的物质是氢、磷和钠元素。

## （二）静磁场

人体内具有自旋磁矩的原子核在没有外界磁场的情况下，各微磁矩方向杂乱无章，方向各异，合磁矩为零。如果人体位于方向和强度不变的磁场中，那么各个微小磁矩会在该磁场南北极的磁矩的作用下，整齐排列，形成静自旋磁矩，该强度和方向不变的外界磁场称为静磁场，其强度记为 $B_0$；我们把单位体积内核磁矩的矢量和称作该种原子核的磁化强度矢量，记为 $M_0$，也就是说，在静磁场作用下产生的磁化强度称为静磁化强度。这是磁共振现象中最基本、最重要的概念之一。

静磁场是由磁共振仪器的主磁体产生，它的功能是使人体组织中的脂肪和水质子自旋磁矩与静磁场方向一致，引起组织氢质子的磁化，形成组织的静磁化矢量。临床应用的主磁体主要有超导、常导和永磁三种类型，主磁体的主要参数有磁场强度、时间稳定性和空间均匀性。

## （三）射频脉冲

非零核磁矩在静磁场作用下，人体内的氢质子达到了平衡状态，但还不能产生磁共振现象，必须要有外界的能量激发打破这种平衡状态。打破这种静磁化强度的平衡状态，给组织以能量激发产生磁共振现象的脉冲称为射频脉冲（radio frequency，RF），它是根据所选择的脉冲序列，先产生数字脉冲波形，经过数字信号-模拟信号转换变成模拟信号，再经过信号处理，通过射频发射线圈，激发成像区域内的原子核产生共振，RF 作用停止后，产生共振的组织产生射频信号。

射频脉冲是由 MRI 系统的射频脉冲系统产生，主要有中心频率和带宽两个参数。根据射频脉冲的激发功能特点可以分为选择性脉冲和非选择性脉冲；可以根据射频脉冲的波形分，主要有 Sinc 型和 Gaussian 型 RF 脉冲。

**1. 选择性脉冲**　其功能主要是用于成像时的选层，使用该 RF 脉冲选择性的激发特定位置的层面，在固定的磁场强度条件下，中心频率决定了被选层面的中心位置，选择性脉冲的带宽决定了被选层面的厚度。该类型脉冲的特点是持续时间长而强度低，所以又称为软脉冲。

**2. 非选择性脉冲**　其功能是在三位成像中用于激发线圈内被选层面的组织质子，使其再次发生共振现象，产生用于层面图像信息的共振信号。中心频率和带宽决定了该层面内的图像信息的行和列。该类型脉冲的特点是作用时间持续短而强度大，所以又称为硬脉冲。

在临床工作中往往根据 RF 脉冲激发后静磁化矢量偏转的角度来分，有 $90^\circ$、$180^\circ$ 和小角度脉冲等。如：$90^\circ$RF 脉冲就是指 RF 脉冲作用后，静磁化矢量 $M_0$ 翻转 $90^\circ$ 到横轴面上，这时，垂直方向分量 $M_z$ 为零，水平方向分量 $M_{X,Y}$ 最大，大小等于 $M_0$。

# 三、磁共振图像的信号

磁共振产生可以被探测到的信号类型很多，其中最常见的是自由感应衰减信号、自旋回波信号和梯度回波信号。自由感应衰减信号不用来产生图像，有时候还带来图像伪影，需要掌握主要被用来产生图像的信号是自旋回波信号和梯度回波信号，理解这两种信号产生的原理、区别和优缺点。

## （一）自由感应衰减信号

在静磁场中，人体内原子核被磁化达到了热平衡状态，产生了静磁化强度 $M_0$，方向与静磁场 $B_0$ 一致，当外界射频脉冲 RF 作用时，$M_0$ 会偏离 $B_0$ 方向，原子核就处于非平衡状态，RF 脉冲作用停止后，静磁化强度会逐步恢复到原来的热平衡状态。在这一过程中，静磁化强度 $M_0$ 在静磁场 $B_0$ 的作用下以一定角速度做进动，并在接收线圈中产生感应信号，该信号与静磁化强度进动频率一致，同时因为磁化强度的弛豫过程，使得静磁化矢量水平分量按指数函数规律衰减到零，该信号的强度也是按指数规律衰减到零，因此接收线圈中得到的信号称为自由感应衰减信号（free induction decay，FID）（图 6-2-4）。自由感应衰减信号因为是磁化强度的水平分量在接收线圈中感应产生，信号的衰减快慢是由横向弛豫时间 $T_2$ 决定。如果静磁场的均匀度是理想状态，则自由感应衰减信号（FID）反映了组织内部氢质子自旋-自旋作用的真实 $T_2$，但由于实际静磁场并非理想中那样均匀，自由感应衰减信号受到了非均匀静磁场的影响，因此往往衰减更快，一般用 $T_2^*$ 表示。

FID 信号虽然没有用来成像，但可以用来测量组织的 $T_1$ 和 $T_2$ 值。

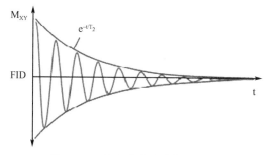

图 6-2-4　自由感应衰减信号 FID

自由感应衰减信号与时间呈指数关系衰减

## （二）自旋回波信号

自由感应衰减信号（FID）是没有受到二次激发得到的自然衰减信号，而自旋回波信号是指 90°RF 脉冲作用过后，经过一段时间再施加一个 180° 脉冲，在两倍的时间，组织产生一个信号峰，这个信号峰到 180° 脉冲的时间等于 90° 脉冲到 180° 脉冲的时间，90° 脉冲和信号峰在时间上关于 180° 脉冲对称，好像是自由感应衰减信号产生的回波，所以称为自旋回波（spin echo，SE）（图 6-2-5）。90° 脉冲到信号峰的间隔时间成为回波时间（echo time，TE），与下一个 90°RF 脉冲的间隔时间成为重复时间（time of repeat，TR），这是由于实际静磁场是非均匀的，静磁场的非均匀性使得组成磁化强度的各个微观核磁矩进动频率不一致，从而产生散相，随着时间的增加，这种相位不一致越来越明显，最终所有微观原子核的核磁矩相当于随机分布，微观核磁矩相互抵消，总的静磁化强度也就变为零。180° 脉冲作用后，每个原子核的进动方向相反，进动频率不变，于是再经过同样时间，每个原子核的自旋磁矩方向又一致了，就产生了信号峰。

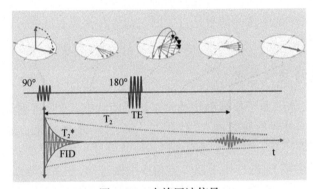

图 6-2-5　自旋回波信号

自旋回波信号与 90° 激发脉冲时间上关于 180° 重聚脉冲对称，改变重聚脉冲激发的时间可以改变自旋回波信号的产生时间。90° 脉冲中点到自旋回波信号中点的时间间隔称为回波时间（TE）

## （三）梯度回波信号

梯度回波信号和自旋回波信号一样，也是需要二次人为干预产生的磁共振信号。自旋回波信号产生过程中需要一个 180°RF 重聚脉冲，使得原子核进动方向相反，而梯度回波信号产生过程中使用了梯度极性翻转，达到与 180° 脉冲一样的功能。

梯度回波一般采用小角度 RF 脉冲，如 45° 脉冲。被选层面受激发后，首先使用散相位梯度，或叫离相位梯度场，促使横向磁化矢量分散，使自旋散相，再使用相反极性的梯度场（读出梯度或叫聚相位梯度场）使每个原子核进动方向相反，在 TE 时刻读出梯度得到自旋重聚的回波信号，即梯度回波信号（图 6-2-6）。由于梯度极性的翻转比 180° 脉冲作用所花时间显著缩短，这样可以缩短梯度回波序列的重复时间（TR），提高扫描速度。由于梯度回波序列采用小角度激发 RF 脉冲，横向磁化矢量强度没有 90° 脉冲时产生的磁化矢量强度大，因此梯度回波信号的强度比自旋回波信号小，也会影响到图像对比度。

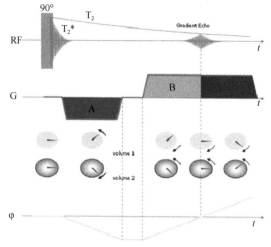

图 6-2-6　梯度回波信号

梯度回波信号的产生只有一个 90° 激发脉冲，没有 180° 重聚脉冲，是通过梯度场
G 的极性翻转达到矢量重聚的效果，图中 A 和 B 为不同极性梯度场，而且持续作用时间相等

# 四、磁共振信号空间定位

磁共振信号空间定位是产生磁共振图像的重点也是难点，需要正确理解定位所需的梯度场强的概念，还要运用空间思维能力，理解层面选择、相位编码和频率编码的过程。

## （一）梯度磁场的概念

在理想的静磁场当中，磁场范围内的各点磁场强度都相等，根据拉莫尔频率的计算公式可知，各点的氢质子进动频率是一样的，那如何区分空间内各个体素的位置和信号强度的差异呢？这就需要在静磁场 $B_0$ 上叠加另一个有线性变化（梯度差）的磁场，在空间上引起磁场强度的线性变化，使得在该方向上的不同位置的原子核拉莫尔进动频率不一致，从而改变自旋的频率或相位不一致，通过对自旋的进动频率和相位的识别，来获取信号的空间位置，即信号进行了空间编码（层面选择、相位编码和频率编码），这个叠加在静磁场上线性变化的可以改变方向用于空间编码的磁场称为梯度磁场。它是由梯度线圈产生，分别由 X，Y 和 Z 方向的三对梯度线圈组成，分别记为 Gx、Gy 和 Gz，对应于空间编码的三个方向。

## （二）空间编码

所谓空间编码就是对磁共振信号进行空间定位，获得三维空间坐标位置，采集数据，重建图像。为了得到空间里一幅图像，需要知道每个像素的空间位置和该像素的信号强度。信号强度表现为灰阶。以二维横轴面图像为例，空间定位包括三个过程：层面选择、相位编码和频率编码。层面选择的过程得到横轴面的 Z 方向位置和层厚信息，相位编码和频率编码过程得到 X 和 Y 方向的位置信息，相位编码和频率编码可以互换，不正确的互换会产生伪影，但是，合理的互换可以减少一定条件下的重叠伪影。下面就空间编码的三个过程进行说明。

**1. 层面选择** 层面选择是指只有一定厚度和特定位置层面里的原子核受到激发，产生信号，而其他位置的原子核没有受到激发，不产生信号，只有让被选择层面采集得到的信号用于成像。层面选择过程中选层梯度和选择性 RF 脉冲要同时使用。进行层面选择时，Gz 梯度场开通，Gx 和 Gy 梯度场关闭。

层面选择的位置和层厚是由选择性 RF 脉冲的中心频率和脉冲带宽决定的。RF 脉冲的中心频率要等于被选层面中心的拉莫尔频率，在梯度场 Gz 和静磁场 B0 叠加后，在 Z 方向上的各点拉莫尔频率呈线性变化，RF 脉冲的带宽决定了选择层面的层厚。

**2. 相位编码** 进行了层面选择之后，得到了 Z 轴方向的位置信息，还需要 X 和 Y 方向的位置信息。先使用选层梯度场 Gz，然后使用相位编码梯度场 Gy，最后使用频率编码梯度场 Gx 进行频率编码即采集数据，所以频率编码梯度场也叫读出梯度场。相位编码时相位编码梯度场 Gy 开启，Gx 和 Gz 关闭。

Gx、Gy 和 Gz 本质上都是线性变化的梯度场，只不过是方向和用途不同分别被称为频率编码梯度场、相位编码梯度场和层面选择梯度场。相位编码梯度场 Gy 开启后，Y 方向不同位置的磁场强度不一样，原子核进动频率沿着相位编码梯度场方向呈线性变化，Gy 作用一段时间后，原子核自旋间的相位逐渐产生差异。当 Gy 关闭后，自旋以原来相同的进动频率进动，各原子核自旋间的相位差异被保留了下来，因此通过对接收线圈获取的磁共振信号进行傅里叶变换（FT），可以得出 Y 轴方向上的位置信息，这个过程就叫相位编码。

**3. 频率编码** 空间编码的最后一步是频率编码。在叠加频率编码梯度场强 Gx 后，处在该负方向上一端的原子核自旋进动频率低，处在正梯度方向上的原子核进动频率高，每个频率都与该方向上的位置有一一对应的关系，因此，对信号进行傅里叶变换得到每个频率分量的幅度，每个频率分量代表该方向上各点所在的位置信息，信号分量的幅度代表信号的强度，在图像上表现为黑白度，越亮表示该点信号越强，越暗表示该处信号弱。频率编码时 Gx 开启，Gy 和 Gz 关闭。

频率编码梯度场工作的同时，使用频率编码梯度场采集信号，因此频率编码梯度场又叫读数梯度场或信号采集梯度场，在回波信号采集过程中，沿频率编码方向上的不同，空间位置的相位关系继续变化。

# 五、磁共振的加权成像

MRI 是一种多参数成像，众多的成像参数与图像质量密切相关，参数之间关系复杂，并不是简单的线性关系。需要正确理解成像时的加权概念和三种基本的加权图像，质子密度加权像（proton density weighted imaging，PDWI）、$T_1$ 加权像（$T_1$ weight imaging，$T_1WI$）和 $T_2$ 加权像（$T_2$ weight imaging，$T_2WI$）。

## （一）加权的概念

加权成像就是突出成像过程中组织某方面的特性，而尽量抑制其他特性对信号的影响，即"突出重点"。要理解加权的概念，需要理解图像的对比度。图像的对比度是指被成像物质本身不同物理性质的差异反应在图像中形成的灰度或亮度的差异。磁共振成像是一种多参数成像，人体组织的物理性质差异表现为组织在质子密度、$T_1WI$ 和 $T_2WI$ 等参数上的差别，因此，如果人们选择了不同的成像方法，就会得到不同对比度的图像。对于磁共振应用技术人员来说，合理地选择成像参数就能很好地利用这些差异得到最佳对比度的图像，得到更多的疾病信息，有利于提高诊断的正确率。如果利用人体组织质子密度、$T_1$和 $T_2$ 参数的差别成像得到的具有一定对比度的图像分别被称为 PDWI、$T_1$WI 和 $T_2$WI。这三种加权像是临床中最常用三种加权图像，还有很多其他加权像。PDWI 中图像的灰度差异主要由组织间质子密度的差异决定；$T_1$WI 的灰度差异主要是由纵向弛豫时间差异决定；$T_2$WI 的对比度是由横向弛豫时间的差异决定。

### （二）质子密度加权像

质子密度加权图像（PDWI）的对比度主要反映不同组织里质子密度的差异，质子密度越高，MR 信号强度越大，图像越亮。例如，脑组织灰质的质子密度比白质高，在 PDWI 上，灰质的信号强度比白质强（亮度高）。骨骼含氢质子量少，在质子密度加权像中，信号强度最小，图像是最暗的（图 6-2-7A）。

要得到 PDWI，一般选择较长的 TR，使得 TR 不小于纵向弛豫时间 $T_1$，同时选择较短的回波时间 TE，TE ≪ $T_2$。选择大的 TR，能够使静磁化矢量能完全恢复，减少纵向弛豫过程对信号强度的影响，其静磁化强度由组织的质子密度决定；选择小的 TE，可以减少横向弛豫过程对信号强度的影响，这样得到的图像对比度有组织的质子密度决定。在 1.5T 的场强条件下，较长 TR 值一般为 1500～2500ms，甚至更大值，短 TE 值一般为 15～25ms。常规采用饱和恢复自旋回波序列可以得到 PDWI。

### （三）$T_1$ 加权像

$T_1$ 加权像（$T_1$WI）的对比度主要反映组织纵向弛豫的差别，由组织的 $T_1$ 决定。在 $T_1$WI 中，组织的 $T_1$ 值越小，表示纵向弛豫速度越快，同一时刻，该组织的纵向磁化强度分量越大，产生的信号强度越大，图像越亮。根据 $T_1$WI 的定义可知，要得到 $T_1$WI，应该选择较短的 TR，当 TR < $T_1$ 时，在 $90^\circ$RF 脉冲激发之后，磁化强度的纵向磁化分量没有完全恢复到平衡状态的最大值，其恢复程度由组织的 $T_1$ 决定，不同组织的纵向弛豫的快慢不同，于是获得反映纵向弛豫差别的对比度图像（图 6-2-7B）。同时选用较短 TE，TE ≪ $T_2$，减少横向弛豫对信号强度的影响，通过短 TR，短 TE 可以突出 $T_1$ 对图像对比度的影响，在 1.5T 场强条件下，短 TR 值一般为 300～600ms。

### （四）$T_2$ 加权像

$T_2$ 加权像（$T_2$WI）的对比度主要反映组织横向弛豫的差别，由组织的 $T_2$ 决定。在 $T_2$WI 中，组织的 $T_2$ 值越小，表示横向弛豫速度越快，同一时刻，$T_2$ 越小的组织横向磁化强度分量越小，产生的信号强度越小，图像越暗。根据 $T_2$WI 对比度的特性，$T_2$WI 时，要采用较长的 TR，因为当 TR ≫ $T_1$ 时，纵向磁化矢量基本恢复到最大值，不受纵向弛豫过程的影响，得到的信号与 $T_1$ 无关。同时采用较长 TE，使组织的横向磁化矢量由于 $T_2$ 弛豫而发生衰减，同一时刻，不同组织的横向磁化矢量存在差异，这样采集到的信号就反映了不同组织横向磁化矢量的差别，得到的图像为 $T_2$WI（图 6-2-7C）。在 1.5T 磁场条件下，较长 TE 值一般为 90～120ms。

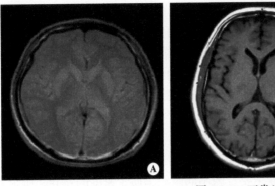
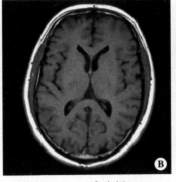
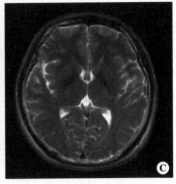

图 6-2-7　正常头颅 MRI

A. 正常头颅 PDWI；B. 正常头颅 T₁WI；C. 正常头颅 T₂WI

总之，要选择适当的 TR、TE 值得到需要的加权图像（图 6-2-8）。如果选择短 TR、长 TE 的设置，那么得到的图像就会因为信号太弱，信噪比差，无法成像的无效部分。

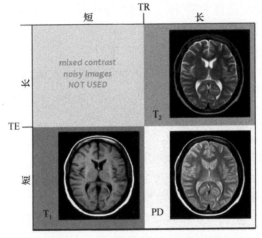

图 6-2-8　加权像图像的 TR、TE 值

（李　锋）

# 第三节　磁共振成像序列

## 一、脉冲序列的基本概念

产生一幅磁共振图像，需要三个方向的梯度场、RF 射频脉冲和接收线圈等多个部件协调工作，紧密配合。射频脉冲、梯度场和信号采集时刻等相关参数的设置及它们在时序上的排列的总和称为 MRI 的脉冲序列（pulse sequence）。脉冲序列中一般包括三个方向上的梯度场强的施加方向、梯度场强强度、施加时刻和持续时间，射频脉冲的带宽、幅度、中心频率、施加时间和持续时间等。常规脉冲序列由五部分组成：射频脉冲、层面选择梯度场、相位编码梯度场、频率编码梯度场和磁共振信号。

MRI 脉冲序列种类很多，很难用单一标准分类，常用的是根据回波信号产生的类型，分为自旋回波序列（spin echo，SE）和梯度回波序列（gradient echo，GE），梯度回波序列有时也称为梯度回波（gradient recalled echo，GRE）或磁场回波（field echo，FE）。如果根据静磁化矢量恢复的程度来分，可以分为饱和恢复脉冲序列、部分饱和脉冲序列、反转恢复脉冲序列等等。脉冲序列变化很多，在 SE 和 GE 序列又可以演变出快速序列，如快速自旋回波序列（fast spin echo，FSE），即采用了多回波技术。

# 二、自旋回波序列

## （一）自旋回波序列的结构

SE 是由一个 90° 射频激发脉冲和一个 180° 重聚脉冲组成（图 6-3-1）。90° 脉冲的作用是使静磁化矢量 $M_0$ 翻转 90° 到横轴面上，各微观原子核的自旋磁矩由于静磁场的不均匀产生失相位，在 180° 重聚脉冲的作用下，经过与 90° 到 180° 脉冲间隔相同的间隔时间后产生回波信号。

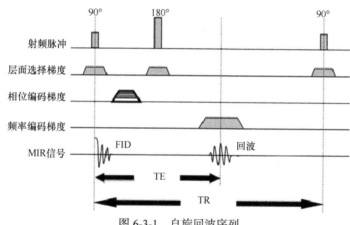

图 6-3-1　自旋回波序列

SE 序列是由一个 90° 和 180° 脉冲构成的，90° 脉冲激发后一定时间（Ti，为 90° 脉冲中点与 180° 脉冲中点的时间间隔），予 180° 重聚脉冲激发，再经过一个 Ti 后，将产生一个自旋回波，把 90° 脉冲中点与回波中点的时间间隔定义为 TE。序列由多组 90°、180° 脉冲重复进行，相邻两个 90° 脉冲中点的时间间隔定义为 TR。

## （二）自旋回波序列的使用

SE 是 MR 经典的序列，可以被用来获得 PDWI、$T_1WI$ 和 $T_2WI$ 等不同类型的加权图像，MRI 技术人员通过改变自旋回波序列的 TR 和 TE 设置来实现。重复时间 TR 是指两个 90°RF 激发脉冲之间的时间间隔，长的 TR 时间表示纵向磁化强度有足够的时间恢复到最大值，纵向弛豫过程的影响最小，信号强度主要由组织的质子密度决定。短的 TR 时间表示纵向磁化强度还未完全恢复到热平衡状态值，不同组织由于自身纵向弛豫时间 $T_1$ 的不同，表现出组织间纵向弛豫快慢的区别，纵向弛豫过程对图像对比度的影响大，但如果 TR 时间过短，纵向磁化强度还很小，信号强度会过小而不能被采集。回波时间 TE 是 90° 脉冲到回波信号中点的时间间隔，长的 TE 时间表示开始采集时刻向后推迟，横向弛豫过程完全，信号衰减大，减少了横向弛豫对图像对比度的影响，但如果 TE 时间过长，横向磁化强度衰减过多，信号强度过小就无法被用来产生图像。短的 TE 时间，各组织因为 $T_2$ 时间参数的不同，表现出各组织横向磁化强度的差异，横向弛豫过程对图像对比度的影响大，图像表现为 $T_2$ 加权像。

综上所述，成像时，长 TR 和短 TE 的设置，得到的是 PDWI；短 TR 和短 TE 的设置，得到的是 $T_1$WI；长 TR 和长 TE 设置得到 $T_2$WI；短 TR 和长 TE 的设置，由于信号过小而不能产生诊断用图像。

# 三、快速自旋回波序列

## （一）快速自旋回波序列的结构

快速自旋回波序列（fast spin echo，FSE）是自旋回波序列的升级。自旋回波序列里一次 90° 射频脉冲后只有一个 180° 重聚脉冲，只能产生一个自旋回波信号，如果要想得到矩阵为 256×256 的图像，需要 256 次重复激发，所需时间是 256×TR。而快速自旋回波序列是在一个 90° 脉冲之后带上多个（两个以上）180° 重聚脉冲（图 6-3-2），一次 90° RF 射频脉冲激发可以产生相应的多个（两个以上）回波信号，每个回波信号的相位编码不同，在一个 TR 周期内可以填充多条 K 空间线，加快了图像采集的速度，所以叫做快速自旋回波序列。一个 TR 内得到的回波信号个数称为回波链长度（echo train length，ETL），也称为时间因子，相邻回波间的距离叫做回波空间（echo space，ESP）。快速自旋回波序列成像时间缩短的倍数就是回波链长度。与自旋回波序列相比，成像时间为 256×TR/ETL。在一个 TR 期间，180° 重聚脉冲数目不能过多，因为信号在衰减，过长的回波链，后面得到的回波信号强度会太小。

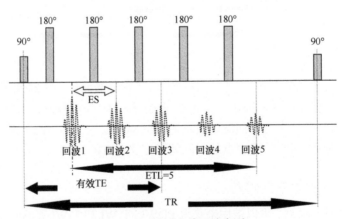

图 6-3-2　快速自旋回波序列

FSE 序列是在 SE 序列基础上加多个 180° 重聚脉冲构成的。如图中利用 5 个 180° 脉冲，产生 5 个自旋回波，提高采集速度。

## （二）快速自旋回波序列的特点

由于 FSE 的带有多个 180° 重聚脉冲，一次激发得到多个回波信号，大大提高了数据采集速度，减少了扫描时间，从而减少了患者的运动伪影，减少了患者在检查中的不适感，而且相应地提高了图像的信噪比。由于 FSE 扫描速度快，在扫描野不变的前提下，可以使用更大的相位编码步数，如 512 或 1024，提高空间分辨力，提高 MRI 对小病变的检出能力。

FSE 虽然有以上优点，但也由于其填充 K 空间的方式会使图像有退化现象，主要表现为相位编码方向有常见的模糊伪影。K 空间的每条填充线由于 $T_2$ 弛豫过程的影响有不同的回波延迟，会使组织信号含有不同程度的横向磁化强度分量。同时，增加了 RF 脉冲的数目会增加患者对 RF 射频能量的吸收。在磁共振成像中用特定吸收率（specific absorption rate，SAR）来描述人体对 RF 射频能量的吸收。如果人体过多吸收 RF 能量可能会对人体造成伤害，所以在给定的 TR 内，180°RF 重聚脉冲的个数不能过多。

# 四、反转恢复序列

## （一）反转恢复序列的结构

反转恢复（inversion recovery，IR）序列的脉冲顺序和自旋回波序列相反，首先使用 180°RF 脉冲，然后等待一段时间[反转时间（inversion time，TI）]，再使用 90°RF 脉冲（图 6-3-3）。首先使用的 180° 脉冲对组织进行激发，使组织的宏观纵向磁化矢量偏转 180°，与主磁场负方向一致，因此反转恢复序列的 180° 脉冲也称为反转脉冲。此时的纵向磁化矢量弛豫过程比翻转宏观磁化矢量翻转 90° 要延长，组织间的纵向弛豫差别加大，得到图像中 $T_1$ 对比增加。当某一组织的纵向磁化矢量在从主磁场负方向逐步恢复，大小为零的时刻，被称为该组织的 TI 时刻，TI 称为反转时间，表示某一组经 180° 反转脉冲激发后，纵向磁化矢量从主磁场负方向恢复到零所需要的时间。在某一组织的 TI 时刻，使用 90° 脉冲激发，则该组织由于没有宏观纵向磁化矢量而不产生横向磁化矢量，该组织就不产生信号，利用这个特点就可以选择性地抑制某种组织的信号。

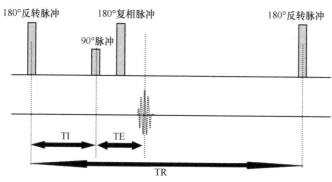

图 6-3-3　反转恢复序列

IR 序列由一个 180°反转预脉冲后加 SE 序列构成。180°反转预脉冲中点到 90°脉冲中点的时间间隔称为反转时间（TI），TI 是决定图像的 T1 对比和权重。90°脉冲中点到回波中点的时间间隔称为回波时间（TE），两个相邻的 180° 反转预脉冲中点的时间间隔定义为 TR。

## （二）反转恢复序列的使用和快速反转恢复序列

根据反转恢复序列的结构可知，反转恢复序列是产生 $T_1WI$ 的序列。该序列实际上是一个 180° 反转脉冲后加一个自旋回波序列，180° 反转脉冲中点到 90° 脉冲中点的时间间隔定义为 TI，90° 脉冲中点到回波信号中点定义为 TE，两个相邻的 180° 反转脉冲中点的时间间隔定义为 TR。

快速反转恢复（fast inversion recovery，FIR）序列是反转恢复序列的改进，类似于快速自旋回波序列与自旋回波序列的关系，在一个 180° 反转脉冲后加一个快速自旋回波序列。FIR 大大加快了成像速度，相当于快速自旋回波序列比自旋回波序列加快了成像速度。

# 五、梯度回波序列

## （一）梯度回波序列的构成

梯度回波（gradient recalled echo，GRE）序列是在一个小角度 RF 激发脉冲作用后，在频率方向上施加一个梯度场，作用一段时间后，切换梯度磁场方向，作用相同时间，使相位重聚，得到梯度回波信号（图 6-3-4）。这个小角度激发脉冲称为 α 脉冲，一般为 10°～90°。与自旋回波序列比较，90°RF 激发脉冲后，自旋回波序列使用了一个 180° 的重聚脉冲，使相位重聚，而 GRE 使用了切换梯度方向使相位重聚，获得回波信号。α 脉冲中点与回波信号中点的时间间隔定义为 TE；两个 α 脉冲中点的时间间隔定义为 TR。

GRE 序列在 α 脉冲激发后，施加频率梯度场（读出梯度场）来改变该方向上的磁场强度差异，该方向上质子的进动频率也出现差异，从而加快了质子的失相位，把第一个施加的梯度场称为离相位梯度场。紧接着施加一个强度相同方向相反的梯度场，使原来进动频率高质子进动变慢，而原来进动频率低的质子进动变快，经过与离相位梯度场相同的作用时间，把离相位梯度场引起的质子失相位得到纠正，组织的宏观横向磁化矢量逐渐恢复到最大值，第二个施加的梯度场称为聚相位梯度场。

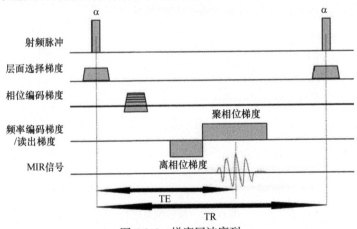

图 6-3-4 梯度回波序列

在射频 α 脉冲激发后，在频率编码方向上先施加一个离相位梯度场，造成质子进动频率不同，加快了质子的失相位，因而组织的横向磁化矢量很快消失。这时依然在频率编码方向上施加强度相同，方向相反聚相位梯度场，原来进动频率高质子进动变慢，而原来进动频率低的质子进动变快。由于离相位梯度场造成的失相位逐渐得以纠正，组织宏观横向磁化矢量逐渐恢复，当聚相位梯度场作用时间达到与离相位梯度场一样时，离相位梯度场造成的失相位得以完全纠正，信号强度得到峰值，从此时刻后，在聚相位梯度场的继续作用下，质子又发生了失相位，组织宏观横向磁化矢量又开始出现衰减直至到零，从而形成一个完整的梯度回波。

### （二）梯度回波序列的特点

**1. GRE 序列的优点**

（1）使用小角度 α 脉冲，因其能量小，可以降低 SAR 值。

（2）相对于 90° 脉冲而言，α 脉冲以最少的能量产生相对较大的横向磁化矢量，比如：30° 脉冲的能量是 90° 脉冲的 1/3，但产生的横向磁化矢量强度约是 90° 脉冲的 1/2。

（3）小角度激发后，组织保留了较大的纵向磁化矢量，使得纵向弛豫时间大大缩短，因此我们可以选用较短的 TR，加快了扫描速度，这是梯度回波序列比自旋回波序列成像速度快的原因。

（4）由于对磁场均匀性敏感，可以提高对造成局部磁场不均匀的病变检出率，如弥散性轴索损伤、出血等。

**2. GRE 序列的缺点**

（1）使用了 α 脉冲，射频产生的横向磁化矢量强度比自旋回波序列产生强度小，是图像信噪比降低。

（2）利用频率梯度场切换时产生回波，不用完全排除主磁场不均匀造成的质子失相位，在相同的 TE 下，梯度回波序列得到的回波信号的强度要低于自旋回波序列。

（3）由于主磁场的不均匀性，GRE 序列反映的是 $T_2^*$ 弛豫信息而不是 $T_2$ 信息，不像自旋回波序列使用 180° 重聚脉冲可以消除主磁场的不均匀性带来的质子失相位的影响。

（4）对磁场均匀性敏感，容易产生磁化率伪影，这既是缺点，也是优点。

# 六、扰相梯度回波序列

扰相 GRE 序列是对梯度回波序列的改进。在梯度回波序列的第二个 α 脉冲前，在层面选择方向、相位编码方向和频率编码方向上都施加一个很强的梯度场（图 6-3-5），人为造成磁场的不均匀，加快质子的失相位，消除前一次残留的横向磁化矢量，这样可以缩短 TR 时间，提高成像速度。

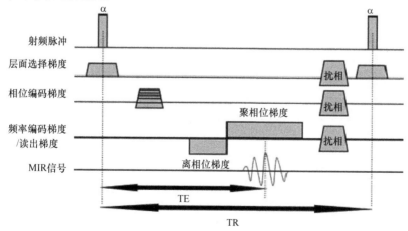

图 6-3-5　扰相梯度回波序列

与常规 GRE 序列相比，扰相 GRE 序列唯一的不同就是在前一次脉冲的回波采集后，下一次脉冲来临前，在层面选择方向、相位编码方向及频率编码方向都施加了一个很强的梯度场，人为造成磁场不均匀，加快了质子失相位，以彻底消除前一次脉冲的回波采集后残留的横向磁化矢量

以 GRE 序列为例，当梯度回波序列的 TR 明显大于组织的 $T_2$ 时，下一次 α 脉冲使用前，组织的横向磁化矢量有足够的时间进行弛豫，直至衰减到零，这样两次 α 脉冲激发之间不会有参与的横向磁化矢量的影响。当梯度回波序列的 TR 小于 $T_2$ 时，下一次 α 脉冲激发前，前一次组织的横向磁化矢量还未完全弛豫，残留的横向磁化矢量对下次的 α 脉冲产生的横向磁化矢量造成影响，在图像上体现为带状伪影。如果组织的 $T_2$ 越大，TR 越小，α 脉冲角度越大，带状伪影越严重。扰相梯度回波序列针对这种情况在梯度回波序列的基础上增加了三个方向的扰相梯度场，消除了前一次残留的横向磁化矢量，提高了采集速度。

# 七、平面回波成像技术

平面回波成像（echo planar imaging，EPI）技术是在 GRE 的基础上发展而来，通过 EPI 技术采集到的信号属于梯度回波信号。常规的 GRE 序列中只有一次读出梯度场的正反向切换，只产生一个梯度回波信号；而平面回波成像技术是在一次激发后，利用频率梯度场的多次正反向切换，相应获得多个 GRE 信号，就如理解 FSE 序列与 SE 序列一样，EPI 像是快速 GRE 序列，一次激发，频率梯度多次切换，获得多个回波信号。EPI 技术是目前最快的 MR 信号采集方式，单次激发可以完成一幅图像的采集。单次激发的 EPI 称为 SS-EPI。但是，如果单次激发得到的多个信号不足以填满整个 K 空间，需要有多次激发，这种多次激发的 EPI 称为 MS-EPI。

EPI 技术可以与其他基础序列结合发展成各种快速 EPI 序列。

**1. 梯度回波 EPI（GRE-EPI）** 在 α 脉冲后利用 EPI 技术，得到多个梯度回波信号。GRE-EPI 一般采用单次激发，用作 $T_2$ 加权成像。

**2. 自旋回波 EPI（SE-EPI）** 在一个自旋回波序列后加上 EPI 技术，$90^{\circ}$RF 脉冲激发后，经过 $180^{\circ}$ 脉冲重聚脉冲作用，得到的第一个回波信号是自旋回波信号，用于填充 K 空间的中心部分，接着使用多个频率梯度正反向的切换，获得多个梯度回波信号，用于填充 K 空间的外周部分。因为使用了自旋回波序列，得到的图像可以反映 $T_2$ 弛豫特性，SE-EPI 序列可以是单次激发和多次激发，主要用于 $T_2$ 加权成像和弥散加权成像。

**3. 反转恢复 GRE-EPI** 在 GRE-EPI 序列前施加一个 $180^{\circ}$ 反转脉冲，因为反转脉冲增加了纵向弛豫特性，该序列一般用于 $T_1$ 加权成像。

**4. 反转恢复 SE-EPI** 在自旋回波 EPI 前施加一个 $180^{\circ}$ 反转脉冲，可以是单次激发或多次激发，该序列用于 FLAIR 成像和 DWI 成像。

（黄科峰）

# 第四节 磁共振成像及辅助技术

## 一、脂肪抑制序列

脂肪组织大量分布与人体各组织器官，具有短 $T_1$ 和较长 $T_2$ 弛豫时间的物理特性，其

在磁共振 $T_1WI$ 上表现为高信号，在 $T_2WI$ 上为中高信号。这一特性虽然对病变的检出提供了天然对比，但有时又会掩盖病变的信号或难以确定病变边界，特别是在 $T_2WI$ 和增强 $T_1WI$ 上，影响了病变的检出，对病变的定位及定性带来了困难。而脂肪抑制技术的应用克服了脂肪组织的上述影响，临床常用脂肪抑制技术有化学饱和法、短 TI 时间反转恢复法、频率选择反转脉冲脂肪抑制技术、选择性水或脂肪激发技术和化学位移水-脂反相位成像技术。

### （一）化学饱和法

化学饱和法是利用脂肪氢质子的进动频率比水分子中氢质子要慢的化学位移效应来抑制脂肪的。在没有梯度磁场的参与下，预先施加一个与脂肪氢质子频率一致的激发脉冲激发脂肪的氢质子，水分子中的氢质子因化学位移效应的存在不被激发，然后再加以梯度干扰脉冲致脂肪氢质子失相位，使其处于饱和状态，最后施加真正的成像激发脉冲。由于处于饱和状态的脂肪氢质子不能接受能量，故不产生信号从而获得脂肪抑制效果（图 6-4-1）。

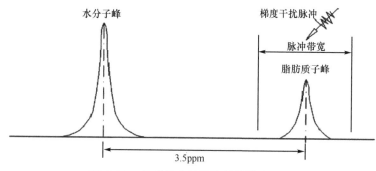

图 6-4-1　化学饱和法脂肪抑制技术原理

图中水分子氢质子比脂肪中氢质子进动频率快约 3.5ppm，预先施加与脂肪氢质子频率一致的饱和脉冲使脂肪氢质子饱和后，再施加真正的成像激发脉冲时，则只能获得水分氢质子的信号，从而达到脂肪抑制的目的。

**1. 化学饱和法的主要优点**

（1）使用方便：可与 SE 序列、FSE 序列、GRE 序列等多种序列配伍使用。

（2）特异性高：主要抑制脂肪组织信号，不影响其他组织信号。

（3）可与顺磁性对比剂匹配使用：应用于增强 $T_1WI$。

**2. 化学饱和法的缺点**

（1）对磁场强度的依赖性较大：磁场强度在 1.0T 以上才能取得较好抑制效果。

（2）对磁场均匀性要求高：成像区域的金属异物、大 FOV 成像都会影响脂肪抑制效果。

（3）额外的射频脉冲及梯度场：增加了成像时间和患者的热吸收率，减少了每个 TR 所允许的成像层数。

### （二）短 TI 时间反转恢复法

短 TI 时间反转恢复法基本原理是选择适当的反转时间 TI 使脂肪信号为零，从而选择性抑制脂肪信号（图 6-4-2）。先使用 180° 射频脉冲，使质子纵向磁化矢量从+Z 轴倒向-Z 轴，180° 脉冲停止后，纵向磁化矢量由负方向最大恢复至零的时刻，此过程需要一定的时间，称之为反转时间（TI）。而后纵向磁化矢量由零向正方向逐渐增大到最大。在纵向磁化矢量为零的时刻给予 90° 脉冲激发无横向磁化产生，故此时不产生 MR 信号。抑制脂肪的 TI 等于脂肪组织 $T_1$ 值的 69%，由于脂肪组织的 $T_1$ 值最短，因此选择短的 TI 可有效抑制脂肪组织的信号，不同组织的反转时间不同，同一组织的反转时间在不同磁场强度下也不同，因此不同场强要选择不同 TI 以获得理想的脂肪抑制效果。通常在 3.0T 磁共振机为 180ms，1.5T 磁共振机为 160ms，1.0T 磁共振机为 130ms，0.5T 磁共振机为 90ms。

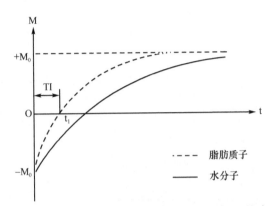

图 6-4-2　短 TI 时间反转恢复法脂肪移植技术 TI 的确定

图中 TI=$t_1$。当 t=$t_1$ 时，脂肪质子的弛豫曲线经过 0 点，其纵向磁化矢量为零，此时给予 90°脉冲激发时无横向磁化产生，故不产生 MR 信号，脂肪组织被抑制

**1. 短 TI 时间反转恢复法的优点**　①场强依赖性低：低场磁共振也可以获得较好的脂肪抑制效果；②与化学饱和法相比磁场均匀度要求较低：在局部磁场均匀度差和大 FOV 成像也能获得较好的脂肪抑制效果。

**2. 短 TI 时间反转恢复法的缺点**　①选择性较低：与脂肪 $T_1$ 相近的组织或病灶，如血肿、黏液蛋白和强化的病灶也可被抑制，故不能应用于增强 $T_1WI$；②需要长的 TR，故成像时间较长。

### （三）频率选择反转脉冲脂肪抑制技术

频率选择反转脉冲脂肪抑制技术实际上可以看作是前两种技术的融合，因为该技术既考虑了脂肪的进动频率，又考虑了脂肪组织的短 $T_1$ 值特性。其原理是在射频脉冲激发前，先对三维成像容积用带宽很窄的预脉冲进行激发，其中心频率为脂肪中氢质子的进动频率，因此仅有脂肪组织被激发。同时，这一脉冲略大于 90°，这样脂肪组织将出现一个较小的反方向纵向磁化矢量，预脉冲结束后，脂肪组织发生纵向弛豫，其纵向磁化矢量将发生从反向到零，然后到正向并逐渐增大，直至平衡状态。如果选择合适的 TI 就能对三维扫描容积内的脂肪组织进行很好的抑制。

**1. 频率选择反转脉冲脂肪抑制技术的优点**　①仅增加少量扫描时间，该脉冲略大于 90°，因此，其 $T_1$ 要远短于 STIR 中的 $T_1$；②一次预脉冲激发即完成三维容积内的脂肪抑制；③几乎不增加人体射频的能量吸收。

**2. 频率选择反转脉冲脂肪抑制技术的缺点**　①对场强的要求较高，在低场扫描机上不能进行；②对磁场均匀度要求较高。

### （四）选择性水或脂肪激发技术

选择性水或脂肪激发技术与频率选择饱和法一样，也是依据脂肪与水的化学位移效应来成像的。但是又与频率选择饱和法不同，它可以选择水激发（抑制脂肪信号而获得水信号）或脂肪激发（抑制水信号而获得脂肪信号）来成像。它通常采用频率和空间选择的二项脉冲来实现，这种脉冲实际上是偏转角和偏转方向不同的多个脉冲的组合（图 6-4-3）。

**1. 选择性水或脂肪激发技术的优点**　①可应用于 SE、FSE、GRE 等序列中；②可用于 2D 和 3D 采集模式；③不会减少每个 TR 所允许的成像层数。

**2. 选择性水或脂肪激发技术的缺点**　对磁场的均匀性要求较高。

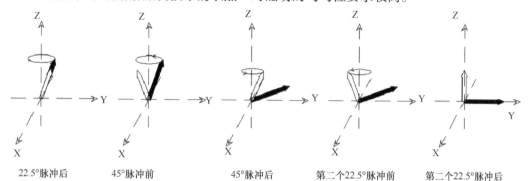

图 6-4-3　选择性水激发技术原理

上图为一个 1-3-1 组合脉冲示意图，90° 脉冲由 22.5°、45°、22.5° 三个脉冲则组成。图中黑箭头代表水质子的宏观矢量 M，白箭头代表脂肪质子的宏观矢量 M。图中第二个 22.5° 脉冲施加后，脂肪质子的宏观矢量回归到 Z 轴方向上，脂肪质子无信号产生。而水质子的宏观矢量位于 XY 平面上，此时只采集到水质子的信号，从而获得脂肪抑制图像

## （五）化学位移水-脂反相位成像技术

由于化学位移效应的存在，水分子的氢质子比脂肪中的氢质子的进动频率稍快约为 3.5ppm。射频脉冲激发后，两者的相位关系随时间变化而变化，激发即刻脂肪质子与水质子横向磁化处于同相位（相位差为 0°），几毫秒后，由于进动频率的差别，水质子的相位将超过脂肪质子半圈，使两者相位相反（相位差为 180°），其宏观横向磁化矢量将相互抵消，此时采集的 MR 信号相当于两种成分信号的差值，因此含有水和脂肪的组织信号表现为低信号，而纯脂肪组织，比如皮下脂肪、肠系膜等由于水质子极少，相互抵消的横向磁化矢量很少，故信号没有明显衰减。也就是说在反相位图像上只有含水和脂肪的组织信号明显衰减，达到脂肪抑制效果。此方法只要应用于肝脂肪浸润和含有脂肪成分肿瘤的诊断及鉴别（图 6-4-4）。

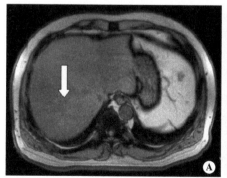 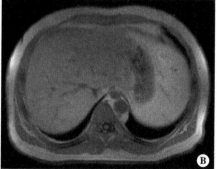

图 6-4-4　水脂同-反相位

A. 水脂反相位；B. 水脂同相位

图 A 中箭头所指低信号区域在图 B 中与周边肝组织信号没有差别，表明肝组织局部脂肪浸润，其信号在水脂反相位图像被抑制

# 二、化学位移成像技术

化学位移成像（chemical shift imaging）也称同相位（in phase）/反相位（out of phase）成像，已广泛应用于人体磁共振成像中。在肾上腺、肝、卵巢等脏器疾病的诊断与鉴别诊断中发挥重要的作用。

## （一）化学位移成像技术原理

人体磁共振信号主要来源于水和脂肪。自由水水分子中氢质子的化学键为 O-H，脂肪组织的氢质子的化学键为 C-H，在磁共振成像时由于两者的化学结构的不同造成自由水质子与脂肪质子的局部磁场效应不同，从而导致水分子的氢质子比脂肪中的氢质子的进动频率稍快约为 3.5ppm。射频脉冲激发后，两者的相位关系随时间变化而变化，激发即刻脂肪质子与水质子横向磁化处于同相位（相位差为 0°），几毫秒后，由于进动频率的差别，水质子的相位将超过脂肪质子半圈，使两者相位相反（相位差为 180°），其宏观横向磁化矢量将相互抵消，此时采集的 MR 信号相当于两种成分信号的差值，获得的图像称为反相位图像。过后，水质子又逐渐赶上脂肪质子，两者之间相位差开始逐渐减少，最后水质子进动相位超过脂质子一圈，两者相位又完全重叠，横向磁化矢量相互叠加，此时采集的信号为水质子与脂肪质子信号的和，获得的图像称为同相位图像（图 6-4-5）。由于两者进动频率差是恒定不变的，故脂肪质子与水质子的横向磁化矢量将会周期性出现同相位和反相位。

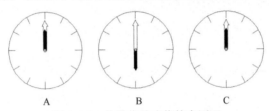

图 6-4-5　化学位移成像技术原理

上图为化学位移成像技术原理示意图，长白色箭头表示进动较快的水分子中的质子，短黑色箭头表示进动较慢的脂肪中质子。射频脉冲激发既刻，由于射频脉冲的聚相位作用，两种质子的相位一致（图 A）；射频脉冲关闭后，由于水分子中质子进动较快，其相位将超前于脂肪中质子，一定时后其相位将超过后者半圈（图 B），相位相差 180°，这两种质子的横向磁化矢量相互抵消，如果此时采集回波信号得到反相位图像；过了此时刻后，水分子中质子的相位将超前脂肪中质子更多，经过与前相同的时间后，其相位将比脂肪中质子超前一整圈（360°），实际上又重叠在一起（图 C），两种质子的横向磁化矢量相互叠加，此时如果采集回波信号得到同相位图像

## （二）反相位图像主要特点

目前，化学位移成像技术临床应用多采用 2D 或 3D 扰相 GRE $T_1WI$ 序列获得同反相位图像。反相位图像主要有以下特点：①水质混合组织信号明显衰减，程度超过饱和法脂肪抑制技术；②纯脂肪组织，比如皮下脂肪、肠系膜等的由于含水质子极少，相互抵消的横向磁化矢量很少，故信号没有明显衰减；③有印度墨水样伪影或称之为勾边效应。在脏器与脂肪组织交界面的像素夹杂有脏器水分子的氢质子和脂肪组织的氢质子，其横向磁化矢量在反向位时相互抵消，故在反相位图像中信号明显降低，出现类似印度墨水样伪影，或称勾边效应。

# 三、MR 水成像技术

MR 水成像（water imaging）的原理是根据人体内液体具有长 $T_2$ 值的特性，应用特殊的磁共振成像序列和参数，即长重复时间（TR）和特长回波时间（TE），获得重 $T_2WI$。人体内组织结构的 $T_2$ 值都低于液体，如果成像时选择长的 TE 时间，则其他组织结构的横向磁化矢量几乎完全衰减，而水的 $T_2$ 值很长，仍然保持较大的横向磁化矢量，因而在该回波时间采集的信号主要为水的信号。在水成像图像中，流速慢或静态的液体如脑脊液、胆汁、尿液、淋巴液呈明显的高信号，而实质性组织和流速快的血液呈低信号或无信号，从而显示体内含水管腔的形态（图 6-4-6）。

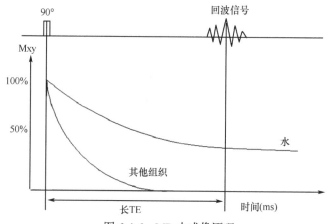

图 6-4-6　MR 水成像原理

90°激发脉冲使水及其他组织的横向磁化（Mxy）都达到最大（100%），90°激发脉冲关闭后，水和其他组织都开始横向弛豫，由于水的 $T_2$ 值比其他组织长，故其 Mxy 衰减比其他组织慢；选择很长 TE 时间时，水仍保留较大 Mxy，呈高信号，而其他组织的 Mxy 已经完全衰减，信号很弱或无信号

MR 水成像的常用序列有 FSE $T_2WI$、单次激发 FSE $T_2WI$、三维 Balance-SSFP 序列。临床主要应用于胰胆道、泌尿道、内耳、椎管、延腺、肠管、输卵管、精囊曲管等器官的水成像。利用二维或三维采集水成像原始图像需要后处理重组，常用后处理技术有最大强度投影、容积成像、仿真内镜等。

# 四、扩散加权及扩散张量成像技术

## （一）扩散技术相关的基本概念

**1. 扩散（diffusion）** 指分子的布朗运动，是一种无规律、随机方向的热运动。在磁共振成像 DWI 技术中，扩散是指组织中水分子不断地随机改变运动方向和位置的现象。

**2. 扩散系数（D）** 物质的扩散特性通常以扩散系数 D 来描述。是指水分子单位时间内随机扩散的范围（距离），单位为 $mm^2/s$。水分子在不同组织中的扩散系数不同，它依赖于水分子所处的环境。在室温下，自由水的 D 值为 $2.0 \times 10^{-3} mm^2/s$，正常脑组织的 D 值为 $(0.5 \sim 1.0) \times 10^{-3} mm^2/s$。

**3. 表观扩散系数（apparent diffusion coeffecient，ADC）** 在 MR 图像上我们用 ADC

值来代替 D 值来描叙 DWI 种不同方向的分子扩散运动速度和范围。ADC 值是根据扩散加权像上的信号强度的变化计算出来的。

**4. 扩散敏感因子（b value）** 指 MR 各成像序列对组织中水分子扩散运动的敏感程度，是检测扩散运动能力的指标，单位为 $s/mm^2$。水分子的扩散敏感性随 b 值的增加而增加，图像的信噪比则相应下降。

**5. 各向同性扩散（isotropic diffusion）** 在理想环境中，也就是说在均质状态下，水分子的各个方向的扩散速度均同步，即扩散系数相同，经过一段时间后其向量轨迹处于一个圆形球体内，这种扩散称为各向同性扩散。

**6. 各向异性扩散（anistropic diffusion）** 人体组织内的水分子的扩散受到各种因素的影响，在各个方向的速度不同，其向量轨迹处于一个椭圆形球体内，这种扩散称之为各向异性扩散。

**7. 张量（tensor）** 用于表示有一系列三维矢量实体内的张力。

**8. 本征向量与本征值（eigenvector and eigenvalue）** 在扩散张量加权图像中，用于描述单个体素中纤维束主要走行方向及相应方向上的扩散幅度。

**9. 平均扩散率（<D>）** 体素内各方向扩散幅度的均值，代表某一体素内水分子扩散的大小或程度。

**10. 分数各向异性（fractional anisotropy，FA）** 扩散张量的各向异性成分与整个扩散张量之比。

**11. 相对各向异性（relative anisotropy，RA）** 本征值的变量与其平均值的比。

**12. 容积比（volume ratio，VR）** 椭圆形球体体积与半径为平均扩散率的圆形球体体积之比，称容积比。VR 值为 0～1，0 被认为最大各向异性，1 被认为完全各向同性。

## （二）扩散成像技术

扩散加权成像（diffusion weighted imaging，DWI）又称弥散加权成像，是利用对扩散运动敏感的脉冲序列检测组织水分子扩散运动状态，并用 MR 图像显示出来。

在病理状态下，组织的 $T_1$、$T_2$ 弛豫时间发生变化。局部组织中的水的分布状态也发生了变化，而这种变化普通 SE 序列无法充分表现出来，MR 扩散加权成像则能最大限度地反映水分子的扩散强度。如病理组织中的水分子扩散受限，则扩散系数显著下降，在扩散加权像上表现为高信号区。

为增加对水分子扩散的敏感性，在成像序列中我们需增加两个扩散敏感梯度。SE 序列中，两个极性和大小均相同的扩散敏感梯度场位于 $180^\circ$ 重聚脉冲的的两侧；而 GRE 序列中，两个扩散敏感梯度场大小相同，极性相反（图 6-4-7）。为获得 ADC 图，需采集几个不同 b 值得扩散加权图像，每个信号代表 3 个 DWI 的几何平均以去除扩散的方向依赖性。以像素为基础，进行线性拟合后的回归斜率就是 ADC。不同像素的 ADC 值可形成一幅 ADC 图。在扩散加权图像中的信号既有 $T_2$ 对比，也有水分子扩散信息对比。为消除 $T_2$ 对比的影响，我们可以用 DWI 除去 EPI $T_2WI$（b=0 $s/mm^2$）来获得指数幂图像（expotential image）。ADC 图主要反映水分子扩散的幅度，其黑白度往往与 DWI 相反。

扩散成像技术临床应用广泛，可应用于全身各部位，乃至全身 DWI，获得"类 PET"效果。对急性脑梗死的早期诊断，各类肿瘤或炎性病变的诊断与鉴别诊断及肿瘤放化疗后效果评估有着重要意义。

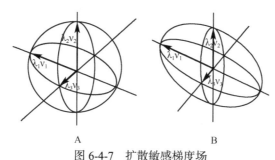

图 6-4-7　扩散敏感梯度场

A. 为 SE 序列与扩散梯度的组合；B. 为梯度回波序列与扩散梯度场的组合

## （三）扩散张量成像技术

扩散张量成像（diffusion tensor imaging，DTI）是在 DWI 基础上施加多个非线性方向的梯度场以获得扩散张量图像的一种 MRI 成像技术，它利用多种参数和数据处理，从量和方向上反映成像体素内扩散的变化。其最主要的成像参数是本征向量和本征值，如果一个方向上的本征值远远大于其他两个方向的本征值，则该向量为主要的扩散方向。本征值已知时，便可计算出扩散张量的成像参数，如 FA、RA、VR 等，临床上以 FA 较常用。

扩散张量成像技术在在显示脑白质纤维病变方面具有更大的优越性和潜力。应用 DTI 数据选择专用软件可以重建脑白质纤维束扩散示踪图（diffusion tractography），以描叙白质纤维束形态走形。扩散示踪图主要原理是通过第一个体素的主本征向量的方向寻找下一个与其主本征向量最接近的体素，将这些体素连接起来就完整地显示白质纤维束形态走形。

# 五、空间饱和及空间标记技术

空间饱和及空间标记技术是利用某种特殊方法消除特定区域 MR 信号，以更好地显示兴趣区域的技术。

## （一）空间饱和技术

空间饱和技术的基本原理是在成像脉冲施加前，利用 $90°$ 脉冲对一个或多个区域进行选择性激发，使该区域的质子在成像脉冲施加时已经饱和而不能产生信号（图 6-4-8），其临床应用非常广泛。①2D 或 3D TOF MRA 时利用饱和带消除非目标血管，显示动脉时将饱和带放置在成像野的静脉流入端，反之，显示静脉时放置在成像野动脉流入端。②在脊柱、颈部、腹部等成像时，在咽喉部、血管走行或流入处、前腹壁、FOV 外围等处放置饱和带可减少运动伪影和卷褶伪影的干扰。③磁共振波谱检查时，在兴趣区周边放置多条饱和带，不但有助于保持兴趣区的局部磁场均匀度，还可减少周围组织对兴趣区的信号污染。

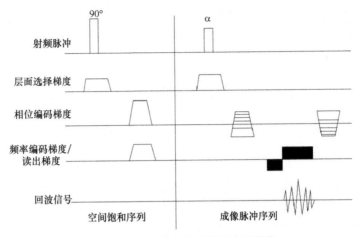

图 6-4-8　空间饱和技术脉冲序列结构

上图为一个施加在梯度回波序列前的空间饱和脉冲序列。在层面选择梯度确定饱和区域的同时，施加 90° 射频脉冲，而这个脉冲产生的横向弛豫矢量（Mxy）由在读出和相位编码方向上施加的扰相梯度场来消除，这样在施加成像脉冲时，该饱和区域不产生信号

### （二）空间标记技术

空间标记技术最常用于心肌的标记。心肌标记技术通常是多条纵横交错的饱和带组成的网状结构，用以观察心动周期内各部分心肌的运动情况。通常在 QRS 波后，施加层面内选择条带状或网格状饱和脉冲，被饱和的心肌呈低信号从而被标记，由于被标记心肌在心动周期的后续相位图像上呈低信号，故通过此低信号可以跟踪心肌某点在心动周期中的运动轨迹，从而达到评价心肌功能的目的。

## 六、灌注加权成像技术

磁共振灌注成像（MR perfusion weighted imaging，MR-PWI）用以反映组织内的微血管分布及血流灌注情况，可以提供血流动力学方面的信息，通过测量一些血流动力学参数，来无创评价组织的血流灌注情况。具有时间分辨率和空间分辨率高、操作简单、无放射性、可以在短时间内重复进行等优点。目前，MR-PWI 广泛应用于脑、肝、肾及前列腺等脏器的血流灌注评价。根据成像原理，灌注成像技术主要分为对比剂团注示踪法和动脉血自旋标记法。我们用脑磁共振灌注成像来简要说明其原理。

### （一）对比剂团注示踪法

团注磁共振顺磁性对比剂时，当血脑屏障完整时，对比剂不能进入组织间隙，仅位于毛细血管内，当高浓度的顺磁性对比剂瞬间流过毛细血管池时，$T_1$、$T_2$ 值缩短，尤以 $T_2$ 值缩短明显，与组织产生强烈的磁化率差异，引起周围局部磁场的短暂变化。我们应用梯度回波 EPI 序列或自旋回波 EPI 序列可以准确测量这种组织信号的快速变化。在一定时间区域内，组织对比剂浓度与 $T_2$ 弛豫率的改变呈线性关系，通过一系列快速连续测量，可获得时间信号强度曲线。从曲线上可以计算出局部相对脑血容量（rCBV）、局部相对脑血流量（rCBF）和对比剂平均通过时间（MTT）。CBV 指单位体积脑组织中血管腔的容积，

CBF 指单位时间内通过单位体积脑组织的血流量，MTT 指血液流过一定体积脑组织的平均时间。

## （二）动脉血自旋标记法

动脉血自旋标记（arterial spin labeling，ASL）技术是一种无需外源性对比剂，利用自身动脉血液作为内源性示踪剂的磁共振灌注方法。我们利用标记脉冲使动脉血液质子进入成像层面之前处于饱和状态，饱和状态的自旋质子流入成像层面后，与局部血管床内外质子进行分交换，使局部脑组织的信号下降，通过测量兴趣区脑组织影像的信号强度，并研究其是否受动脉血流标记的影响，可以获得局部脑组织的灌注信息。ASL 技术的特点是操作简单，完全无创、可重复进行。由于成像时间长、空间分辨率和信噪比较低，临床应用受到一定的限制。

# 七、脑功能成像技术

脑功能成像一般指血氧水平依赖（blood oxygenation level dependent effect，BOLD）脑功能磁共振成像。

**1. BOLD 效应**　血液中的脱氧血红蛋白具有顺磁性，可以缩短组织 $T_2$ 或 $T_2^*$ 值，血液中脱氧血红蛋白增多将导致在 $T_2WI$ 或 $T_2^*WI$ 信号降低；氧和血红蛋白则有轻度抗磁性，可以延长 $T_2$ 或 $T_2^*$ 值，血液中氧合血红蛋白增多将导致相应组织在 $T_2WI$ 或 $T_2^*WI$ 信号增高。在保持其他因素不变的前提下，$T_2WI$ 或 $T_2^*WI$ 上组织的信号强度取决于其血液中氧合血红蛋白与脱氧血红蛋白的比例，越高则组织的信号越强，这就是 BOLD 效应。

**2. 血氧水平依赖脑功能成像原理**　基于 BOLD 效应的脑功能成像是利用脑组织中血液的血氧饱和度的变化来形成对比的磁共振技术。当大脑某区域激活时，该区域脑组织的耗氧量增加，脱氧血红蛋白随之增多。但同时，为增加相应区域的供氧量，其血流灌注量也同时增多，带来更多氧合血红蛋白，最后导致氧合血红蛋白与脱氧血红蛋白的比例增高，使 $T_2WI$ 或 $T_2^*WI$ 上相应区域脑组织的信号强度增高。当脑组织活动被抑制时，其信号强度降低。通过比较反复多次间歇执行某个刺激前、后脑组织信号强度的变化，从而获得 BOLD 对比，产生脑功能图像。

**3. 血氧水平依赖脑功能的临床应用**　①功能区定位：包括运动、视觉、听觉、感觉、语言等皮质中枢的定位研究，指导外科手术及放射治疗的精确定位；②疾病诊断：癫痫、阿尔茨海默病、多发性硬化、精神分裂症等；③语言、记忆和认知等高级脑功能的研究。

# 八、磁敏感加权成像技术

磁敏感加权成像（susceptibilty weighted imaging，SWI）技术是一项可以反映组织磁敏感性的对比增强技术，利用不同组织间磁敏感性的差异而获得成像。它采用了完全流动补偿、高分辨力、薄层重建的三维梯度回波序列，提供了 $T_1WI$、$T_2WI$、质子密度及扩散程度之外的另一种对比，充分显示组织之间内在磁敏感特性的差别，如组织中的铁、钙、脱氧血红蛋白等物质。与传统的梯度回波技术不同，SWI 采集了幅度数据和相位数据，并在此基础上进行数据的后处理，可将处理后的相位信息叠加到幅度信息上，更加突出了组织间磁敏感性差异，形成 SWI 图像。

SWI 可以进行物质的定量分析，在其校正的相位图像上测量磁敏感效应引起的相位位移值，该值与组织的磁敏感性呈正比，从而间接计算出该物质的相对含量。

SWI 临床应用广泛，包括脑血管性病变（静脉血管畸形、小动静脉畸形、静脉窦血栓形成、急性脑梗死并发出血等）、脑外伤、神经退行性病变、脑肿瘤等。

# 九、磁共振波谱技术

**1. 基本原理** 磁共振波谱（magnetic resonance spectroscopy，MRS）是目前唯一能无创性测定体内化学代谢物的技术，利用原子核磁共振频率的微小差异，无创伤地检测体内各种化合物的含量变化，提供相关的体内化学代谢物的代谢信息。它是由化学位移、J-耦合裂分的波形及频率按其规律排列组合而成。它的形成可以由自由感应衰减信号（free induction decay），也可以由自由回波信号或其他形式的信号转换成振幅与频率的函数而获得。在体磁共振波谱分析测量是检测体内化合物中所含原子核的分子基团信号峰值的面积、相位及化学位移等数据。临床上以氢质子波谱技术（$^1$H-MRS）最为成熟，应用最为方便与广泛。这是由于氢质子的旋磁比（42.58MHz/T）最大，人体含量最多，因此产生的MRS 信号最强；另外，在行氢质子 MRS 时其激发与接收的频率与常规 MRI 一致，而行其他质子的 MRS 需要相应共振频率的发射与接收硬件和软件。

**2. 在体磁共振波谱空间定位技术** 定位技术是将产生 MR 信号的组织控制在一定的感兴趣容积（volume of interest，VOI）内，将 MRS 信号限定在一个理想的体积内被称为定位（localization）。准确的空间定位技术，既准确采集感兴趣容积体素内的信号，又避免 VOI 外围信号的污染，是 MRS 成功的关键。目前 MRS 一般可分为单体素 MRS、多体素 MRS。临床应用比较广泛的在体 MRS 技术有深部分辨表面线圈波谱分析法、在体成像选择波谱分析法、激励回波探测法、点分辨波谱法、化学位移成像定位方法等。

（1）单体素技术：磁共振波谱单体素（single voxel，SV）定位技术的基本原理通常是利用三个互相垂直的层面选择脉冲，选择采集三个层面均相交的某一体积组织内体素的信号。主要方法：①深部分辨表面线圈波谱分析法。深部分辨表面线圈波谱分析法（depth-resolved surface coil spectroscopy，DRESS）是最简单地使用梯度磁场的一维 MRS 方法。利用 90° 选择性脉冲及梯度磁场激发平行于表面线圈且有一定厚度的单一层面，层内组织的敏感性由表面线圈的空间特性决定。由于激励体层外的组织没有被选择性脉冲所激励，则不产生信号。DRESS 方法可扩展为多层面采集，在一个重复时间 TR 内，通过改变射频脉冲 RF 中心频率可得到表面线圈有效范围内不同层面一维波谱。由于该方法是一维 MRS 技术，仅用于定位要求较低的 MRS 中。②点分辨波谱法。点分辨波谱法（point resolved surface coil spectroscopy，PRESS）为常规单体素 $^1$H MRS 技术，用 90°、180°、180° 3 个选择性脉冲加在 3 个相互垂直连续的梯度上，180° 脉冲既作为选层脉冲又作为聚焦脉冲，在 180° 脉冲两旁施加有破坏性梯度，将杂波去相位并消除。与 STEAM 技术不同的是，PRESS 技术采集的是兴趣区全部信号，因此信噪比高，对匀场和水抑制不如 STEAM 严格，但该序列 TE 时间较长，故可导致 $T_2$ 短的代谢物信号丢失而难以检出（图 6-4-9）。③激励回波探测法。激励回波探测法（stimulated-echo acquisition mode，STEAM）主要应用于 $^1$H 的 MRS。用 3 个 90° 选层脉冲分别加在 3 个垂直梯度场中，产生 3 个相互垂直的平面，VOI 为 3 个层面交叉区域，该技术可进行单体素和多体素 MRS。STEAM 序列中的破坏性梯度对定位的质量影响很大，该梯度必须使激励回波（第 2 个自旋回波）聚相而使以前的回波及 FID 去相。STEAM 技术中 3 个层选 90° 脉冲为正弦曲线型，第 2 个 RF 脉冲使磁化向量的一半分别旋转到 xoz 及 yoz 平面上，在第 2 个与第 3 个 RF 脉冲之间的间隔时间（mixing time，TM）内去相位，对激励回波信号没有贡献，因此采集的信号仅是 VOI 有效信号的一半。STEAM 缩短了回波时间，提高了短 $T_2$ 代谢物的检出，然而它对于运动更加敏感（图 6-4-10）。④在体成像选择波谱分析法。在体成像选择波谱分析法（image selected in vivo spectroscopy，ISIS）是采用选择性脉冲及梯度磁场的 MRS 方法，它测量出的波谱可直接在常规磁共振图像上定位（位置、形状、大小都可变），且可定义一维、二维及三维敏感体。ISIS 定位技术是在施加梯度磁场的同时施加三个 180° 层面选择反转 RF 脉冲，然后再运用 90° 脉冲读出 Z 轴磁化矢量，随后采集信号。ISIS 定义一个体素需进行 8 次独立扫描，每次扫描 3 个梯度的开关及 90° 脉冲后采集数据的叠加按程序要求进行。ISIS 方法不用聚焦脉冲或回波形式，其依赖于反转的磁化向量，大大减少 $T_2$ 弛豫引起的信号损失，尤其适用于研究 $T_2$ 短的原子核，如 $^{31}P$ 等。ISIS 技术的主要优点为 VOI 较大且定位准确，信号不受体素外组织的影响，信噪比高，可得到高质量的波谱。主要缺点是费时，对运动敏感（图 6-4-11）。

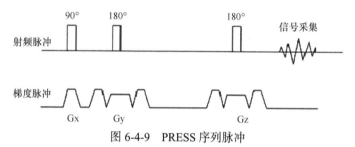

图 6-4-9 PRESS 序列脉冲

上图中采用 1 个 90° 脉冲和 2 个 180° 脉冲，在 2 个 180° 脉冲两旁有破坏性梯度对将杂波去相位并消除，随后采集信号

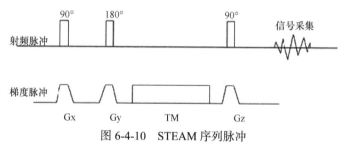

图 6-4-10 STEAM 序列脉冲

上图中采用 3 个 90° 脉冲，在第 2、3 个脉冲之间运用破坏性梯度将以前的回波信号及 FID 信号去相位并消除，并进行水抑制，随后采集信号

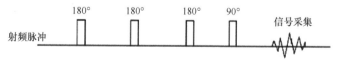

图 6-4-11 ISIS 序列脉冲

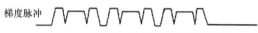

上图中采用 3 个 180° 脉冲，运用一个 90° 脉冲，随后采集信号

（2）多体素技术：多体素技术又称化学位移成像方法（chemical-shift imaging，CSI）或磁共振波谱成像术（MRSI）。化学位移成像方法是多维（二维或三维）相位编码技术，与同名的成像法不同。空间定位由选择性 RF 脉冲及三维梯度在每次扫描中递增而定，每个体素的大小由所选择的矩阵及扫描野（FOV）大小决定，在数据采集时不加梯度，这样保持了化学位移信息。2D CSI 通常是用一个选择性脉冲及一个层面选择梯度和相应的聚相梯度，当所有梯度关闭后就开始采集数据。选择性 RF 脉冲中心到开始采集数据之间的时间要足够短，以减少由于 $T_2$ 衰减及基线破坏引起的时间域信号在开始采集时出现数据点丢失现象。3D CSI 序列与 2D CSI 序列十分类似，三维空间定位是相位编码梯度同时加在三个方向上，用一个长方形脉冲代替层面选择脉冲，这个脉冲比层面选择脉冲短，因此脉冲中心到采集数据之间的时间比 2D CSI 序列短，相位编码梯度幅度在每个方向变化可以不同，可形成长方形体素。

CSI 技术的优越性：①每次检测为整个 FOV 信息；②可在磁共振图像上直接定出所需测量的位置，使正常组织和病变波谱容易比较。缺点：①由于体素容积较小，信号强度较低，采集重复次数要多，故扫描时间长；②由于采集 FOV 大，CSI 技术比单体素技术更容易受磁场不均匀性影响，相邻体素不可避免含有对方的成分，因此其稳定性与质量不如单体素技术可靠。

# 十、MR 脊神经成像

MRI 因其软组织分辨率高、多参数成像及多种后处理技术等特点被认为是显示脊神经及检测脊神经病变的最佳影像学方法。MR 脊神经成像技术主要有背景信号抑制扩散加权体部成像（diffusiong weighted whole body imaging with back-ground body signal suppression，DWIBS）、重 $T_2$ 脂肪抑制术、选择性水激励脂肪抑制技术（principle of selective excitation technoque，PROSET）、平衡式稳态自由进动序列（blance steady-state free precession，B-SSFP）、磁共振多回波数据图像重合（multi-echo data image combination，MEDIC）序列等。

**1. 背景信号抑制扩散加权体部成像**　DWIBS 实质是采用扩散加权技术的 MRN 成像，背景信号抑制良好（脂肪、肌肉和血管结构都被抑制），能够区分并突出显示神经及神经节结构，周围神经显示为明显高信号，神经节呈更高信号。在 DW-MRN 轴位原始图像上可以清晰观察脊神经节及节前神经根，应用 MIP 重组的多角度、3D 冠状位图像可以良好显示节后神经的大体解剖形态和走行。DW-MRN 结合 STIR、EPI 及 SENSE，能获得质量较高的体部 DWI 图像，是目前最新的 DW-MRN 技术。

**2. 重 $T_2$ 脂肪抑制术**　重 $T_2$ 脂肪抑制术成像原理是基于神经内部超微结构和不同类型组织水，且显像外周神经过程较少受脂肪影响，对细小神经形态的检测能力强。重 $T_2$ 脂肪抑制术主要包括脂肪饱和快速自旋回波 $T_2$ 加权（FSE FS $T_2$WI）序列和 STIR。获得图像可用 MIP、MPR、曲面重组（CPR）等后处理技术，可清晰显示背景抑制效果良好的连续的条状高信号神经（图 6-4-12A）。

**3. 选择性水激励脂肪抑制技术**　磁共振 PROSET 技术是一种选择性激励技术，利用了水和脂肪中的质子在相同磁场条件下共振频率不同的现象，通过分离水与脂肪的磁化向量而设计的层选射频脉冲选择性地激励人体组织中的水或脂肪的磁共振信号，利用频率及空间选择性激励脉冲选择性地抑制脂肪信号，采集水氢质子信号，获得高质量图像。该脉冲通常为 1-2-1 二项式 90°脉冲，由 22.5°、45°、22.5°分离脉冲组成。第一个 22.5°脉冲后脂肪与水的磁化矢量同相位。脉冲停止后，在驰豫过程中两者相位差不断增加；当相位差达到反相位时加 34° 脉冲，使水与脂肪横向磁矢量再次同相；当两者再次反相时，再加一个 22.5°脉冲，使水的磁化矢量在横向而脂肪的在纵向，此时只有水产生 MR 信号。各脉冲的间隔取决于水、脂肪频率差和场强。通过第二个脉冲选择性旋转磁化矢量，可控制抑制脂肪或水。在均匀性相对差的磁场中，应用 1-3-3-1 二项式脉冲模式（由 11.25°、33.75°、33.75°、11.25°脉冲组成）更有利于获得满意的抑制效果。PROSET 技术主要应用于神经根、关节软骨、胰腺及血管成像，目前是腰骶丛神经 MRI 的常规序列。

**4. 平衡式稳态自由进动序列** 平衡式稳态自由进动序列即真正稳态自由进动成像，是梯度回波序列家族中的一个特殊序列。该序列采用极短的 TR（小于 10ms，更多情况下小于 5ms）、TE（一般为 TR 的一半或更短）和较大的偏转角脉冲激发（一般为 40°～80°），并在层面选择、相位编码、频率编码等 3 个梯度方向上各施加一个与相应的空间编码梯度场大小相同、方向相反的梯度场，从而有效地克服了空间编码梯度场造成的 SSFP-Refocused 相位干扰，SSFP-Refocused 将得到最大程度的保留，并达到真正的稳态。早期的快速稳态成像只在相位编码方向施加一个与相应的相位编码梯度场大小相同、方向相反的梯度场，使该方向的质子在一个序列周期结束时保持相位相同而达到稳态。但是，该序列忽略了层面选择和频率编码梯度场对相位重聚的干扰，使 SSFP-Refocused 重聚不完全。B-SSFP 序列对所有梯度都进行了相位平衡（通常所说的 1-2-1 平衡梯度设计），从而确保了以恒速流动的质子在各个周期中得到最大程度的重聚，也就是说该序列不存在流动信号失相位所造成的信号损失，意味着它可从脑脊液或慢流动的血液中获取很强的信号，这是其他梯度回波序列无法比拟的。对比度取决于组织间 $T_2/T_1$ 比值。总的来说该序列有 3 个亮：血亮、水亮和脂肪亮。神经根结构在 B-SSFP 序列上表现为低信号，在其周围脂肪、脑脊液等高信号衬托下更容易被显示出来（图 6-4-12B）。

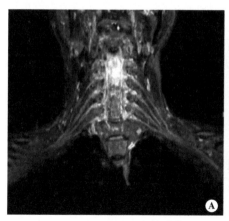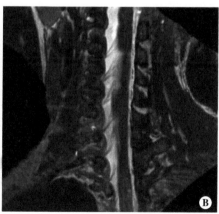

图 6-4-12 脊神经成像

A. 为使用 STIR 序列获得的臂丛神经节后纤维图像，背景抑制效果良好，连续的条状神经呈高信号，显示清楚；B. 为使用 B-SSFP 序列获得的臂丛神经节前纤维图像，低信号的脊神经根在高信号的脑脊液的衬托下显示清晰

**5. MEDIC 序列** 属于扰相 GRE 序列，是在一次小角度脉冲激发后，在同一相位编码，采集多个梯度回波，并压缩在 K 空间的同一相位编码线上，可提高图像的信噪比和对比度，其特点是多重回波数据图像的重合，水激发序列进行薄层高分辨率 $T_2^*WI$ 成像，有很高的

各向同性分辨率，非常适合于 3D 后处理。MEDIC 序列在采集带宽较宽的情况下仍可以保持较高的信噪比。由于所用的采集带宽较宽，回波畸变程度较轻，可以减轻磁敏感伪影，同时可以保持较高的空间分辨力。MEDIC 序列在同一重复时间采集多个时间点的回波数据，综合后获得 $T_2^*WI$ 的图像，能有效抑制动脉搏动伪影。MEDIC 序列采用水激发脉冲加流动补偿使富含水的组织信号明显增高，采用脂肪抑制技术使富含脂肪的脊柱信号明显降低，从而使椎管内的脊髓、脑脊液、椎间盘、神经根及根鞘表现为高信号，与周围组织结构形成强烈的对比。由于对腰骶脊神经根的显示具有特异性，能突出显示硬膜囊内的脊髓、马尾神经、神经根及相应鞘袖，甚至脊神经节和节后神经纤维。

# 十一、触发及门控技术

## （一）心电触发及门控技术

**1. 原理**　心电触发及门控技术是利用心电图（ECG）或心向量图（VCE）的信号作为心脏周期运动的依据，从而保证采集过程与心脏运动周期的同步性。心电触发则主要利用心电的 R 波触发信号采集；心电门控则是采用上、下阈值法，即"门"，"门"内采集数据，超出"门"则不采集。

**2. 心电图导联的安放**　心电图是心电轴电位周期变化的过程。安放心电图导联常与心电轴一致，即与心脏长轴一致，将 3 个或 4 个电极安放在胸骨左缘第 2 肋，左锁骨中线第 5 肋，左腋前线第 6 肋处。安放心电导联时应注意用乙醇对贴电极处皮肤进行清洁，导联线走向与主磁场方向一致，避免卷曲。

**3. 心电触发技术**　心动周期的变化与心电活动相对应。收缩期一般从 R 波的波峰开始到 T 波末结束，舒张期一般从 T 波末到 P 波出现之前。单纯分析形态学 MRI，其信号采集一般在舒张中末期，这个时段心脏处于相对静止状态。心电触发技术也称前瞻性心电门控技术，是在 R 波波峰被探测后，经过一定的延迟时间（TD），相当于进入心室舒张期中期，启动 MR 射频激发与信号采集，到下一次心室收缩期前暂停，这样保证了 MR 信号采集在心室中后期进行，以明显减少心脏大血管的运动伪影（图 6-4-13）。序列 TR 参数应根据患者心率而定，在 $T_1$ 加权时，有效 TR 应设为一个 R—R 间期 10%左右，$T_2$ 加权时有效 TR 应为 2~3 个 R—R 间期。

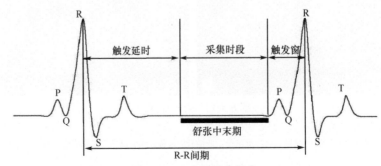

图 6-4-13　心电触发技术

图为心电触发技术示意图，探测到 R 波后，经过预先设置的触发延时时间开始采集信号；设置合适的触发延时时间可以使信号采集在心脏舒张的中末期进行，从而明显减少心脏大血管的运动伪影

**4. 心电门控技术**　心电门控技术一般指回顾性心电门控，不是利用心电图 R 波作为触发信号，它不以一个心动周期为一个数据采集单位，而是连续采集数据，心电图的变化与数据采集互不影响。在每一次数据采集时，其相应的心电图位置信息被记录并储存。在数据采集结束后，根据心电图对应的数据进行分类产生不同时相的图像。回顾性心电门控主要用于心脏的动态显示及心功能的评价。

### （二）脉搏触发技术

脉搏触发（pulse trigger）与心电触发相似，利用脉搏幅度触发扫描，是心脏运动与数据采集同步，较心电触发粗略、简单。脉搏触发可用于减少小血管和脑脊液流动产生的伪影；也可以进行脑脊液流动分析及外周血管血流信息分析。脉搏门控较心电门控使用方便简单，不需粘贴电极，一般利用指脉侧夹或指套夹套手指末节，来探测脉搏随心动周期的变化波，作为门控信息来取代心电波。

### （三）呼吸门控技术

**1. 原理**　呼吸门控技术是利用探测到的呼吸波来减少呼吸运动伪影的技术。其原理与心电门控技术相似，呼吸触发技术是利用呼吸波的波峰固定触发扫描，从而达到同步采集。呼吸门控技术则是将数据采集控制在呼吸波一定阈值上限与下限，从而达到每次采集同步的技术。呼吸门控技术主要有呼吸补偿和呼吸触发技术。

**2. 呼吸补偿技术**　呼吸补偿（respiratory compensation，RC）技术最常采用的是呼吸秩序相位编码（respiratory ordered phase encoding，ROPE）技术。呼吸补偿机制可使脏器各位点处统一呼吸相位时进行信号采集，亦在一定程度上减少运动伪影。最常见的呼吸补偿方式是中心排列相位编码（COPE）和呼吸排列相位编码（ROPE）。基本原理是在扫描过程中检查呼吸运动，以呼吸时相决定 K-空间线填充顺序的方法，重排相位编码步阶或采集视野，在吸气顶峰时采集 K-空间的高频部分，呼气末期采集 K-空间的低频部分，使得受运动严重影响的分量分布在傅里叶数据矩阵的边缘，从 K-空间数据中去除了呼吸周期的影响。

**3. 呼吸触发技术**　呼吸触发（respiratory triggering）属于前瞻性呼吸门控技术。正常规律的呼吸节律下，平静吸气后马上开始呼气，从平静呼气末到吸气前有一段时间为呼吸运动相对停止的平台期，故一般以呼气末为触发点，开始进行 MR 采集，到下一次吸气前停止采集，这样保证了采集在呼吸运动相对停止的平台期，以明显减少呼吸运动伪影。

（黄科峰）

# 第五节　磁共振血管成像

## 一、时间飞越法 MRA

### （一）基本原理

时间飞跃法（time of flight，TOF）MRA 临床应用非常广泛，其原理是基于流体饱和效应中的流入相关增强效应。流入相关增强效应也称时间飞跃，在短 TR 序列中，如快速扰相 GRE T$_1$WI 序列，成像层面的静态组织被射频脉冲多次反复激励，使其处于饱和状态，而层面以外的流动血液未经相关射频的反复激励，保持高的纵向磁化。在未饱和的血液垂直流经成像层面瞬间施加射频激励脉冲时，则血流产生很高的信号，与饱和静态组织的低信号形成强烈对比。

（二）常用技术

**1. 三维 TOF MRA** 三维 TOF MRA 是激励和采集一个容积，数据采集后经后处理软件处理可获得成像容积的血管影像。三维 TOF MRA 法具有较高的空间分辨率，对血流中的涡流、加速度等造成的失相位影响小，可作回顾性分析，后处理图像质量好等优点。缺点是由于厚度大，容易产生饱和效应而使血流信号减弱，慢血流尤为明显。采用多层重叠薄层采集可以很好解决这一不足。

**2. 二维 TOF MRA** 二维 TOF MRA 是连续多个与血流垂直或成一定夹角的薄层采集，每个薄层都依次受到射频脉冲击。全部薄层信息经过后处理重建成完整血管影像。2D-TOF MRA 对静止组织和流动质子的信号对比不依赖于 TR 和流动速度，因此，饱和效应较小对慢血流的显示较 3D-TOF MRA 好，如静脉、静脉窦、小动脉等。其缺点是受湍流影响大、重建效果不如三维 TOF MRA 好。

# 二、相位对比法 MRA

（一）基本原理

相位对比法 MRA 的基础是相位效应，即在射频脉冲激发后，在层面选择梯度与读出梯度之间先后施加大小和持续时间相等、方向相反的梯度场，使沿着梯度方向流动的质子产生相位变化，而静止组织无相位变化，即利用血流诱发的相位改变使流动质子和静止组织之间形成对比，然后对磁化矢量不同的两组数据进行减影，去除静止组织而仍保留流动血液的信号，显示血管影像。PC MRA 成功的关键是流速编码的设置。编码流速过小容易出现反向血流的假像；编码流速过快，则血流的相位变化太小，使信号明显减弱。对于快速血流选择较大流速编码，对于较慢的血流选择较小的流速编码。

（二）特点

PC MRA 相比较于 TOF MRA 具有背景组织抑制好、慢血流显示好、可定量分析血流速度与方向信息的特点。

PC MRA 方法有 2D PC MRA、3D PC MRA 和电影 PC-MRA 等。

# 三、对比增强 MRA

（一）原理

对比增强 MRA（contrast enhancement MRA，CE-MRA）不同于 TOF MRA 及 PC MRA 方法，它是通过静脉注射顺磁性 MRI 对比剂，利用造影剂在血管内较短暂的高浓度形成

缩短血液 $T_1$ 弛豫时间现象（1200ms 缩短到 50～60ms），同时配合快速梯度回波技术的短 TR 效应有效地抑制周围组织背景信号，形成血管信号明显增高而使周围静态组织信号明显受抑制的强烈对比效果成像，获得的原始图像经过软件处理后，得到靶血管的影像（图 6-5-1）。对于生理运动不明显的部位，可以采用数字减影技术，原理与 DSA 相似。将原始图像与蒙片减影后，得到消除了背景其他组织的纯血管图像。

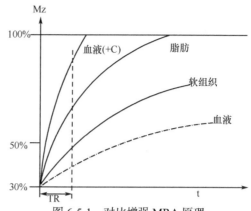

图 6-5-1 对比增强 MRA 原理

上图为快速梯度回波序列小角度脉冲激发后组织纵向弛豫示意图。注射对比剂后血液的纵向弛豫由最慢变为最快，$T_1$ 值明显短于其他组织，而脂肪及软组织纵向弛豫无明显变化，对比剂制造出血液与其他组织良好的 $T_1$ 对比

## （二）技术方法

**1. 序列选择** 常用序列为短 TR、短 TE 的三维扰相 GRE $T_1WI$ 序列。

**2. 对比剂及使用方法** 一般采用高压注射器，高压注射器针筒 A 管为顺磁性对比剂，B 管为 0.9%氯化钠，先注射对比剂，再注射 0.9%氯化钠冲管。对比剂剂量一般为 0.1～0.3mmol/kg，0.9%氯化钠 15～20ml，注射速度为 2～4 ml/s。

**3. 成像延迟时间** 正确选择成像延迟时间是 CE-MRA 成败的关键。如果采集过早，血管内对比剂浓度低，显影淡或未显影，采集过晚，动脉信号强度降低、静脉显影，将产生所谓"静脉污染"，获得扫描延迟时间的方法有估算法、试验性团注法、自动触发法、MR 透视法、三维动态对比时间分辨成像法等。

**4. 后处理方法** 主要有 MIP、MPR、VR、SSD 等。

## （三）优点及不足

CE-MRA 较之于其他 MRA 技术对血管腔的显示更为可靠、血管狭窄的假像出现概率明显减少、一次注射对比剂可行多部位动静脉成像、动脉瘤不易遗漏、成像速度快、可动态显示血管显影过程等优点。不足之处在于需注射对比剂，有对比剂外渗和发生对比剂不良反应的风险。

# 四、其　　他

磁共振血管成像方法除了 TOF、PC 和 CE-MRA 以外，还有许多其他磁共振血管成像技术与方法，主要有黑血法 MRA、Time-SLIP MRA 和 FBI MRA 等。

## （一）黑血法 MRA

黑血法 MRA 主要利用流空效应或采用空间预饱和带、反转脉冲和失相位梯度等方法使血流呈低信号（黑色），同时选用适当的参数使背景组织呈高信号。其优点是不会高估血管的狭窄程度。黑血法 MRA 的主要目的不是显示血管腔，而是显示血管壁的斑块，如颈动脉壁和冠状动脉壁的评价。

### （二）时间-空间双重标记翻转恢复三维磁共振血管成像技术

时间-空间双重标记翻转恢复三维磁共振血管成像技术（time-spatial labeling inversion-pulse 3D MRA，Time-SLIP MRA）是利用 FASE（fast advanced SE）和 trueSSFP 序列来采集数据成像的。此技术中，在成像脉冲之前预先施加了 IR 脉冲以抑制背景组织的信号。没被饱和的兴趣区外血流流入兴趣区时，显示高信号，而饱和的兴趣区内血流流出时显示为低信号。选择性显示的血流被 IR 脉冲标记后经过一定的延时后再采集数据。血流标记可以应用选择性 IR 脉冲，也可以应用非选择性 IR 脉冲。

Time-SLIP MRA 根据选择性 IR 脉冲、非选择性脉冲和减影的联合使用情况分为"流入（flow-in）"标记、"流出(flow-out)"标记和"交替"标记开关减影(alternate tag-on/off subtraction)三种技术。在"流入"标记技术中，选择性 IR 脉冲定位在兴趣区上，使血流和背景组织信号同时减弱，而兴趣区外血流未被饱和而显示高信号，在未饱和高信号的血流流入兴趣区一定时间后采集数据，则只获得高信号的血管图像，此技术主要应用于肾动脉。在"流出"标记技术中，选择性 IR 脉冲定位于兴趣区外。首先施加非选择性 IR 脉冲是整个 FOV 内组织包括血流饱和，呈低信号。而后将选择性 IR 脉冲定位于靶血管外（血管近端），使该区域组织包括血管呈高信号，经过一定时间后靶血管外高信号血流进入靶血管，由于背景组织呈低信号，此时采集时则可获得高信号血流的靶血管 MRA 像。"流出"标记技术主要应用于肺动脉的 MRA。在"交替"标记开关减影技术中，在同一区域进行两次扫描，一次施加选择性 IR 脉冲，另一次则不施加选择性 IR 脉冲，然后将两次的数据进行减影以抑制兴趣区背景组织的信号，获得纯血管的 MRA 图像。"交替"标记开关减影技术主要应用于主动脉弓上血管和门静脉的显示。

### （三）新鲜血液成像 MRA

新鲜血液成像（fresh blood imaging，FBI）是基与 3D FASE 序列无对比剂磁共振血管成像技术，主要应用于外周动脉血管成像。FASE 序列为水成像序列，其采用短的回波链间隔，以减少由具有短 $T_2$ 血液引起的血流信号的模糊伪影和因血流运动失相位引起的血流信号强度降低效应；采用 K-空间填充，以减少血流的流空效应；采用 IR 脉冲来抑制成像区域组织的信号，以突出血管与周围组织的对比；相位编码方向与靶血管走形方向大致相同，以增加血流的信号强度；利用心电或脉搏触发获得最理想的心脏运动期相，以较好显示靶血管。

其基本原理是利用不同心动时相（舒张期和收缩期）中动脉血流速度不同来使血管成像的。心脏收缩期的动脉血流速度要高于舒张期，由于流空效应和失相位效应的影响，收缩期的高速血流信号很弱，而舒张期的低速血流则产生很强的信号。另外，由于静脉血流很慢，不管是心脏处于舒张期还是收缩期状态下，静脉血流都可产生很强的信号。因此舒张期图像可同时显示动脉和静脉，而收缩期图像只有静脉的显示。我们把舒张期图像与收缩期图像减影，就可以得到纯动脉的 MRA 图像。

（刘海洋）

# 第六节　磁共振成像的图像质量控制及伪影处理

## 一、MR 图像质量的评价指标

影响 MR 图像质量因素很多，掌握 MR 图像的质量指标及影响因素，对得到优质的 MR 图像至关重要。评价 MR 图像质量的主要指标有信噪比、对比度、空间分辨率、均匀度和伪影。

### （一）信噪比

信噪比（signal to noise ratio，SNR）是指平均信号强度与平均噪声强度的比值。某一感兴趣内像素的平均值，称为信号，而由患者、环境和 MR 系统电子设备产生的不需要的图像中的随机信号，称为噪声。信噪比是评价图像质量的重要参数。在一定范围，信噪比越高，图像质量越好。信噪比受诸多因数影响，如静磁场强度、组织特性、体素、层厚、层间距、FOV、矩阵、TR、TE、反转时间、信号平均次数、反转角、接受带宽、射频线圈等。

静磁场强度越强，信噪比越高；高质子密度组织，具有短 $T_1$ 和长 $T_2$ 的组织，可获得高的信噪比；体素越大，其内含质子数量就多，信号强度大，信噪比高；层厚越厚，层间距越大，信噪比越高；矩阵一定时，FOV 越大，信噪比越高；FOV 一定时，矩阵越大，信噪比越小；TR 越长，组织弛豫越彻底，纵向磁化矢量增加，信号强度增加，信噪比增加；TE 越长，横向磁化衰减越大，回波信号越少，信噪比下降；增加信号平均次数，可提高信噪比；翻转角越小，信噪比越低；接收带宽减少，噪声接收量减少，信噪比得到提高。

### （二）对比度

图像对比度是指图像两个相邻的不同组织信号强度差，即能够区分最小信号强度的能力。在保证图像质量的同时，应尽可能提高图像对比度。影响 MR 图像对比度的因数有序列参数、MR 对比剂等。

TR 和 TE 影响图像的 $T_2$ 对比度和 $T_1$ 对比度，短 TR、短 TE 可得到 $T_1$ 对比度，长 TR、长 TE 可得到 $T_2$ 对比度；TI 时间影响 IR 序列图像的对比，选择不同 TI 时间可分别获得脂肪抑制图像、水抑制图像和强的 $T_1$ 对比图像；翻转角决定了激励后横向磁化矢量的大小，小的翻转角主要产生 $T_2$ 对比，随着翻转角的增加，$T_1$ 对比的依赖性增强；MR 对比剂可以获得人工对比效果，如顺磁性对比剂可以缩短组织的 $T_1$ 时间，特别是病变组织，得以提高病变组织与正常组织的对比度。

### （三）空间分辨率

图像分辨组织细节的能力称为分辨率，包括空间分别率、密度分辨率和时间分辨率。空间分辨率是二维像素对三维体素的反应能力，体现在对组织细微结构的显示能力，它用可辨的线对（LP/cm）或最小圆孔直径（mm）数表示。如果体素呈正方体，称为各项同性空间分辨率，反之称为各向异性。空间分辨率越高，图像质量越好。密度分辨率是不同组织的信号强度的差异，指在一定的对比度下，图像能够分辨的空间的最小距离，它是空间分辨率的基础。时间分辨率是同一组织在不同时相的信号强度或状态的差异。

空间分辨率大小除了与静磁场强度、梯度磁场有关外，还与体素的大小有关。层厚大，体素大，空间分辨率低；FOV 不变，矩阵越大，体素越小，空间分别率越高；矩阵不变，FOV 越大，体素越大，空间分辨率越低。其他成像参数不变的情况下，空间分辨率的提高总是伴随图像信噪比的下降。

### （四）均匀度

均匀度是指图像信号分布的均匀程度，它描述了 MRI 系统对体模内同一物质区域的再现能力。均匀度包括信号强度的均匀度、信噪比的均匀度、对比信噪比的均匀度等。均匀度一般用均质的水模来进行测量，选取水模成像区域内的不同位置作为测量兴趣区，利用测得的数据来进行图像均匀度的评价。

### （五）伪影

MR 成像技术复杂，成像干扰因素多，图像中最容易出现伪影。伪影是指图像中出现了人体不存在的信息或与实际解剖不相符的信号，致使图像质量下降影响正常解剖与病变的观察。伪影是 MR 成像要尽量抑制与避免的，其表现形式多样，根据伪影产生的原因可分为设备伪影、运动伪影和金属异物伪影。

## 二、MRI 常见伪影及其处理对策

### （一）化学位移伪影

化学位移伪影（chemical shift artifact）是因不同化学环境的氢质子进动频率的不同而引起的。水中的质子进动频率要快于脂肪中质子的进动，这种进动的差异与主磁场呈正比，在高场强中更为明显，如在 0.5T 的磁场中两者频率差异为 73.5Hz，而在 1.5T 磁场中为220Hz。由于脂肪的氢质子频率低于水中的氢质子，在 MR 频率空间定位时，会把脂肪中氢质子的低进动频率误认为空间位置的低频率，于是在重建后的 MR 图像上脂肪组织的信号会在频率编码方向上向梯度场较低的一侧错位，形成水脂边界上黑色和白色条状或月牙状阴影。在脏器一侧脂肪和水信号重叠，两种信号的总和导致出现一明显的高信号；而另一侧，脂肪和水信号分开则出现一黑色的低信号（图 6-6-1A）。

消除和控制化学位移伪影方法很多，主要有以下措施：①选用脂肪抑制技术，在成像前将脂肪信号抑制，去掉了化学位移伪影产生源（图 6-6-1B）；②增加接收带宽，缩小 FOV。由于带宽越窄，像素移动距离越大，越容易产生化学位移；③降低空间分辨率。FOV 不变，增加像素的面积，或减少频率编码数目，可减少化学位移伪影；④选用长的TE，使脂肪质子更多的失相位，降低了脂肪信号，可减少化学位移伪影；⑤改变相位编码与频率编码方向，使化学位移方向与水脂界面平行，可减少伪影或改变化学位移伪影方向。

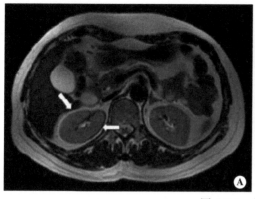
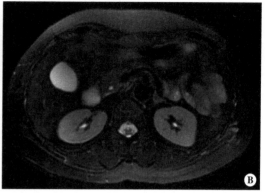

图 6-6-1　化学位移伪影

A. 箭头所指为磁共振成像化学位移伪影，表现为肾右侧边缘的条状高信号和左侧边缘的条状低信号；B. 施加脂肪抑制技术后伪影消失

## （二）卷褶伪影

卷褶伪影（wrap around artifact）是指 FOV 小于被检查解剖部位时，FOV 以外的组织影像被卷褶到该图像的对侧或在三维采集时层面方向上一端的图像卷褶另一端的图像上。MR 信号在图像上的位置是通过相位编码与频率编码来确定的。在一定的频率与相位范围内，仅能对 FOV 内的信号进行空间定位，当 FOV 外组织信号融入图像后，就会错误地把 FOV 外一侧的组织信号当成 FOV 另一侧的组织信号，从而在图像的对侧形成卷褶伪影（图 6-6-2A）。原理上在相位编码方向和频率编码方向上都可以出现卷褶伪影，而在临床应用中，卷褶伪影往往出现在相位编码方向上。这是因为在频率编码方向上扩大信号空间编码范围不增加采集时间，故所有的成像协议都内置了频率方向的超采技术，在频率编码方向也就不会有卷褶伪影的现象发生了。

消除卷褶伪影有以下方法：①增大 FOV，使成像解剖部位位于 FOV 内，但 FOV 加大可使图像空间分辨率下降。②在相位编码方向上施加超采用技术。对 FOV 外的信号也进行相位编码，因为有正确的相位信息，图像重建时，超采用的信号不会计算进来，故不会发生卷褶现象（图 6-6-2B）。超采用技术增加了成像时间，在不影响图像空间分辨率的前提下增加了图像信噪比。③将被检查部位最小直径放置在相位编码上。

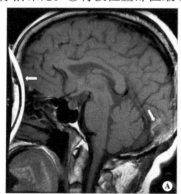
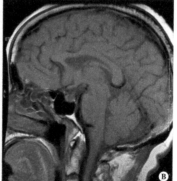

图 6-6-2　卷褶伪影

A. 箭头所示为相位编码方向上的卷褶伪影，由于 FOV 小于成像解剖结构，FOV 外组织卷褶到对侧，形成卷褶伪影；B. 在相位编码方向上施加超采用技术后，伪影消失

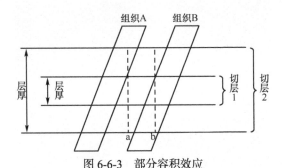

图 6-6-3　部分容积效应

在长或宽为 a、b 的成像体素中，切层 1 的层厚小于切层 2，组织 A 和组织 B 没有重叠，而在切层 2 的体素中两者重叠，影像互相影响，形成部分容积效应

### （三）部分容积效应

当选择的成像层面较厚，或病变较小，又骑跨于两切层之间时，周围高信号组织可掩盖小的病变或出现假影，这种现象称为部分容积效应（图 6-6-3）。

MR 图像：任何像素的信号强度都是由体素内各种组织成分的信号强度平均获得的。如果低信号的病变位于高信号的组织中，由于周围组织的高信号的影响，病变信号就会比自身原有的信号要高，反之亦然。可见，部分容积效应的存在影响了病变正确信息的显示，容易造成漏诊或误诊。

消除或减小部分容积效应的方法：①减小成像层厚，通过薄层成像来消除部分容积效应。②垂直于疑是部分容积效应造成的伪病灶边缘成像，可消除假象。

### （四）近线圈效应

表面线圈或相控阵线圈接收到的整个成像区域的信号会出现越靠近线圈的区域信号越强，反之越弱的现象，称之为近线圈效应。近线圈效应造成图像信号的均匀度降低，表现为靠近线圈表面的区域较亮，而远离线圈表面的区域较黑。

消除近线圈效应方法：①应用滤过技术，使成像区域里的组织信号尽可能接近。此方法准确性较差，有时效果不理想。②利用表面线圈敏感度信息与体线圈对比的方法。在成像前，先利用表面相控线圈进行校准或参考扫描，获得线圈空间敏感度信息，然后利用体线圈再扫描一次，通过比对两次扫描得到的各空间位置的信号强度，获得较准确的矫正信息。成像时采用该矫正信息来减轻甚至消除近线圈效应。此方法效果要明显好于滤过技术。

### （五）运动伪影

运动包括生理性运动，如心血管搏动、呼吸、血液及脑脊液流动、肠管蠕动等，和自主性运动，如吞咽、咀嚼、眼球运动等。在 MR 信号采集过程中，运动造成器官出现相位偏移，傅里叶转换时会把这种相位的偏移当成相位编码方向的位置信息，把组织信号重建到错误的位置，从而形成运动伪影。运动伪影根据形成原因分为生理性运动伪影和自主运动伪影（图 6-6-4）。

对于生理性运动伪影我们可以采用增加 TR、减小矩阵和增加激励次数等优化成像参数的方法来消除或减少伪影。但对于各种具体运动伪影又有其特殊的抑制方法：①心脏大血管搏动伪影可采用心电门控或脉搏门控、施加饱和带、改变相位编码方向来加以控制；②呼吸运动伪影可采用呼吸门控技术、呼吸补偿技术、快速成像屏气、施加预饱和带来有效抑制；③血液及脑脊液流动伪影可采用流动补偿技术、成像区域流体流入侧施加饱和带、改变相位编码方向、施加心电门控或脉搏门控等方法来减少或抑制；④自主运动伪影主要对策有患者的积极配合、尽量缩短成像时间、采用纠正运动伪影的特殊脉冲序列，如螺旋桨技术及刀锋技术、施加饱和带等。

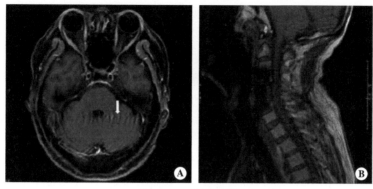

图 6-6-4　运动伪影

A. 箭头所示为血管波动伪影（生理性运动伪影）；B. 为被检查者身体运动形成的伪影（自主运动伪影）

## （六）其他

除了上述主要伪影外，磁共振成像还可以出现截断伪影、交叉伪影、磁敏感伪影、电介质伪影、灯芯绒伪影、Annefact 伪影、ASEET 伪影等。

（刘海洋）

# 第七节　磁共振成像检查技术

## 一、MRI 扫描适应证、禁忌证

### （一）磁共振检查的适应证

**1. 中枢神经系统**　最具优势，除颅骨骨折、急性出血外，中枢神经系统病变的显示优于其他影像学检查技术。

**2. 颅颈交界处病变**　因无骨质所产生的伪影，显示较佳。

**3. 颈部病变**　由于 MR 具有高的软组织分辨率和血管流空效应，故能清晰显示颈部各器官、组织及相应部位的病变。

**4. 纵隔**　由于血管的流空效应及脂肪高信号，形成了天然对比，故 MRI 对于纵隔病变及淋巴结检出具有独特的优势。

**5. 心脏**　应用心电门控技术，心脏大血管检查无需引入对比剂即可清楚显示心肌、心包和大血管病变，还可以定量评价心脏功能。

**6. 肝及胰胆道疾病**　平扫增强结合 MRCP，MRI 几乎可以检测出肝及胰胆道所有疾患并做出较正确的诊断。

**7. 肾、输尿管**　由于肾与周围脂肪囊，肾实质与尿液形成良好对比，MRI 对肾病变及输尿管狭窄的诊断具有重要价值。

**8. 盆腔病变**　MRI 对于显示盆腔解剖结构和盆腔病变具有重要价值。

**9. 四肢关节**　对关节软骨损伤、半月板损伤及关节积液等病变的诊断 MRI 优于其他影像学检查方法。四肢骨病变、软组织肿瘤及血管病变的显示良好。特别是对股骨头缺血坏死早期诊断 MRI 具有无可比拟的优势。

### （二）磁共振检查的禁忌证

**1. 绝对禁忌证**  ①身体内装有心脏起搏器、神经刺激器及胰岛素泵者严禁扫描；②体内铁磁性异物，如铁磁性植入物、眼球内金属异物等；③高热患者应禁止检查。

**2. 相对禁忌证**  ①如体内的金属异物（义齿、节育环、钛合金或不锈钢植入物及术后金属夹等）位于扫描范围内时，应慎重扫描，以防止金属物运动或产热造成患者损伤，金属物亦可产生伪影而妨碍诊断。如检查其他部位，亦应注意患者有无不适感；②一般原则是体内有钛合金或不锈钢植入物，如心脏血管支架、术后金属夹、人工置换关节等的患者应在磁场强度为 1.5T 或以下的磁共振机检查；③昏迷、神志不清、精神异常、易发癫痫或心搏骤停者、严重外伤、幽闭症患者、手术后患者、幼儿及不配合的患者应慎重扫描，要在医师或家属监护下进行；④孕妇和婴儿慎做 MRI 检查，需医师同意、家属签字后再行检查。

## 二、MRI 检查前准备和检查步骤

### （一）检查前准备

（1）接诊时仔细阅读检查申请单，核对资料、病史，明确磁共振检查的目的和要求。

（2）仔细询问患者，确认无磁共振检查绝对禁忌证后，发给患者预约单，并嘱咐其认真阅读上面有关检查的全部内容。

（3）腹部检查应禁食、禁水 6h；子宫及附件、膀胱、前列腺检查应留中等量尿；直肠检查应清洁肠道。

（4）核对预约检查患者的资料，登记建档，以方便复查时调阅图像对比。

（5）患者在进入检查室前，应除去携带的所有金属物品，包括带金属饰品的衣服、钥匙、刀具、各类磁卡、电子产品等，以免引起伪影和出现危险。有检查绝对禁忌证者绝对禁止入内。

（6）充分与患者沟通，消除患者紧张，取得患者的完全配合。

（7）对婴幼儿及躁动患者，检查前应酌情给予镇静药，必要时经其主管医师同意，家属签字后请麻醉医师施行麻醉。

（8）危重患者检查时，需由有经验临床医师陪同，并备齐抢救器械与药品。

### （二）检查步骤

（1）技师应仔细阅读检查申请单，明确检查部位及目的，并核对患者姓名、性别、年龄。

（2）在机器登记界面认真输入核对正确后的患者信息。

（3）与患者充分沟通，再次确认患者无检查禁忌证，说明检查过程及时间，以及磁共振检查要求的注意事项，取得患者的充分合作。

（4）在呼叫患者姓名后，并得到患者肯定的回应后将其引入检查室。

（5）根据检查部位选择合适的线圈。

（6）将患者摆放舒适体位，但以不应影响检查效果和图像质量为原则。并注意患者保暖及听力保护。

（7）检查定位，使线圈中心、检查部位中心与定位线重合，按定位确认键后将检查部位送入磁体中心。

（8）选择合适的成像序列，并根据检查目的与要求，调整成像参数获得优质的磁共振图像。

（9）检查结束后，退出检查床，放下患者，将患者引出检查室。

（10）后处理及照相。根据申请单要求，对需后处理数据进行重组，如 MPR、MIP、VR、SSD 等。将打印的胶片归档于相应的患者片袋，注意核对，不能错放。

### （三）检查注意事项

（1）必须严格查对申请单信息并核对患者信息。

（2）与患者必须充分交流沟通，取得患者合作并认真做好检查前准备。

（3）只有无绝对禁忌证人员才能进入检查室，包括患者，患者家属及相关工作人员。

（4）检查过程中，要求患者安静不动，保证对讲系统的通讯正常。密切观察患者并与之保持联络。

（5）增强检查的患者要了解其有无药物过敏史，注射过程中要严密观察患者，特别是用高压注射器注药时，要防止药物外渗。

# 三、MRI 检查方法

### （一）普通扫描

MRI 是利用人体含量最多的氢质子成像的，同时可以多参数成像，即 $T_1$、$T_2$、H（N）、流速 f（V），通过使用合适的成像序列及优化的参数，不需引入人工对比剂，也可以得到高对比度的图像，获得丰富的解剖及病变的信息。在中枢神经系统能清楚区分脑灰质、白质及神经核团；心血管系统无需对比剂即可清晰显示心室、心房、大血管管腔和心肌；关节软骨、肌肉、韧带、椎间盘、半月板等也可很好地显示。

普通扫描一般做 $T_2WI$、$T_1WI$、FLAIR 序列，必要时加脂肪抑制技术。成像方位根据成像部位选择轴位、矢状位、冠状位及斜位，原则上至少做两个方位并至少有一个方位同时有 $T_2WI$、$T_1WI$，以综合对比评价病变信息。

### （二）增强扫描

虽然磁共振成像具有很好的组织对比，对病变的敏感性很高，但是正常组织与病变组织的弛豫时间常常有一定重叠，只做普通扫描时，有时难以发现细小病灶，且对病灶的定性诊断有一定困难。这样，我们必须人工引入对比剂来提高病变与正常组织的对比，使病灶显示更为突出，提供更多的诊断信息，称之为增强扫描。增强扫描需在有普通扫描图像的基础上进行，一般做 $T_1WI$，根据需要加脂肪抑制技术。

### （三）特殊检查方法

普通扫描和增强扫描也有局限性，其只能从形态学上对病变进行评价，不能进行动态观察、功能评价及分子研究，如果要达到这些目的我们就需要一些特殊的检查方法。磁共振常用特殊检查方法有以下几种。

**1. 动态成像** 如垂体、乳腺、前列腺的动态成像。

**2. 功能成像** 包括 DWI、DTI、PWI、BOLD-fMRI 等。

**3. 血管成像** 包括 TOF-MRA、PC-MRA、CE-MRA 等。

**4. 水成像** 包括 MRCP、MRU、内耳成像等。

**5. 波谱成像** 分单体素和多体素波谱。

**6. 磁敏感成像**

# 四、MRI 对比剂

## （一）对比剂分类

磁共振现象发现后不久人们就进行磁共振对比剂的研究，随着磁共振成像仪器的发展与广泛应用，磁共振对比剂的研究与开发取得了长足的发展，其种类繁多，已达数百种。通常根据 MRI 对比剂在体内的分布、磁敏感性、对组织的特异性等分为细胞内外对比剂、磁敏感性对比剂和组织特异性对比剂。

**1. 细胞内外对比剂**

（1）细胞外对比剂：它在体内呈非特异性分布，可以自由通过血管内或细胞外间隙。应用最早和最广泛的钆对比剂属于此类对比剂。

（2）细胞内对比剂：指特异性的分布于体内某一器官或组织的一些细胞的对比剂。此类对比剂进入人体后，立即与相关细胞结合。使摄取对比剂的组织与未摄取对比剂的组织产生对比。代表性对比剂有网状内皮细胞对比剂和肝细胞对比剂。

**2. 磁敏感性对比剂** 物质在磁场中产生磁性的过程称为磁化。不同物质在单位磁场中产生磁化的能力称为磁敏感性（也称磁化率），用磁化强度表示。根据物质磁敏感性的不同，将 MRI 对比剂分为顺磁性对比剂、超顺磁性对比剂和铁磁性对比剂三类。

（1）顺磁性对比剂：顺磁性对比剂中顺磁性金属原子的外层电子不成对，具有较大的磁矩，故磁化率较高。有外加磁场时，顺磁性金属原子偶极子的排列方向与磁场方向平行，从而具有磁性。无外加磁场时，原子偶极子排列即随机分布，磁性消失。过渡元素和镧系元素，如铬、锰、钆、铁均属顺磁性金属元素，其化合物溶入水时，呈顺磁性。顺磁性对比剂对物质弛豫时间的影响与其浓度有关。一般来说，浓度低时，主要缩短 $T_1$，浓度高时，主要缩短 $T_2$，掩盖了对 $T_1$ 的作用。Gd-DTPA 属此类对比剂。

（2）超顺磁性对比剂：由磁化强度介于顺磁性和铁磁性元素之间的磁性微粒和晶体组成。其磁性与磁化率远远大于顺磁性物质。有外加磁场时，迅速磁化；无外加磁场时，其磁性消失，如超顺磁性氧化铁（super paramagnetic iron oxide，SPIO）。

（3）铁磁性对比剂：为铁磁性物质组成的一组紧密排列的原子或晶体，其磁矩大于顺磁性物质。磁化后，即使无外加磁场，铁磁性物质仍具有一定磁性。铁、钴及某些铁的氧化物属于铁磁性物质。

**3. 组织特异性对比剂** 组织特异性对比剂是指能被体内某种组织吸收，并可在其结构中停留较长时间的对比剂，可分为肝特异性对比剂、血池对比剂、淋巴结对比剂和其他特异对比剂等。肝特异性对比剂有网状内皮细胞摄取对比剂（SPIO）和肝细胞摄取对比剂（Gd-EOB-DTPA）。血池对比剂主要用于磁共振血管造影、评价心肌缺血时心肌的生存率和肿瘤血管性能及恶性程度、估计体内器官的血容量等。

磁共振对比剂分类还有很多其他方法。按构成成分可分为铁磁性微粒、脂质体、稳态自由基、金属小分子螯合物和金属大分子螯合物；按对信号强度的影响可分为阳性对比剂和阴性对比剂；按作用机制可分为 $T_1$ 增强对比剂及 $T_2$ 增强对比剂等。

### （二）作用机制

磁共振对比剂的作用机制有别于 X 线与 CT 对比剂，它是通过影响质子的弛豫时间 $T_1$ 或 $T_2$ 以增强或降低其信号强度，对比剂本身并不产生 MR 信号。

**1. 顺磁性对比剂的作用机制** 顺磁性物质（如钆、锰）具有不成对电子，有较大磁矩，弛豫时间长。在有不成对电子的顺磁性物质存在时，局部产生巨大的磁波动，此时大部分电子的进动频率与 Larmor 频率相近，有利于临近所激励的质子之间或质子与周围环境的能量传递，使质子的 $T_1$ 或 $T_2$ 弛豫时间缩短。

顺磁性对比剂缩短 $T_1$ 或 $T_2$ 弛豫时间与下列因素有关。

（1）顺磁性物质的浓度：在一定浓度范围内，顺磁性物质浓度越高，顺磁性越强，对 $T_1$ 或 $T_2$ 影响越明显。

（2）顺磁性物质的磁矩：顺磁性物质不成对电子数越多，磁矩越大，顺磁性越强，缩短 $T_1$ 或 $T_2$ 的作用越明显。

（3）顺磁性物质局部磁场的扑动率。

（4）顺磁性物质结合的水分子数目：结合的水分子越多，顺磁性越强，缩短 $T_1$ 或 $T_2$ 的作用越明显。

**2. 超顺磁性对比剂和铁磁对比剂的作用机制** 超顺磁性对比剂和铁磁对比剂比人体组织和顺磁性对比剂大得多，可造成局部磁场不均匀，而质子通过这种不均匀磁场时，改变了横向磁化的相位，从而加速了失相位过程，使相应质子的 $T_2$ 或 $T_2^*$ 弛豫缩短，在 $T_2WI$ 图像上表现为黑色低信号，故又称之为磁共振阴性对比剂。此类对比剂对 $T_1$ 的影响较弱。

### （三）临床应用

随着磁共振设备技术的飞速发展及对磁共振对比剂研究不断深入，对比剂在磁共振成像中的应用越来越普及，在疾病的诊断和评价方面发挥越来越重要的作用，已成为人体各系统磁共振成像的重要辅助检查手段。磁共振对比剂的主要应用以下几方面。

**1. 磁共振成像增强检查** 磁共振成像增强检查几乎可应用于全身各系统的磁共振成像检查。对病变的检出、定位及定性具有重要的意义。阳性对比剂应用 $T_1WI$ 序列，富含脂肪组织的器官必须采用脂肪抑制技术，使脂肪组织信号降低，突出强化病变的显示。阴性对比剂应用 $T_2WI$ 或 $T_2^*WI$ 序列。

**2. 组织或器官的灌注成像** 磁共振灌注成像主要应用于脑肿瘤、急性脑梗死和心肌梗死的评价，对脑肿瘤的诊断及分级、急性脑梗死的诊断及指导选择溶栓治疗时机和心肌活性评价有非常重要的价值。灌注成像一般选择 EPI-$T_2^*WI$ 序列，要求在对比剂首次通过时快速成像。

**3. 对比增强磁共振血管造影** 对比磁共振成血管造影检查常用于颈部血管、胸腹大血管、四肢血管等。较之于常规 MRA，具有成像速度快、多时相显示、伪影少、可显示细小血管、不受血管走向及血液流速影响、可先后获得动静脉图像等优势。常采用 3D GRE $T_1WI$ 快速序列。

### （四）对比剂不良反应及处理

对比剂的不良反应分为 4 类：①非过敏性反应（头晕、头痛、呕吐等）；②轻度过敏性反应（皮肤潮红、皮疹等）；③中度过敏性反应（胸闷、呼吸急促等）；④重度过敏性反应（呼吸抑制、心脏停搏等）。

临床常用磁共振对比剂为钆剂。少量自由钆离子进入人体血清蛋白结合形成胶体，被网状内皮细胞吞噬后分布于肝、脾、骨髓等器官，引起这些器官的不良反应，表现为共济失调、心血管及呼吸抑制。当自由钆离子被另外的物质螯合后，就很少与血浆蛋白结合，使毒性大为降低，以原型经肾排泄。实践证明，静脉注射钆对比剂是安全的，磁共振成像钆对比剂的不良反应率远小于碘对比剂，主要是非过敏性反应和轻度过敏性反应，严重过敏性反应率和致死率均极低。主要表现为头晕、头痛、呕心、呕吐、心律不齐、面部潮红、荨麻疹等，常为一过性。要注意的是半数患者静脉注射钆对比剂后 1h 或更晚出现不良反应。钆对比剂不良反应的发生机制尚不清楚，可能与钆剂本身化学毒性及制剂纯度有关。

临床发生钆对比剂不良反应的高危因素：①有碘过敏病史者，钆对比剂注射后出现不良反应的危险性是无碘过敏史者的 3.7 倍；②有过 Gd-DTPA 不良反应的患者，再次使用 Gd-DTPA 时，也应加强防范；③有些疾病诸如慢性溶血性贫血、哮喘、慢性阻塞性肺病等，注射 Gd-DTPA 时有较高的不良反应率；④颅内高压患者，静脉注射钆对比剂有增加颅内压的作用；⑤对比剂静脉注射速度与不良反应的发生没有关联。

磁共振对比剂不良反应的处理：①对于局部发热、头晕、头痛，休息后即可自行缓解，无需特殊处理。②轻度不良反应表现为意识清醒、胸闷、气促、局部荨麻疹、面唇部轻度水肿。可给予 10mg 地塞米松肌内注射或静脉推注。严密观察患者，情况稳定后方可离开。③重度不良反应需立即吸氧，建立静脉通道，监测生命体征。休克早期并急性喉头水肿，表现为意识丧失、面色苍白、发绀、四肢湿冷、脉搏细速、血压下降、呼吸困难、声音嘶哑、伴窒息濒危感。可给予 0.5~1mg 肾上腺素（0.9%氯化钠稀释至 10ml）皮下注射或肌内注射；10~20mg 地塞米松肌内注射或静脉推注；10%葡萄糖酸钙 10ml 静脉推注；必要时（高血压、器质性心脏病、糖尿病和甲状腺功能亢进患者慎重）40~60mg 多巴胺+100ml 0.9%氯化钠静脉滴注，0.25mg 氨茶碱+100ml 0.9%氯化钠另一条通道静脉滴注。心搏骤停表现为意识丧失、无咳嗽反射、无肢体运动、瞳孔散大、心音消失、呼吸停止，应立即行心肺复苏。

（刘海洋）

## 第八节　磁共振成像检查技术临床应用

## 一、颅脑 MRI 检查技术

MRI 检查具有多平面、多方位扫描、成像参数多、成像序列多、软组织分辨力高、无损伤等特点，加之某些功能成像技术，相对其他影像学检查方法，MRI 对脑干、幕下区、枕骨大孔区病变的显示要明显优于 CT，对于颅脑许多疾病如脑肿瘤、颅内感染、脑血管疾病、脑白质病变、脑发育畸形、脑退行性改变等的定位定性诊断具有独特的优势。

### （一）检查前准备

颅脑 MRI 检查前须做常规 MRI 检查前准备，但需注意以下几点。

（1）向患者耐心解释扫描时所产生的噪声，给患者提供听力保护帮助，并且强调在扫描过程中头不能随意运动，平静放松，若有情况及时与检查人员联系。

（2）患者进入检查室前应除去随身携带的金属物品、磁性物品、通信器材并妥善保管。尤其要去掉义齿、发卡及颅脑附近相关饰物方可进行检查。

（3）对婴幼儿及躁动的患者，需由申请检查医师在检查前给予一定剂量的镇静药，待患者入睡后方可检查。

### （二）检查方法

**1. 线圈选择**　以 MRI 设备不同，颅脑 MRI 扫描可选用头部正交线圈或相控阵线圈。

**2. 扫描体位**　仰卧位，头颅置于头托架上，双手置于身体两侧，人体长轴与床面长轴一致，使两侧眼眶裂连线位于线圈横轴中心对准"＋"字定位灯的横向连线，头部两侧加海绵垫以固定头部防止运动，保持左右对称，尽量让患者舒适，头先进。对于颈短肥胖的患者，背部加软垫，使头颅尽量伸入线圈中心。对于颈项强直、颈椎骨折等强迫体位的患者，应采用患者的自然体位，并加以固定。驼背的患者应根据具体情况采用背部加垫、侧卧等方法。对神志不清的患者应将其头部放置成侧位，以防呕吐物堵塞呼吸道，并要求有陪同人员。由于婴幼儿头部较小，需在他们的枕部和颈臀部加软垫，以确保患儿头颅中心与线圈中心相一致。

**3. 扫描范围**　颅脑 MRI 扫描范围一般从门齿咬合面至颅顶，包括全脑。

**4. 扫描定位**　采取三平面定位，横轴位扫描以矢状位定位像作参考，平行于前联合和后联合的连线（图 6-8-1A）；冠状位扫描以矢状位定位像作参考，平行于脑干（图 6-8-1B）；矢状位扫描以横轴位定位像作参考，平行于大脑纵裂（图 6-8-1C）。其中横轴位是最基本的检查方位。

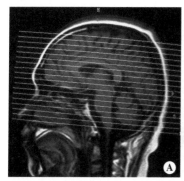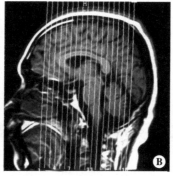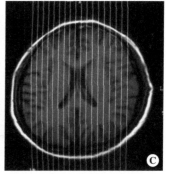

图 6-8-1　颅脑 MRI 扫描定位

A. 横轴位扫描定位；B. 冠状位扫描定位；C. 矢状位扫描定位

### 5. 扫描方法

（1）普通扫描：常用序列包括以下几种。①2D SE $T_1WI$ 或 GRE $T_1WI$ 是基本扫描序列，其信噪比好，灰白质对比度佳，伪影少，对解剖结构的显示是其他序列无法比拟的。SE $T_1WI$ 序列的 TR 一般为 300～600ms，TE 最短为 17ms，矩阵 512×320 或 320×256，NEX=2。②2D FSE（TSE）$T_2WI$ 也是基本扫描序列，对病变显示好。TR 一般为 3000～4000ms，TE 为 85～100ms，矩阵：512×320 或 320×256，NEX=2，ETL=12～24。对新生儿及婴幼儿需采用长 TR（＞4000ms）及长 TE（120ms）的重 $T_2WI$ 以增加灰白质对比度。③FLAIR 成像，其特点是抑制常规 SE 或 FSE $T_2WI$ 表现为高信号的脑脊液及病灶，以避免邻近脑室或蛛网膜下腔的病灶被高信号的脑脊液所遮盖，同时区别病变区是结合水还是自由水。FLAIR 序列选用长 TR 以增加信噪比及对比噪声比，场强越大，TR 越长。随着快速扫描、多层采集技术及信噪比的不断完善，FLAIR 已取代 PDWI 序列。④任何扫描方位上只要出现 $T_1WI$ 高信号病变时，必须在相同位置做 $T_1WI$ 脂肪抑制扫描，以鉴别病变是脂肪或出血。

（2）增强扫描

1）对比剂的选择：目前常用的造影剂主要是钆喷酸葡胺（Gd-DTPA），增强剂量通常为 0.1～0.15mmol/kg，方法是快速静脉注射。Gd-DTPA 在颅脑疾病方面的应用指征：①鉴别肿瘤和其他病变，有助于显示病变的大小和形态，提供定性诊断的依据；②有助于感染性病变和脱髓鞘性疾病的早期诊断；③对显示微小病变有帮助，如内听道内微小听神经瘤、垂体微腺瘤等；④脑血管疾病的诊断；⑤显示多发病变中平扫未显示的病变。

2）常用序列为 2D SE $T_1WI$，GRE $T_1WI$，横轴位、冠状位、矢状位。若出现 $T_1WI$ 高信号病变时，在增强扫描时要加脂肪抑制。

（3）特殊扫描

1）DWI 和 ADC：主要反映自由扩散组织与扩散受限组织的对比。

2）MRA 及 MRV：评价颅内动脉系统及静脉系统，3D-TOF MRA 显示血管范围大，但背景抑制不佳，3D-PC MRA 对层面内流动敏感，但扫描时间长。主要用于脑动脉闭塞和狭窄、动脉瘤、动静脉畸形、静脉闭塞、发育性静脉畸形等。

3）SWI：能反映内源性磁敏感效应较强的物质与周围组织的差别，含铁血红素、脱氧血红蛋白、钙化及铁蛋白等物质在 SWI 上呈低信号，临床上评价血管性疾病、肿瘤、外伤、神经变性疾病、钙铁沉积等。

4）MRP：用于评价急性卒中后仍有缺血危险的脑组织、肿瘤、变性疾病，还并用于评价这些疾病的疗效。

5）MRS：能反映脑内某些代谢化合物能量代谢及组织化学物质含量的信息，对病变的定性具有一定意义。

（李　锋）

# 二、头颈部 MRI 检查技术

MRI 检查具有多平面成像、软组织分辨力高、没有骨质伪影等特点，能很好地显示眼、耳、鼻、咽喉、颌面部及颈部的解剖形态，能较好地显示视神经、内耳，能区别窦腔积液的性质，区别血管与淋巴结，鉴别纤维瘢痕与肿瘤复发等多方面信息。因此 MRI 检查眼、耳、鼻、咽喉、颌面部及颈部的应用越来越广泛。

### （一）检查前准备

受检者及扫描者准备同常规 MRI 检查前准备。特别注意以下几点。

（1）眼部应注意清洗干净眼影等化妆品。

（2）眼部有金属异物者禁忌检查。

（3）不能去掉义齿的受检者，不宜行鼻、鼻窦、咽部及颌面部的 MRI 检查。

### （二）检查方法

**1. 线圈**　眼、耳、鼻、咽及颌面部常选择头颅线圈，有条件的医院，眼、耳选特殊的眼眶及颞部表面线圈。一般对眼睑、眼球内病变及需要显示听神经、面神经等细微结构时，选择表面线圈。喉及颈部选择颈线圈。

**2. 体位**　头颈部 MRI 扫描常规采取仰卧位，双上臂置于身体的两侧。

**3. 扫描方法**

（1）普通扫描：横轴、矢状及冠状面可从不同视角显示头颈部的解剖结构与病灶，但多数根据病情需要选择 2 个平面进行检查。最常用的成像平面是横轴面，辅以冠状面或矢状面扫描。扫描范围应包括所检查的器官，常规扫描层厚为 3～6mm，若显示海绵窦、鞍区、窦口鼻道复合体、耳及内耳等细小结构时需更薄层厚（1～3mm）扫描。

（2）扫描序列：一次完整的 MRI 检查必须同时包括 $T_1WI$ 及 $T_2WI$，使用 SE 和 FSE 序列。脂肪抑制技术是头颈部较常用的技术，可消除高信号脂肪对病灶的遮掩作用，有利于病灶的的观察。

（3）增强扫描：目前常用的对比剂主要是 Gd-DTPA，常用序列为 2D SE $T_1WI$，GRE $T_1WI$，若出现 $T_1WI$ 高信号病变时，在增强扫描时要加脂肪抑制。增强扫描联合脂肪抑制技术有利于病变的鉴别诊断，明确病变的范围及对周围结构的侵犯。利用扰相快速 GRE $T_1WI$ 序列动态增强扫描，动态扫描后获得动态曲线，显示病变强化特征。

（4）特殊扫描

1）磁共振血管成像（MRA）技术。

2）MR 水成像技术：使用长 TR、特长 TE 的重 $T_2$ 加权，使内听道内脑脊液和膜迷路内淋巴液成为极高信号，与周围低信号的骨结构形成鲜明的对比，经重建后 3 个半规管、椭圆囊、蜗管及内听道均呈明亮高信号，图像清晰，其形态与大体解剖基本一致。扫描时注意一定要将位置摆正，尤其是左右对称，这样便于评价耳部结构的正常与异常。

3）磁共振功能成像：磁共振功能成像技术可反映皮质功能改变，对视神经病变患者的视皮质分析可为临床诊断和评价预后提供新的依据。

# 三、胸部 MRI 检查技术

随着 MRI 设备的不断更新换代及各种成像序列的优化，MRI 检查具有良好的软组织对比和信噪比，无需造影剂就可较好地显示病变，在对胸壁结构和病变的显示、对各种胸部肿瘤的浸润范围及骨髓破坏程度有重要的诊断价值。MRI 可根据病变情况，进行任意角度成像，并利用血管的流空效应及纵隔内脂肪的高信号衬托，对纵隔或肺门及气管病变的诊断具有较高的敏感度，尤其是占位性病变明显优于 CT，但肺部富含空气，所以 MRI 检查对肺实质病变的效果不优于 X 射线或 CT 检查。

心脏大血管的 MRI 检查已由形态学发展为形态、功能、灌注（代谢）进行综合检测和评价，是现代心血管影像学的重要组成部分。心血管系统核磁共振成像（cardio vascular magnetic resonance imaging，CVMRI）对于累及心脏、心包和胸部大血管的众多获得性和先天性疾病，都能做出准确的形态学和生理学评估；MRI 技术的多样性能够精确判定心脏及大血管的解剖结构、组织学特性、心内及血管内血流、心腔的整体收缩与充盈、节段性心肌舒缩功能及组织灌注情况，并能提供心血管系统的四维成像。对各种先天性和获得性心脏病及心包病变有较高的诊断价值，尤其在先天性心脏病的诊断中起着非常重要的作用。MRI 心肌灌注成像能对心肌梗死后心肌活性做出评估，冠状动脉造影能较为准确地评价冠状动脉的狭窄及其程度。此外 MRI 还可显示主动脉瘤及夹层动脉瘤等大血管病变。

乳腺 MRI 检查可以早期发现乳腺疾病，动态增强 MRI 对病变良、恶性的诊断能提供较明确的诊断，特别是对乳腺癌的诊断很有帮助。

## （一）检查前准备

胸部检查前须做常规 MRI 检查前准备，还应注意以下几点。

（1）告知被检者检查程序及所需检查的时间，消除紧张情绪，耐心配合检查。检查过程中切勿移动身体及咳嗽，平静呼吸。若有不适，可通过话筒和工作人员联系。

（2）心脏 MRI 检查，除一般准备外，心率较快的被检者需控制心率，无禁忌证前提下，一般可于检查前 20min 口服 β 受体阻滞药。

（3）增强检查被检者应先建立好静脉通道。

（4）婴幼儿、烦躁不安及幽闭恐惧症的被检者，检查前需要临床医师应事先给予镇静药或麻醉药。

## （二）检查方法

**1. 线圈**　采用体线圈或选用包绕式体部表面线圈（检查胸部）、包绕式心脏表面线圈（检查心脏大血管）、双侧或单侧乳腺专用线圈（检查乳腺）及相控阵线圈。

**2. 扫描体位**

（1）肺、纵隔、胸壁：被检者仰卧位，身体长轴与床面长轴一致，头先进。双臂上举过头或置于身体两侧，放置外周脉搏传感器时将所夹手指用乙醇棉球打湿，呼吸门控应放在呼吸幅度最大的部位并用缚带固定，注意导线不可接触到磁体。如果呼吸运动度过大，可加用腹带捆绑来限制患者呼吸。扫描中心对准乳头连线上方 2cm 处。膝后放置软垫，驼背被检者可在臀部放置软垫，颈部不适被检者可稍微抬高头部在头后放置软垫，使被检者处于较舒适的位置。

（2）心脏及大血管：因检查时间较长，要求体位舒适，检查前心率一般控制在 <75次/分，被检者取仰卧位，按各厂家的要求放置好心电电极，注意电极不应放置在肋骨上或肩胛骨上，否则心电信号将减弱，同时要尽量避开女性乳腺，线圈中心对准左锁骨中线

第 5 肋间处，头先进。

（3）乳腺：被检者俯卧位，头先进，双臂弯曲前伸，双手不得接触。身体伏于乳腺线圈和坡垫上，身体长轴与床面长轴一致。乳腺自然悬于乳腺线圈内，不应受到任何挤压。定位灯纵轴线对准背部中线，横轴线对准双乳头连线。

**3. 扫描方法**

（1）普通扫描

1）肺、纵隔、胸壁：常规使用横轴位、冠状位，成像范围从胸廓入口至膈肌角。根据需要加扫矢状位，气管显示可采用沿气管走行斜位。一般采用二维扰相梯度回波序列 $T_1WI$，快速自旋回波序列 $T_2WI$。使用较大 FOV，相位编码方向使用部分编码，以减少成像时间。应注意调节呼吸门控。对于肺门及纵隔病变往往需加用梯度回波序列（TFE、FFE）以区别是否为血管病变。

2）心脏及大血管：心脏成像范围从主动脉弓至心尖部。除横轴、冠状、矢状位外，还应获取心脏长轴位、短轴位，其他还有瓣膜功能位及功能分析位等。常规选用 DIR-FSE、Balance-SSFP、IR-FSE 序列等，可选流动补偿、预饱和等功能。

3）乳腺：常规使用横轴位、矢状位。一般采用二维自旋回波（SE）、反转恢复（IR）序列、STIR 序列、快速小角度激励三维成像（3DFLASH）及三维快速扰相梯度回波（3DFSPGR）序列。对乳腺内有硅质植入物者，可采用预饱和（水抑制）技术。

（2）增强扫描：目前常用的对比剂主要是钆喷酸（Gd-DTPA），常规使用剂量为 0.1 ml/kg，快速静脉注射。Gd-DTPA 增强扫描在胸部疾病方面的应用指征：①肺血管病变的诊断；②支气管肺癌的分期及胸部淋巴结转移评价；③纵隔肿瘤诊断与鉴别诊断；④胸壁病变诊断与鉴别诊断；⑤冠状动脉成像及狭窄评估；⑥可疑心肌梗死的诊断；⑦心包、心肌病变诊断；⑧心腔内病变诊断与鉴别诊断；⑨主动脉夹层、主动脉瘤；⑩乳腺癌诊断及鉴别诊断。

（3）特殊扫描

1）磁共振血管成像（MRA）技术：评估心脏和血管结构及相互间的联系，2D、3D-TOF MRA 用于主动脉显示，2D、3D-PC MRA 主要用于心脏及大血管血流分析，磁共振对比增强成像（CE-MRA）进行准确诊断的能力可与 X 线血管造影相媲美，对于血管腔的显示比其他 MRA 技术更可靠，出现血管狭窄的假象明显减少，血管狭窄程度的反映比较真实，对心外结构如主动脉、肺动脉主干及分支、肺静脉及其属支等具有重要价值。全身三维磁共振血管造影技术（3DMRA，TIM）对胸、腹主动脉瘤，马方综合征，主动脉夹层，大动脉炎等胸腹主动脉疾病具有明显优势。

2）电影磁共振成像（cine MRI）：可以动态观察心脏运动及提供准确的左心室、右心室质量、容积和收缩功能的信息，在先天性心脏病及瓣膜病变的诊断中具有较大优势。

3）MRI 灌注功能成像（PWI）：广泛应用于冠心病心肌梗死后存活心肌的判定，确定心肌活性与心肌梗死后并发症，显示出很高的临床价值。以及用于乳腺癌诊断及鉴别诊断。

4）肺血管灌注成像：用来评价肺组织血流的分布特征，可初步判断肺血改变的程度及评价肺梗死治疗的疗效。

5）磁共振波谱成像（MRS）：心脏的 MRS 主要集中在含 $^{31}P$ 化合物的波谱分析，研究心肌能量代谢心肌缺血、梗死和细胞代谢水平的心功能，对冠心病及心肌缺血的早期诊断具有重大意义。应用于乳腺肿瘤的波谱成像技术主要有 2 种类型：$^1H$ 波谱技术和 $^{31}P$ 波谱技术，可作为鉴别乳腺肿瘤良、恶性，并进一步评价治疗及预后效果的有效手段。

6）心肌组织标记技术：可以观察区域性心肌收缩力的变化，评价室壁运动状况，鉴别缓慢血流和血栓。

7）相位编码流速标识技术（phase-contrast magnetic resonance imaging，PC-MRI）和血流标识技术：主要用于评价血管内血流的速度及流量。

（黄科峰）

# 四、腹部 MRI 检查技术

MRI 能发现肝、胰、脾、肾等实质脏器内的微小病变型；特异性对比剂的应用，可进一步提高微小病变检出敏感性和定性准确性。磁共振胰胆管成像（magnetic resonance cholangio pancreatography，MRCP）能很好地显示胆系的结构、解剖变异、梗阻部位及累及范围，提高了胆系病变的检出率，基本取代了有创的经皮肝穿刺胆管造影术（percutaneous transhepatic cholangiography，PTC）和内镜逆行胰胆管造影（endoscopic retrograde cholangio-pancreatography，ERCP）的诊断性检查。磁共振尿路成像（magnetic resonance urography，MRU）可直接显示尿路，对输尿管狭窄、梗阻具有重要价值。磁共振血管成像（MRA）可以显示血管结构、可提供血流方向、流速和流量等信息。磁共振波谱（MRS）可检测活体器官和组织代谢、生化及对化合物进行定量分析，为腹部脏器病变的诊断和鉴别诊断提供信息。灌注加权成像（PWI）可以评价血流的微循环，成为肿瘤等疾病的重要诊断手段。MRI 分子影像学利用影像学的方法在细胞/分子水平对活体生物过程进行描述和测量。总之，MRI 的应用越来越广泛。

## （一）检查前准备

腹部 MRI 检查前须做以下准备。

**1. 禁食水**　做腹部 MRI 检查患者应禁食 4～6h。

**2. 核对申请单**　认真核对 MRI 检查申请单，明确检查目的和要求，对检查目的、要求不确切的申请单，应与临床申请医师沟通、核实。

**3. 明确禁忌证**　确认患者没有 MRI 检查禁忌证（装有心脏起搏器者、使用带金属的各种抢救用具而不能去除者、术后体内留有金属夹子者、检查部位邻近体内有不能去除的金属植入物者、MRI 对比剂有关的禁忌证、妊娠 3 个月内），并嘱患者认真阅读检查注意事项，按要求准备。

**4. 进入检查室的检查**　进入检查室之前，应除去患者身上携带的一切金属物品、磁性物质及电子器件。

**5. 检查前医嘱**　告诉患者所需检查的时间，扫描过程中不得随意运动，仔细、耐心训练患者屏气，嘱患者减少腹式呼吸，或以腹带裹扎腹部，尽最大可能取得患者配合，并告知患者检查过程中如何与操作人员联系。

**6. 检查中特殊情况预警**　①婴幼儿、焦躁不安及幽闭恐惧症患者，根据情况给适量的镇静药或麻醉药物。一旦发生幽闭恐惧症立即停止检查。②急危重患者，必须做 MRI 检查时，应由临床医师陪同观察，所有抢救器械、药品必须齐备在扫描室外附近。

**7. 增强检查准备**　如果明确需要增强扫描，在开始扫描前即预置静脉留置针，并连接高压注射器，平扫和增强连续进行。

**8. 录入患者信息**　录入患者的姓名、性别、年龄、MRI 检查号码、检查部位、患者体重等信息。

**9. 选择线圈**　根据检查部位选用相应线圈。

**10. 合理摆位**　根据检查部位正确摆置患者体位；根据检查部位及需要放置好呼吸门控或心电门控装置；对好定位坐标线；移床至扫描 0 点。

**11. 开始扫描**　根据部位要求选择相应序列开始扫描。

### （二）检查方法

**1. 肝及脾**

（1）线圈选择：体线圈或表面线圈、相控线圈。

（2）扫描体位：仰卧、头或足先进，身体左右居中，双手上举抱头，双足并拢避免交叉；观察腹部呼吸最明显位置，外加呼吸门控；线圈横轴中心对准剑突，移动床面位置，开定位灯，使十字定位灯的纵横交点对准剑突为采集中心，锁定位置，并送至磁场中心；嘱咐患者规律平缓呼吸和呼气末屏气。注意：呼吸控制是影响图像质量的关键因素，应在检查前要求患者进行屏气训练。

（3）扫描范围：自膈顶至肝下缘。

（4）扫描定位：三平面定位，横轴位定位线在冠状位图像中（图 6-8-2A），冠状面在横轴位、矢状位图像上定位（图 6-8-2B，图 6-8-2C）。横轴位为基本断面，根据病变具体情况做冠状面、矢状位或成角的斜位扫描，冠状及矢状位主要用于病灶定位（图 6-8-2），通常只做 $T_1WI$。对于细小病变根据情况选取薄层扫描。

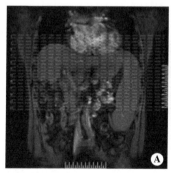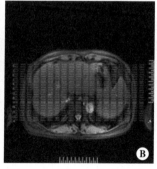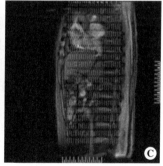

图 6-8-2　肝 MRI 扫描定位

（5）扫描方法

1）普通扫描：肝及脾 MRI 检查相对较为复杂，随着 MRI 技术的更新换代，新的 MRI 序列不断出现，造成种类繁多，各厂家 MR 机器序列命名不统一。因此，本章将主要涉及用于腹部 MRI 检查的序列列表如下（表 6-8-1）。在临床中应根据设备情况、受检者情况和临床需要解决的问题进行不同技术选择。

**表 6-8-1　不同厂家 MR 机的腹部常用脉冲序列名称对照表**

| 脉冲序列 | 通用电器 | 飞利浦 | 西门子 |
|---|---|---|---|
| 自旋回波（spin echo） | SE | Spin echo | Spin echo |
| 梯度回波（gradient recalled echo） | GRE | GRE | GRE |
| 扰相梯度回波（spoiled gradient recalled echo） | SPGR | $T_1$FFE | FLASH（RF 破坏） |
| 真稳态进动快速采集（true fast imaging with steady-state precession，True FISP） | FIESTA | balanced FFE | True-FISP |
| 快速自旋回波（turbo spin echo） | FSE | TSE | TSE |
| 半傅里叶采集单次激发快速自旋回波（half-fourior acquisition single-shot turbo spin Echo） | HF-SS-FSE | Halfscan-SS-TS | HASTE |
| 肝容积加速采集（liver acquisition with volume acceleration） | LAVA | THRIVE | VIBE |

①横轴位 $T_1$WI：如果患者屏气好，平扫首选二维扰相梯度回波序列，TR＝100～200ms，TE 约为 4.4 ms，激发角 70º～85º；如果患者屏气不佳，可以均匀呼吸，选择 SE 序列配用呼吸补偿技术，TR＝300～500ms，TE＝10～20ms；如果患者既不能很好屏气，又不能均匀呼吸，选择反转恢复快速梯度回波 $T_1$WI 序列。

②横轴位 $T_2$WI：如果患者可以均匀呼吸，首选 ETL 较短的 FSE 序列配用呼吸触发技术，其成像速度快，TR 一般为 1～2 个呼吸周期，TE 为 70～90ms，最好采用脂肪抑制技术；如果患者不能均匀呼吸，可屏气，选择长 ETL 的 FSE 屏气 $T_2$WI 序列，其成像快，可屏气扫描，$T_2$ 权重较重，有助于实性病变与富水病变的鉴别，但 $T_2$WI 对比较差，不如呼吸触发中短回波链的 FSE，屏气不好者仍有伪影；如果患者不能屏气又不能均匀呼吸，选择半傅里叶采集单次激发快速自旋回波 $T_2$WI 序列或 SE-EPI $T_2$WI 序列，其成像快速（1s 以内），有效 TE 较短（＜70ms），有利于肝成像，几乎无伪影，$T_2$ 对比不及 SE 及呼吸门控 FSE。

③冠状面扫描：有助于病变定位，序列可选择 FSE $T_2$WI 或扰相 GRE $T_1$WI 等。

④化学位移成像（chemical shift imaging，CSI）也称同相位（in phase）/反相位（out of phase）成像：in phase $T_1$WI 图像即普通 $T_1$WI 对比度，out of phase $T_1$WI 图像在组织和脂肪交接面处可以见到明显的黑线勾画（各方向均有）。同相位和反相位图像观察时应该将窗宽、窗位调节到完全一致。同相位时脂肪和水的信号相加，反相位时脂肪和水的信号相减。

⑤真稳态进动快速成像（FIESTA）：显示胆管、血管、淋巴结，清晰显示门静脉瘤栓，软组织对比极差。FOV 为 30～40cm，高场机的层厚为 5～8mm，层间距为 1～2mm，低场机的层厚为 6～10mm，层间距为 1～2mm。

2）增强扫描

①对比剂的选择：常用 Gd-DTPA，普通剂量 0.1 mmol/kg 体重，成人一般为 15ml 左右，给药途径一般经肘前静脉注射，需用 MRI 兼容的塑料套管针及连接管进行注射，流速 2～4ml/s，对比剂注射完毕应立刻用 0.9%氯化钠冲管，以保证足量的对比剂按时进入血管，利用高压注射器可自动完成上述注射和冲管。锰-吡哆醛二磷酸盐（Mn-DPDP）为肝胆特异性对比剂，选择性使肝细胞 $T_1$WI 缩短，可用来区分肝细胞源性和非肝细胞源性疾病；静脉注射超顺磁性氧化铁（superpara magnetic iron oxide，SPIO）后扫描，对比剂被正常肝内 Kupffer 细胞摄取，使肝实质在 $T_2$WI 信号明显降低，而不含 Kupffer 细胞的病变组

织则保持原来相对高信号，从而增加肿瘤的检出率。

②动态增强扫描：可选择 3D 容积内插快速扰相 GRE $T_1WI$ 序列，采集整个肝的时间只需要 3～12s，可进行多动脉期扫描得到动脉早、中、晚期的图像，层面薄，成像快，可同时进行肝动态增强和 CE-MRA，但 $T_1WI$ 对比不及 2D 扰相梯度回波 $T_1WI$，一般仅用于动态增强扫描；其次是 2D 扰相位 GRE $T_1WI$ 序列，TR 为 100～200ms，TE 约为 4.4ms 左右，层厚 5～8ms，层间距 1～2mm。该序列一次屏气（15～25s）可完成全肝扫描，高场设备可选用脂肪抑制技术。超快速肝多动脉期成像与简单的三期动态增强扫描相比，可提供更多的病变信息，提高疾病检测的敏感性，提高诊断的精确性。

标准的动脉期图像是动脉的信号强度升至最高，门静脉主干可有轻微显影，肝静脉无对比剂进入；门静脉的标准是肝实质的信号强度达到峰值，肝静脉和门静脉均显示良好。MRI 动态增强时应考虑到序列扫描本身所占用的时间，由于图像的对比主要由 K-空间中央的部分相位编码线决定，一般的序列中，这部分相位编码线的采集是在扫描时间的一半时进行的，如所用的序列扫描时间为 20s，则这部分相位编码线是在扫描进行到 10s 左右时被采集的，实际上就是说扫描序列应该提早 10s 开始。在正常循环状态下，肝动脉期的时间为 25s，则序列扫描时间为动脉期 15s；门静脉 50～60s；平衡期 3min；根据需要 5～15min 后进行延时扫描。注射 SPIO 后 HCC 呈高信号，注射 Mn-DPDP 后呈负增强或无明显强化。

3）特殊扫描

①DWI：可以无创性检测活体组织内水分子布朗运动的状态，对肝病的诊断和鉴别诊断提供有价值的信息。

②MRI 灌注成像：对评价肝肿瘤血管化程度和肝硬化有较好的价值，可采用饱和恢复快速梯度回波和反转恢复快速梯度回波 $T_1WI$。

③加重 $T_2$ 权重：含水较多的实质性病变和富水病变的鉴别，除采用动态增强扫描外，也可采用加重 $T_2$ 权重的方式来帮助定性，可选择一个屏气长回波链 FSE 序列或单激发 FSE 序列，TE 设置在 120～150ms。

**2. 胆系**

（1）线圈选择：体部相控阵线圈。

（2）扫描体位：仰卧位，足先进，线圈横轴中心对准剑突。

（3）扫描范围：自膈顶至肝下缘。

（4）扫描定位：三平面定位，扫描方位应包括垂直于管道的断面和平行于管道的断面，必要时加扫沿着管道走行方向的斜冠状面或斜矢状面（图 6-8-3A）；对胆囊底部的病变应扫描普通的横轴位和平行于胆囊长轴的斜位断面，对胆囊体部的病变，除扫描普通的横轴面外，应加扫平行于胆囊长轴和垂直于长轴的断面；胆道病变一般较小，应该进行 3～5mm 的薄层扫描；胆道梗阻的病例一般先进行快速 MRCP 检查（图 6-8-3B），明确梗阻部位后再对梗阻水平进行薄层的多方位、多序列进行扫描。3D 重 $T_2WI$ FSE 序列，定位像平行于胰管走形方向。

（5）扫描方法

1）普通扫描：常规 SE 序列的 $T_1WI$ 和 $T_2WI$，除了行轴位扫描外，可根据需要增加冠状位或矢状位扫描。3D 重 $T_2WI$ FSE 序列，定位像平行于胰管走形方向。

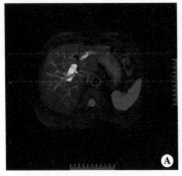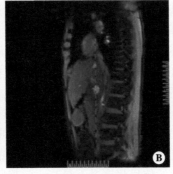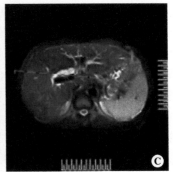

图 6-8-3　胆系 MRI 扫描定位

A. 横断图；B. 矢状面；C. 重 $T_2WI$ 横断面

2）增强扫描：采用三维内插扰相 GRE $T_1WI$ 序列，如果设备不能进行三维动态扫描，也可采用二维扰相 GRE $T_1WI$ 序列进行薄层动态增强扫描。增强扫描注药前应先用增强扫描序列平扫一次，以便对比。由于胆道周围富含脂肪组织，可能掩盖 $T_2WI$ 上呈现偏高信号的病变或 $T_1WI$ 上强化的病灶，因此无论是 $T_2WI$ 扫描还是 $T_1WI$ 增强扫描，均应施加脂肪抑制技术。

3）磁共振胰胆管造影：MRCP 是通过增加 TE 时间扫描，获得重 $T_2WI$，突出显示胆胰管内静态水的信号，清晰显示胰胆管的 MRI 图像。①MRCP 有三种方式，即呼吸触发或屏气三维采集 MRCP、二维连续无间隔薄层扫描 MRCP 和二维层厚块一次投射法 MRCP（图 6-8-3C），三种方法各有优、缺点，临床上通常是两种方法结合应用；②MRCP 的扫描层面必须平行于目标胆管走行方向；③要重视原始薄层图像的观察，MRCP 重建图像观察胆管的全貌较好，但难以显示胆管内的细微结构；④MRCP 不应单独进行，MRCP 不能观察管壁及管腔外的结构改变，而后者对于胆道病变的诊断至关重要，因此 MRCP 应该与普通 MRI 和（或）动态增强扫描同时进行；⑤在进行多角度层厚块投射法 MRCP 时，各个角度层块扫描之间应该有 5s 以上的时间间隔。否则因饱和效应，从第二角度开始的各个层块将会出现信号明显衰减的现象，影响 MRCP 的图像质量。

**3. 胰腺**

（1）线圈选择：体部相控阵线圈。

（2）扫描体位：仰卧位，足先进，线圈横轴中心对准剑突。

（3）扫描范围：自胃顶至肾门下缘。

（4）扫描定位：胰腺 MRI 扫描以横轴位为主，必要时扫冠状面或矢状面；对于胰腺恶性肿瘤的病例，应扩大扫描范围，加扫全肝胆胰的 $T_2WI$ 和 $T_1WI$。

（5）扫描方法

1）普通扫描：尽可能选择高场设备，场强在 0.5T 以下的 MRI 由于信噪比、成像速度及脂肪抑制技术等方面均存在缺陷，不宜用作胰腺的 MRI 检查；胰腺检查应该选择相控阵线圈，以提高信噪比和成像速度；胰腺上下径和前后径都较小，应进行薄层扫描，层厚一般为 3～5mm，层间距 0～1mm；胰腺组织内富含蛋白质和糖原，因此在 $T_1WI$ 上呈现较高的信号，一般高于肝实质（部分正常老年人胰腺信号可略低于肝实质），而绝大多数病变在高信号的胰腺背景下呈现较明显的低信号，$T_1WI$ 病灶与胰腺组织的对比优于 $T_2WI$，因此与其他多数脏器不同，$T_1WI$ 是发现胰腺病变最重要的序列；胰腺病变对 $T_2WI$ 的要求不像肝那么高,可采用屏气 FSE 序列甚至 SS-FSE 序列进行扫描;胰腺周围富含脂肪组织,这些脂肪组织在 $T_1WI$ 和 $T_2WI$ 均呈现较高信号,降低图像的对比,因此无论是 $T_2WI$ 还是 $T_1WI$ 扫描,都应该使用脂肪抑制技术。

2)增强扫描:胰腺的 MRI 增强扫描可采用二维扰相 GRE $T_1WI$,但最好采用三维容积内插扰相 GRE $T_1WI$ 序列。

3)特殊扫描:胰腺病变造成胰管和(或)胆管梗阻时应加扫 MRCP;评价血管受累情况可进行 CE-MRA 检查;DWI 对胰腺囊性病变有一定的鉴别作用。

#### 4. 肾

(1)线圈选择:体部相控阵线圈。

(2)扫描体位:仰卧位,足先进,定位中心为剑突与脐中心点。

(3)扫描范围:自左肾上极至右肾下极。

(4)扫描定位:三平面定位,肾横轴位定位在冠状面上(图 6-8-4A),肾冠状位定位在横断面上(图 6-8-4B)。

(5)扫描方法

1)普通扫描:常规 $T_1WI$、$T_2WI$ 可以显示肾的形态和结构,在 $T_1WI$ 和 $T_2WI$ 图像上均可显示正常的皮、髓质界限;$T_1WI$ 结合 $T_2WI$ 脂肪抑制序列可以很好地显示肾癌癌栓和腹膜后淋巴结转移;轴位 $T_2WI$ 采用呼吸触发 FSE 序列并附加脂肪抑制,冠状位和轴位 $T_1WI$ 采用 FSPGR 序列,冠状位 $T_2WI$ 采用 SS FSE 序列;当怀疑肾癌时,检查范围宜较大,除了显示肾本身病变外,还应注意对腹膜后淋巴结核肾静脉、下腔静脉瘤栓的显示,有时下腔静脉的瘤栓可达右心房;应注意将脂肪抑制序列和非脂肪抑制序列联合应用,以鉴别脂肪组织、出血、$T_2WI$ 高信号肿瘤和含蛋白质较多的囊肿。

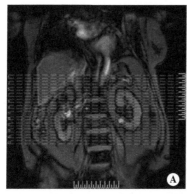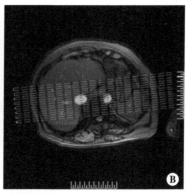

图 6-8-4　肾 MRI 扫描定位
A. 冠状面;B. 横断面

2)增强检查:采用 LAVA 增强序列,可显示肾实质病变的血供。肾为富血供器官,皮质和髓质的血供不同,多数肾病变相对肾实质为少血供,增强扫描可更好地显示病灶与肾实质的对比。

3)特殊检查

①MRU:肾实质病变有时会累及肾盂,MRU 检查可更好地显示肾实质病变与肾盂的关系。

②MRA:三维高分辨血管成像采用三维扰相 GRE 序列(3D FSPGR)可显示肾肿瘤的血供。

③DWI：目前肾 DWI 研究扫描参数不一，但在评价肾功能和肾疾病诊断方面有较大的临床意义。

④MRI 肾图：采用动态 MRI（$T_1WI$）扫描可以反映 Gd-DTPA 在肾皮质、髓质和集合系统聚集的过程，以此测定肾小球的滤过率。

**5. 肾上腺**

（1）线圈选择：体部相控阵线圈。

（2）扫描体位：仰卧位，足先进，剑突与脐连线中点。

（3）扫描范围：左肾上腺上极至右肾门，对于肾上腺病变的扫描，应包括肾上腺和肾上极。如果临床怀疑异位嗜铬细胞瘤或肾上腺的恶性肿瘤，则扫描范围要加大，以便发现肾上腺外的病变。

（4）扫描定位：横轴位为主，当需要了解肾上腺与肝的关系时，应进行冠状位和矢状位扫描。

（5）扫描方法：普通扫描，$T_1WI$ 和 $T_2WI$ 脂肪抑制图像有助于更清楚显示肾上腺；使用化学位移成像序列对肾上腺腺瘤、髓样脂肪瘤的鉴别有较大作用；对于平扫不能确定的病变，需要进行动态增强扫描。

# 五、盆腔 MRI 检查技术

MRI 对于膀胱癌、前列腺增生及前列腺癌、子宫肌瘤、子宫内膜癌、宫颈癌、卵巢癌及直肠癌等的定位、定性诊断，特别是对肿瘤的分期具有独特的优势。

## （一）检查前准备

盆腔 MRI 检查前还需注意以下几点。

（1）扫描前询问病史，查阅患者现有的检查资料，仔细核对申请单，明确检查目的和要求。排除检查禁忌症。

（2）按 MRI 检查常规卸下金属性物质，如手表、金属拉链、皮带等。

（3）有金属节育环者，须先取下环后才能做盆腔 MRI 检查。

（4）非妊娠者，检查前使膀胱适度充盈。这样肠襻上移，有利于盆腔内器官及其脏器与肠襻的区分，但膀胱不能充盈过度，过度充盈会产生搏动性伪影。

（5）如应用直肠内线圈检查前列腺，检查前常规清洁灌肠。

（6）行增强 MRI 检查，要求受检者最好能够空腹，一般清晨禁食、禁水即可。

（7）另外，检查前询问患者有无穿磁疗内裤，如有需换下磁疗内裤再做检查。

## （二）检查方法

**1. 男性盆腔**

（1）线圈：选用常规体部相控阵线圈。

（2）扫描体位：一般采用仰卧位，双手置于胸前或置于身体两侧，人体长轴与床面长轴一致，使双侧髂前上嵴连线位于线圈横轴中心对准十字定位灯的横向连线。由于盆腔位置相对较低，即使冠状面和矢状面扫描，一般也不会造成卷褶伪影。所以，无需将患者的双手上举置于头颈部两侧或交叉枕于头后方。

（3）扫描范围：上至膀胱顶部下至耻骨联合上缘。

（4）扫描定位：三平面定位，横轴位（Tra）、冠状位（Cor）、矢状位（Sag）。前列腺扫描定位中心位于耻骨联合后方，三平面定位图像尽可能包括前列腺解剖结构，矢状面定位线要位于前列腺的中心，FOV 尽可能大地包括整个盆腔。扫描结束后，观察图像，前列腺位于线圈中心，不能偏上或偏下。如果不是指定检查膀胱，则将尿排空以消除膀胱蠕动伪影（图 6-8-5）。

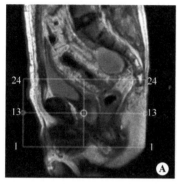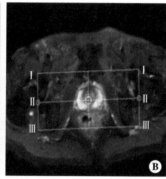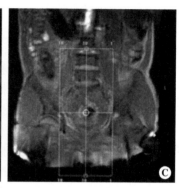

图 6-8-5　男性盆腔 MRI 扫描定位

A. 盆腔横轴位定位；B. 盆腔冠状位定位；C. 盆腔冠状位定位

（5）扫描方法

1）普通扫描：常规 2D SE $T_1WI$，2D FSE $T_2WI$，压脂快速自旋回波（FSE）$T_2WI$（Tra、Cor、Sag），层厚 3～5cm；层间隔 0.5～1.0cm，能够反映不同组织和病变。

2）增强扫描：为了进一步显示病变的范围及病变的性质，需要 MR 增强扫描。分为常规增强和动态增强。

①常规增强扫描：注射对比剂，Gd-DTPA 0.1～0.15mmol/kg 后，采用常规 SE $T_1WI$。

②动态增强扫描：选快速序列 3D LAVA 序列，使完成一次扫描仅需 10～30s，从注射对比剂后 26s 内，获得第一次 MRI 图像代表动脉期，多次重复上述过程，可达到动态观察局部信号变化的目的。由于这种信号的变化反映了观察区组织的血供状态和血管通透性，因而有利于病灶的定性诊断。

3）特殊扫描

①DWI 和 ADC：主要反映自由扩散组织与扩散受限组织的对比。

②MRS：能反映病变组织内（肿瘤等）某些代谢化合物能量代谢及组织化学物质含量的信息，对病变的定性具有意义。

4）图像后处理

①表观扩散系数（apparent diffusion coefficient，ADC）值：ADC 是指不同方向的分子弥散运动的速度和范围，它反映水分子移动的自由度。ADC 值主要根据 DWI 图像上的信号强度的变化来计算的，单位 $mm^2/s$。在不同 b 值时相同区域所测得平均 ADC 值不同，b 值越小，ADC 值就越大；b 值越大，ADC 值就越小。这同样可能是因为 b 值较小 DWI 受微血管灌注影响较大所致。ADC 值可以有效鉴别盆腔疾病的良、恶性，以及在放、化疗疗效中的评价。

②MRS 分析：MRS 是利用磁共振现象和化学位移作用进行特定原子核及其化合物定量分析的方法，能检测多种物质代谢产物。

③时间-信号强度曲线分析：在动态增强扫描中，时间-信号强度曲线是病灶血流灌注和流出等多种因素的综合反映。可分为三型：Ⅰ型为持续型，Ⅱ型为平台型，Ⅲ型为流出型。时间-信号强度曲线各参数关系，即 $K_{ep}=K^{trans}/V_e$。速率常数 $K_{ep}$ 代表由单位时间内由血管外细胞外间隙（EES）进入血管的对比剂量；$K^{trans}$ 代表单位时间内每单位体积组织中从血液进入血管外细胞外间隙的对比剂量；血管外细胞外间隙体积百分数 $V_e$ 代表单位体积组织内血管外细胞外间隙的体积。通过时间-信号强度曲线分析可以半定量和定量分析肿瘤的性质及疗效评价。

**2. 女性盆腔**

（1）线圈：选用常规体部相控阵线圈。

（2）扫描体位：一般采用仰卧位，足先进，定位中心为耻骨联合上缘。

（3）扫描范围：上至子宫顶部下至耻骨联合上缘。

（4）扫描定位：三平面定位，横轴位（Tra）、冠状位（Cor）、矢状位（Sag），子宫扫描定位中心位于耻骨联合后方，三平面定位图像尽可能包括子宫解剖结构，子宫检查一定要做矢状位，以便观察膀胱、子宫及直肠关系。扫描结束后，观察图像，子宫位于线圈中心，不能偏上或偏下。如果不是指定检查膀胱，则将尿排空以消除膀胱蠕动伪影。

（5）扫描方法：常规 2D SE $T_1$WI，2D FSE $T_2$WI，压脂快速自旋回波（FSE）$T_2$WI（Tra、Cor、Sag），层厚 3～5cm；层间隔 0.5～1.0cm。增强扫描 3D Tra、Cor、Sag LAVA 序列。

（刘海洋）

# 六、脊柱 MRI 检查技术

MRI 检查具有多平面、多方位、成像参数多、成像序列多、软组织分辨力高、无损伤等特点，加之某些特殊成像技术，相对其他影像学方法，MRI 对于脊柱及脊髓的诸多疾病如椎管内肿瘤，脊柱及脊髓感染、缺血、创伤及转移性疾病的定位定性诊断具有独特优势。

## （一）检查前准备

脊柱与脊髓 MRI 检查前须做好以下准备。

（1）首先排除检查禁忌证。

（2）患者检查前去除身体及衣物上所有可能影响检查结果、危及生命安全的物品，如保健内裤、钥匙、磁卡、手机、手表等。

## （二）检查方法

**1. 颈椎**

（1）线圈选择：全脊柱相控阵线圈，或颈部正交线圈，或头颈联合线圈。

（2）扫描体位：仰卧位、头先进，身体长轴与床面长轴一致，双臂置于身体两侧。下颌连线中心对准十字定位灯的横向连线，颈部正中矢状线对准十字定位灯的纵向连线。十字定位灯对准颈线圈的十字线。

（3）扫描范围：颅底至第 2 胸椎水平，包括颈 1～7 椎体及附件。

（4）扫描定位：矢状位扫描：在冠状定位像上定位，平行于颈髓纵轴。横轴位扫描：椎间盘及髓内病变，矢状定位像上定位，平行于兴趣区椎体终板。椎体病变，矢状定位像上定位，平行于椎体横轴。冠状扫描：矢状位或横轴位上定位，垂直于兴趣区脊髓/椎体纵轴（图 6-8-6）。

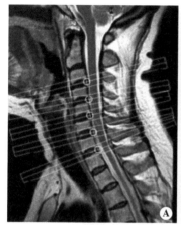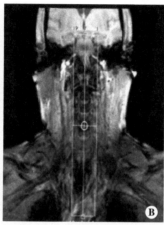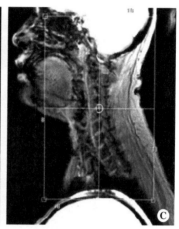

图 6-8-6　颈椎 MRI 扫描定位

A. 颈椎横轴位定位；B. 颈椎矢状位定位；C. 颈椎冠状位定位

（5）扫描方法

1）普通扫描：脊柱与脊髓常规扫描方位是矢状位、横轴位、冠状位。常用序列为 SE $T_1WI$ FSE $T_2WI$ STIR。

2）增强扫描：目前常用的造影剂主要是钆喷酸葡胺（Gd-DTPA），增强剂量通常为 0.1～0.2mmol/kg，方法是经高压注射器快速静脉注射。Gd-DTPA 在脊柱与脊髓疾病方面的应用指征：①鉴别肿瘤和其他病变，提供定位、定性诊断依据；②平扫时发现病变，但病变的边缘、内部结构、血供情况、与邻近正常组织的关系等具有诊断意义的影像表现显示不清，不能确定病变的种类或具体疾病，增强扫描能使上述影像特征在 MRI 图像上表现出来；③肿瘤性病变在平扫时界限不清，与周围的水肿、炎性病变、手术或放疗后病变不能分辨，增强扫描后肿瘤病变与其他病变强化表现不同，从而能清楚显示肿瘤的形态、范围、大小；④显示多发病变中，平扫未显示的病变。

3）特殊扫描

①MR 脊髓造影：MR 脊髓造影（MR myelography，MRM）技术是 MR 水成像技术的一种，它利用重 $T_2WI$ 及脂肪抑制技术，增强脑脊液信号强度的同时，抑制了周围组织的背景信号，从而获得高质量的椎管影像。

②DWI 和 ADC：评价分子水平水分子的微观运动，主要应用于脊柱良恶性疾病的鉴别。

③化学位移同反相位成像：主要应用于脊柱良、恶性疾病鉴别。

④DTI：可以观察脊髓病变及再生修复的动态过程，进行组织微观结构改变的定量分析，纤维束示踪成像技术可以立体展现白质纤维束的形态。

**2. 胸椎**

（1）线圈选择：全脊柱相控阵线圈或脊柱正交线圈。

（2）扫描体位：仰卧位，头先进，双手置于身体两侧，人体长轴与床面长轴一致。中心位于所选线圈中心，矢状位定位光标应正对身体中线，轴位定位光标对准胸骨角水平，锁定位置后，进床至磁体中心。

（3）扫描范围：第5颈椎至第3腰椎水平，包括胸1至腰2椎体及附件。

（4）扫描定位：三平面定位或冠状面定位。以矢状位、横轴位为主。

矢状位在冠状位上定位，横轴位在矢状面上定位（图6-8-7）。

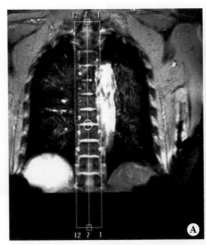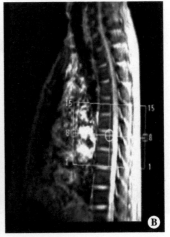

图 6-8-7　胸椎与胸髓 MRI 扫描定位

A. 胸椎矢状位定位；B. 胸椎横轴位定位

（5）扫描方法：同颈椎。

**3. 腰骶椎**

（1）线圈选择：全脊柱相控阵线圈或脊柱正交线圈。

（2）扫描体位：仰卧位，头先进，双手置于身体两侧，人体长轴与床面长轴一致。腋中线对准十字定位灯的横向连线，十字定位灯对准正中矢状线脐上3cm处。

（3）扫描范围：第10胸椎至尾椎水平，包括腰1至骶椎体及附件。

（4）扫描定位：三平面定位或冠状面定位。以矢状位、横轴位为主。

矢状位在冠状位上定位，横轴位在矢状面上定位（图6-8-8）。

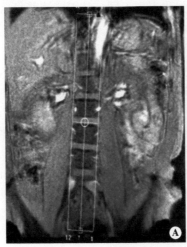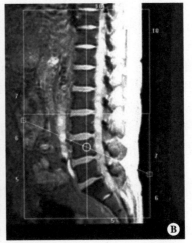

图 6-8-8　腰椎 MRI 扫描定位

A. 腰椎矢状位定位；B. 腰椎横轴位定位

（5）扫描方法：同颈椎。

# 七、骨关节软组织 MRI 检查技术

MRI 检查应用高分辨力表面线圈可明显提高肩关节、肘关节、腕关节等关节的成像质量，具有对软组织高度对比、高空间分辨力及多平面成像的能力，可使微细结构，如神经、肌腱、血管、骨和软骨等结构显示良好；不仅能显示骨关节和软组织的解剖形态，而且能反映其病理学改变，因此 MRI 在肌骨系统的应用越来越广泛。

## （一）检查前准备

骨关节及软组织 MRI 检查前须做以下准备。

（1）首先排除检查禁忌证。

（2）扫描前询问病史，查阅患者现有的检查资料，仔细核对申请单，明确检查目的和要求。

（3）向患者耐心解释扫描时所产生的噪声，给患者提供听力保护帮助，并且强调在扫描过程中肢体不能随意运动，平静放松，若有情况及时与检查人员联系。

（4）患者进入检查室前应除去随身携带的金属物品、磁性物品、通信器材并妥善保管；清洁检查部位的皮肤。

（5）对婴幼儿及躁动的患者，需由申请检查医师的在检查前给予一定剂量的镇静药。

（6）危重患者检查时需有临床医师陪同。

## （二）检查方法

### 1. 肩关节

（1）线圈选择：采用高质量的表面线圈，包绕式表面线圈、环形表面线圈、肩关节表面线圈。

（2）扫描体位：仰卧位、头先进，双手置于身体两侧，人体长轴与床面长轴一致，上肢相应拇指朝上或轻度外旋。上肢内旋会使前部关节囊更加松弛，成像效果差。肩关节的完全外旋容易造成肌肉痉挛，导致移动伪影。

（3）扫描范围：自肩锁关节水平，下达关节盂下缘。

（4）扫描定位：三个方位的扫描，即横轴位、冠状位、矢状位。冠状位扫描定位应在横轴面图像上进行，选择显示冈上肌腱长轴的横轴面图像，平行于冈上肌长轴即获得肩关节的冠状面，垂直于冈上肌长轴即获得矢状面（图 6-8-9）。

（5）扫描方法

1）普通扫描：常用序列为 FSE $T_1WI$、FSE $T_2WI$、GRE $T_1WI$、GRE $T_2WI$、PDWI。FOV 在 160mm 以下，层厚为 3～4mm，成像矩阵至少在 256×192 以上。可选用呼吸补偿、预饱和、去相位包裹、流动补偿等功能。轴位和矢状位层面成像以前后方向、冠状位层面成像以左右方向作为相位编码方向。

2）增强扫描：肩关节创伤一般不需要进行血管内增强扫描，增强扫描仅限于感染性病变、肿瘤性病变和部分滑膜病变。目前常用的对比剂主要是 Gd-DTPA，增强剂量通常为 0.1～0.15mmol/kg，方法是快速静脉注射。

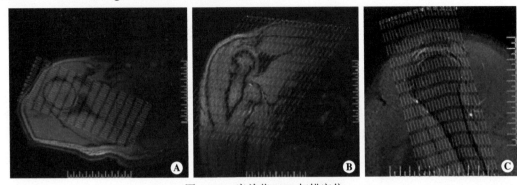

图 6-8-9　肩关节 MRI 扫描定位

A. 冠状位扫描定位；B. 矢状位扫描定位；C. 斜冠状位扫描定位

3）肩关节 MRI 造影：依据引入对比剂的方法分两种。①直接法关节造影：直接穿刺关节腔，向关节腔内注射对比剂，对比剂有两种，即稀释的 Gd-DTPA 溶液和 0.9%氯化钠，分别称为 Gd-DTPA 关节 MRI 造影法和生理关节 MRI 造影法；②间接法关节 MRI 造影：静脉注射 MRI 对比剂（如 Gd-DTPA），关节运动 10min 后，对比剂就可以通过关节滑膜扩散至关节腔内并与原有的关节液混合，这样不用穿刺关节腔也可获得造影效果。目前以 Gd-DTPA 关节 MRI 直接造影法应用最为广泛。

**2. 肘关节**

（1）线圈选择：通常采用 12～14cm 直径的环状型表面线圈。

（2）扫描体位：仰卧位，肘部伸直自然置于身体的一侧，掌心朝上，掌背下方适当垫高并进行良好的固定。

（3）扫描范围：自肱骨干干骺端水平，下达桡骨结节。

（4）扫描定位：三方位扫描，横轴位、冠状位、矢状位。先进行横轴面扫描，冠状位和矢状位扫描定位应在横轴面图像上进行，冠状位平行于肱骨内外髁连线，矢状位垂直于肱骨内外髁连线。

（5）扫描方法

1）普通扫描：常用序列为 FSE $T_1WI$、FSE $T_2WI$、SE $T_1WI$、FSE $T_2WI$、PDWI。FOV 在 120mm 以下，层厚在 3～4mm，成像矩阵至少在 256×240 以上。可选用呼吸补偿、预饱和、去相位包裹、流动补偿等功能。轴位和矢状位层面成像以前后方向、冠状位层面成像以左右方向作为相位编码方向。

2）增强扫描：肘关节创伤一般不需要进行血管内增强扫描，增强扫描仅限于感染性病变、肿瘤性病变和部分滑膜病变。目前常用的对比剂主要是 Gd-DTPA，增强剂量通常为 0.1～0.15mmol/kg，方法是快速静脉注射。

3）肘关节 MRI 造影：肘关节 MRI 造影较少使用，直接穿刺关节腔，向关节腔内注射对比剂 10ml 稀释的 Gd-DTPA 溶液或 7ml 稀释的 Gd-DTPA 溶液和 3ml 碘造影剂混合影，后者可同时获得 MRI 造影和常规 X 线关节造影。

**3. 腕关节**

（1）线圈选择：通常采用 8～15cm 直径的环状型接收型线圈。

（2）扫描体位：俯卧位，前臂向前方伸直，手掌面向下，腕部保持中立位。

（3）扫描范围：自尺桡骨下端到手指末端，最好同时包括腕关节、掌指关节、指间关节。如有需要可同时扫描双侧腕关节，如早期类风湿关节炎、下尺桡关节半脱位。

（4）扫描定位：三平面定位或冠状位定位。横轴位扫描在冠状位定位像上定位，定位线垂直于尺、桡骨长轴；冠状位扫描横轴位或矢状位上定位，定位线平行于尺、桡骨长轴；矢状位扫描横轴位或冠状位上定位，定位线平行于尺、桡骨长轴。

（5）扫描方法

1）普通扫描：常用序列为 FSE $T_1WI$、FSE $T_2WI$、SE $T_1WI$、FSE $T_2WI$、PDWI、GRE。FOV 在 120mm 以下，层厚在 1～3mm，成像矩阵至少在 256×256 以上。可选用呼吸补偿、预饱和、去相位包裹、流动补偿等功能。轴位和矢状位层面成像以前后方向、冠状位层面成像以左右方向作为相位编码方向。

2）增强扫描：腕关节创伤和退变一般不需要进行血管内增强扫描，增强扫描仅限于感染性病变、肿瘤性病变和部分滑膜病变。目前常用的对比剂主要是 Gd-DTPA，增强剂量通常为 0.1～0.15mmol/kg，方法是快速静脉注射。

3）腕关节 MRI 造影：腕关节 MRI 造影较少使用，常用于三角纤维软骨复合体撕裂，直接穿刺关节腔，向关节腔内注射对比剂，1.5～2.5 ml 稀释的 Gd-DTPA 溶液（浓度一般为 2～6mmol/L）。

**4. 髋关节**

（1）线圈选择：通常采用相控阵体线圈。

（2）扫描体位：仰卧，足先进，足尖向上，上下肢伸直，双臂置于身体两侧，注意双手不可放在下腹前方。腹部可加腹带，双足用带子固定以限制髋部移动。矢状定位光标应正对前腹正中线，轴位定位光标正对双髋关节连线。应使线圈中心正对被检查侧髋关节处。锁定位置后进床至磁体孔中心。

（3）扫描范围：包括关节及关节周围软组织。

（4）扫描定位：三平面定位或冠状位定位。横轴位扫描在冠状位定位像上定位，范围自股骨头至小转子（图 6-8-10A），冠状位扫描在横轴位或矢状位上定位，定位线平行于股骨长轴（图 6-8-10B，图 6-8-10C）。

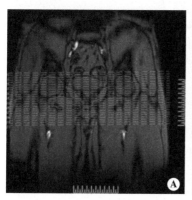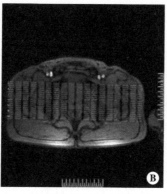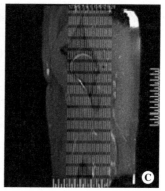

图 6-8-10　髋关节 MRI 扫描定位

A. 横轴位扫描定位；B. 冠状位扫描定位；C. 冠状位扫描定位

（5）扫描方法

1）普通扫描：常用序列为 FSE $T_1WI$、FSE $T_2WI$、SE $T_1WI$、STIR。FOV 在 380mm

以上，层厚在 4mm，成像矩阵至少在 256×240 以上。可选用预饱和、去相位包裹等功能。轴位层面成像以前后方向、冠状位层面成像以左右方向作为相位编码方向。

2）增强扫描：髋关节创伤一般不需要进行血管内增强扫描，增强扫描仅限于感染性病变、肿瘤性病变和部分滑膜病变。目前常用的对比剂主要是 Gd-DTPA，增强剂量通常为 0.1～0.15mmol/kg，方法是快速静脉注射。

3）髋关节 MRI 造影：髋关节 MRI 造影主要在髋臼唇及关节软骨的病变应用，其他病变较少使用，直接穿刺关节腔，向关节腔内注射对比剂，10～20ml 稀释的 Gd-DTPA 溶液。

**5. 膝关节**

（1）线圈选择：通常采用 12～14cm 直径的环形膝关节表面线圈。

（2）扫描体位：仰卧位，足先进，双下肢伸直。将被检查侧的膝部置于线圈内，使线圈中心正对双膝关节。膝部稍外旋时更有利于显示前交叉韧带。对侧膝部及双足加海绵垫使患者体位舒适。轴位定位光标应正对线圈中心。锁定位置后进床至磁体孔中心。患者膝关节多采取自然伸直，也可将膝关节常规置于 10°～15° 的外旋位。

（3）扫描范围：包括股骨内外髁整个膝关节。

（4）扫描定位：三平面定位或冠状位定位。横轴位扫描在矢状位定位像上定位，定位像平行于股骨与胫骨的关节面（图 6-8-11A），冠状位扫描在横轴位或矢状位上定位，定位线平行内、外髁后缘连线（图 6-8-11B）。矢状位扫描定位在横轴位或冠状位，定位线垂直于内、外髁后缘连线（图 6-8-11C）。

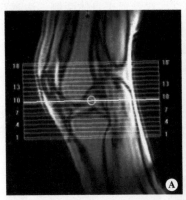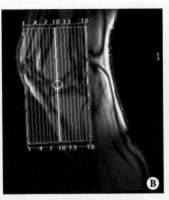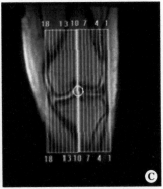

图 6-8-11　膝关节 MRI 扫描定位

A. 横轴位扫描定位；B. 冠状位扫描定位；C. 矢状位扫描定位

（5）扫描方法

1）普通扫描：常用序列为 FSE $T_1WI$、FSE $T_2WI$、SE $T_1WI$、SE $T_2WI$、PDWI、FLASH-3D。FOV 在 160mm，层厚在 2～4mm，成像矩阵至少在 256×240 以上。可选用流动补偿、预饱和、去相位包裹等功能。矢状位和轴位层面成像以前后方向、冠状位层面成像以左右方向为相位编码方向。

2）增强扫描：膝关节创伤一般不需要进行血管内增强扫描，增强扫描仅限于感染性病变、肿瘤性病变和部分滑膜病变。目前常用的对比剂主要是 Gd-DTPA，增强剂量通常为 0.1～0.15mmol/kg，方法是快速静脉注射。

3）膝关节 MRI 造影：膝关节 MRI 造影像肩关节一样，分为直接法和间接法，以直接法常见，直接穿刺关节腔，向关节腔内注射对比剂，30～40ml 稀释的 Gd-DTPA 溶液，常见于半月板病变、关节软骨的病变。

**6. 踝关节及足**

（1）线圈选择：通常采用专用的肢端表面线圈（90°相位差或平行相位设计）。

（2）扫描体位：仰卧位，足先进，双下肢伸直。在进行足部成像时，患者所置的位置要适合与足的长轴相互垂直的横轴面成像或与距骨和楔骨长轴相平行的斜面成像。将双下肢放入圆环形的肢端线圈内，可同时获得双侧踝和足的对照图像。检查单侧踝时，可用小一些的视野并重新放置表面线圈。薄层扫描（≤3mm）的冠状面 $T_1WI$ 或 STIR 像通常最有价值。在冠状面上显示踝关节的内翻和外翻，在矢状面上显示跖屈和背屈，以及在冠状面或横轴面上显示内旋和外旋。

（3）扫描范围：下胫腓关节，下达跟骨下缘。

（4）扫描定位：三平面定位，横轴面扫描在矢状面上定位，平行于距骨顶，其冠状位和矢状位扫描定位应在横轴面图像上进行，冠状位平行于内外踝连线，矢状位垂直于内外踝连线。

（5）扫描方法

1）普通扫描：常用序列为 FSE $T_1WI$、FSE $T_2WI$、SE $T_1WI$、FSE $T_2WI$、PDWI、FLASH-3D。FOV 在 160mm，层厚在 3～4mm，成像矩阵至少在 256×240 以上。可选用流动补偿、预饱和、去相位包裹等功能。矢状位和轴位层面成像以前后方向、冠状位层面成像以左右方向为相位编码方向。

2）增强扫描：踝关节创伤一般不需要进行血管内增强扫描，增强扫描仅限于感染性病变、肿瘤性病变和部分滑膜病变。目前常用的对比剂主要是 Gd-DTPA，增强剂量通常为 0.1～0.15mmol/kg，方法是快速静脉注射。

3）踝关节 MRI 造影：踝关节 MRI 造影极少应用，一般从关节前方直接穿刺关节腔，向关节腔内注射对比剂，7～10ml 稀释的 Gd-DTPA 溶液。

**7. 四肢软组织**

（1）线圈选择：选用最能与患肢紧密匹配、能覆盖足够但尽可能小的解剖区域的线圈，以获得较高的图像信噪比和空间分辨力。下肢扫描时，常选用相控阵体线圈，它既可以提供双侧对比、较大 FOV 的扫描，又能保证较高的图像信噪比。若患者的双侧小腿较为细小，也可采用头线圈。

（2）扫描体位：下肢病变接受 MRI 检查时，可进行双侧对比扫描或单侧扫描。仰卧位，使病变区域尽量处于磁场的中心，这种体位能够解决绝大多数病变的诊断，而且最为舒适；少数情况下，病变若位于后部软组织内，可以采用俯卧位，以避免病灶和解剖结构因受压而变形。

（3）扫描范围：根据病变的具体位置而定，原则上是将病灶尽可能置于线圈的中心位置，同时也尽可能置于磁场的中心。若病变较为局限（如局限性压痛）或较为细小（如体表可触摸得小肿物），可在局部体表面用胶带粘上数粒维生素 E 胶囊，即可以准确确定扫描范围。

（4）扫描定位：横轴面为基准，冠状面、矢状面和斜断面则可依据具体情况而定。四肢骨骼和软组织病变，应该至少扫描两个相互垂直的平面，其中至少应有一个平面同时拥有标准化的 $T_1WI$ 和 $T_2WI$（SE 或 FSE 序列）。

（5）扫描方法

1）普通扫描：SE、FSE 和 STIR 序列是四肢骨骼和软组织 MRI 扫描最常用的序列。

2）增强扫描：常规钆对比剂增强：钆对比剂（Gd-DTPA）增强主要用于确立病变的血供和鉴别囊实性病变，一般先进行常规 MRI 扫描，对病变定位行 $T_1WI$ 或 GRE 序列的增强扫描，以 SE $T_1WI$ 最为常用，并且一般同时使用脂肪抑制技术以突出强化效果。对比剂的常用量为 0.1mmol/kg，采用缓慢手推模式经静脉注射。

3）肿瘤性病变的灌注检查：由于常规增强扫描对骨骼和软组织肿瘤并不具备确切的良、恶性鉴别价值，目前多采用外源性示踪剂（Gd-DTPA）经静脉团注，同时启动 MRI 快速扫描序列，获得对比剂首次通过受检组织的一系列动态影像。

# 本 章 小 结

随着磁共振技术的飞速发展，在软、硬件方面都得到了飞跃式发展。高性能梯度场、开放性磁体、全身成像技术、相控阵线圈等硬件的发展。在磁共振血管造影、心脏 MRI、电影 MRI、超快速成像技术、动态 MRI、功能成像和 MRI 介入技术也相继发展。软、硬件的发展为 MR 提供更广阔的应用前景。

随着磁共振设备技术的飞速发展及对磁共振对比剂研究不断深入，对比剂在磁共振成像中的应用越来越普及，在疾病的诊断和评价方面发挥越来越重要的作用，已成为人体各系统磁共振成像的重要辅助检查手段。

# 思 考 题

1. 简述自旋回波序列的构成及意义。
2. 简述颅脑 MR 常规成像检查技术。
3. 简述脊柱 MR 常规扫描检查技术。
4. 简述膝关节 MR 常规扫描检查技术。
5. 重复时间的概念是什么？
6. 回波时间的概念是什么？
7. 反转时间的概念是什么？

（教开忠）

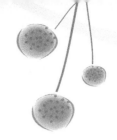

# 参 考 文 献

曹厚德. 2016. 现代医学影像技术学. 上海：上海科学技术出版社

陈武凡. 2012. MRI 原理与技术. 北京：科学出版社

胡鹏志. 2015. CT 检查技术规范化操作手册. 长沙：湖南科技出版社

李萌. 2014. 医学影像检查技术. 北京：人民卫生出版社

秦维昌. 2013. 医学影像技术学总论卷. 北京：人民卫生出版社

王鸣鹏. 2012. 医学影像技术学：CT 检查技术卷. 北京：人民卫生出版社

王予生. 2012. 骨关节数字 X 线摄影技术学. 北京：人民军医出版社

伍筱梅. 2013. 现代数字化 X 线摄影技术学. 北京：北京理工大学出版社

燕树林. 2013. 乳腺摄影技术. 北京：人民卫生出版社

余建明. 2015. 实用医学影像技术. 北京：人民卫生出版社

余建明. 2016. 医学影像技术学. 第 3 版. 北京：科学出版社

余晓锷. 2016. CT 原理与技术. 北京：科学出版社

袁聿德. 2009. 医学影像检查技术. 北京：人民卫生出版社

章伟敏. 2014. 医学影像技术学：MR 检查技术卷. 北京：人民卫生出版社